やさしくわかる!
臨床につながる!

国試
状況設定問題
"読み解き"
レッスン

［編］Nursing Canvas編集室

Gakken

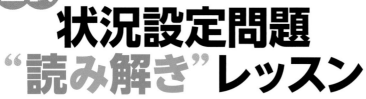

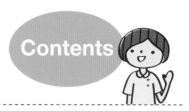

Contents

単問の状況設定問題

読み解く! 状況設定問題

呼吸器

循環器

編集:Nursing Canvas編集室　本文DTP:萩原夏弥
表紙イラスト:加藤陽子　本文イラスト:加藤陽子, 日本グラフィックス

状況設定問題の文章に慣れよう！　まずはコレで腕試し！

単問の状況設定問題

"単問"はこうして勉強しよう！🖊

近年，看護師国家試験では「単問」である一般問題でも，
検査データなどを示してアセスメント力を問われる問題が出題されています．
まずは，「単問」で長文に慣れていきましょう！

この問題のポイントは？

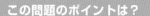

> Aさん（66歳，男性）は，尿管結石症で入院し，鎮痛薬の投与と点滴静脈内注射による持続輸液が開始された．日常生活は自立している．輸液開始の1時間後，Aさんの病室で大きな音がしたので看護師が駆けつけると，Aさんはベッドサイドに座り込んでいた．「トイレに行こうとベッドから立ち上がろうとして，点滴のスタンドをつかんだら滑った」と話した．転倒後の診察の結果に異常はなかった．
>
> Aさんが再び転倒しないための対応で最も適切なのはどれか．
> 1. 床上排泄にする．
> 2. 盆の過失が明らかにする．
> 3. 転倒の原因を一緒に考える．
> 4. 夜間は家族に付き添いを依頼する．

ココがポイント 臨床でも多い「転倒・転落」を防ぐ考え方を身につけよう！

この問題では，持続輸液が開始された直後に転倒した患者さんについて，転倒がなぜ起こったのか，どのように対応していくのかを考えさせられています．

厚生労働省の調査報告によると，「転倒・転落」が含まれる「療養上の世話」に関するインシデント・アクシデント件数は，「治療・処置」や「ドレーン・チューブ」「薬剤」に関するものに大きく差をつけて，全体の約35％を占めています（2019年1月~12月）．

「転倒・転落」が起こる原因や状況はさまざまですが，それをアセスメントすることが非常に重要です．

各病院では，患者さんの転倒・転落の危険度を測る評価ツールとして，院内で統一した「転倒・転落アセスメントスコアシート」を作成し，未然に防止するように努めています．

今回の設問では，転倒後の対応の選択肢があげられていますが，転倒防止についても学ぶことができます．設問文から考えられることを，まずは読み解いてみましょう．

この問題が，看護学生に何を知っておいてほしいと考えて出題されたのかをふまえ，この問題をとおして学べるポイントを示します．

▼

設問を読み解く～情報収集とアセスメント

情報収集とアセスメント 設問を読み解く

ここでは，患者さんがどのような状況にあるのか，問題文からくわしく読み解いていきます．

 問題文

> Aさん（❶66歳，男性）は，❷尿管結石症で入院し，❸鎮痛薬の投与と点滴静脈内注射による持続輸液が開始された．❹日常生活は自立している．❺輸液開始の1時間後，Aさんの病室で大きな音がしたので看護師が駆けつけると，Aさんはベッドサイドに座り込んでいた．「トイレに行こうとベッドから立ち上がろうとして，❻点滴のスタンドをつかんだら滑った」と話した．転倒後の診察の結果に異常はなかった．

❶66歳，男性

看護師の援助を遠慮している可能性がある
66歳は年齢（およそ30~60歳）を少し過ぎたあたりで，職業によっては，現役で働いている場合もあるかもしれません．長年の生活スタイルによる個人差も大きいものの，「まだ自分は大丈夫」「自分でできる」と思って，看護師の援助を遠慮

❷尿管結石症
❸鎮痛薬の投与と点滴静脈内注射による持続輸液が開始
❹日常生活は自立

日常生活に制限が出る可能性がある
尿管結石症の代表的な症状は激しい痛みと血尿です．血痛の

問題文に盛り込まれている重要な情報をピックアップ．臨床でアセスメントをするように，データの解釈，検査値の読み方などを示します．

▼

解説と正答

選択肢ごとに○×を検証!! 解説と正答

選択肢1 床上排泄にする ✕

尿管結石により持続輸液中ではありますが，とくに安静度の制限はないと考えられます．

床上排泄の介助を受ける患者さんの心理には羞恥心が生じるため，安静度の制限がない状況で床上排泄をすすめる必要はありません．

今後転倒させないために床上排泄にするのは，医療者本位の対応といえます．よって✕です．

選択肢2 盆の過失を明らかにする ✕

「転倒・転落」に限らず，インシデント発生のすべてに医療者の「過失」があるわけではありません．過失のある医療事故と過失のない医療事故を分けて考える必要があります．

「転倒・転落」が起こってしまった後，事実確認や原因究明が必要な状況で，誰に過失があるのか責任を追及することは不適切です．よって✕です．

選択肢4 夜間は家族に付き添いを依頼する ✕

認知症やせん妄の患者さんの場合，家族の顔を見ると行動が落ち着く場合があるため，こうした選択肢を考えることもあります．

しかし，家族の一員が入院した場合，心配もあることながら，面会時間内に病院に来るように生活を調整するなど，ほかの家族の生活も一変しています．こうした動揺や負担がある中で，夜間に付き添いを依頼することは，仕事に就いている場合は休みの調整をしたりなど，経済的負担や肉体的負担が彼らのしかかることを忘れてはいけません．

安易に家族に付き添いを依頼するのではなく，家族へ十分な配慮をすることが必要です．よって✕です．

正答3

臨床実践 転倒の発生要因はさまざまであるため，発生前の

選択肢ごとに「○なのか・×なのか」を，その根拠とともに示します．
正解に導く考え方を解説し，優先順位を決めていく過程など，臨床的な考え方も解説と【Key Word】や【知っておこう】で示します．

▼

まとめ～この問題を通して，覚えておいてほしいこと

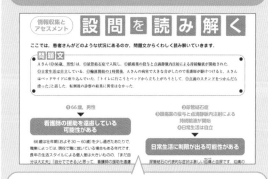

👩 **この問題を通して覚えておきたいこと**

患者さんをよく観察し，未然に防止策を立てることが大切！

転倒・転落は，上述のように発生状況や要因がさまざまであり，完全にゼロにすることは難しいといえます．ただし，中には損傷が軽度であったりする場合もあれば，重大な後遺症をもたらすこともあるなど，どれだけ未然に防止策を練るかが重要です．

臨床では入院時，各種に基づいて，歩行状態や家族に介助されているかなどを観察し，予定している部屋・ベッドの位置でよいかを判断しています．

臥床中の患者では入院後以降，その際の痛みや腰痛や体温管理の昇り降りの状況なども，重要な観察ポイントになっています．

そして，日中だけではなく，夜間の状況も予測して転倒防止策を立てています．尿意や便意があったときにナースコールを押せるか（性格的な面も含めて），トイレまでの付き添いや

の歩行状態はどうか，夜間は尿瓶を設置したほうがよいかなど，カンファレンスで情報を共有し，あらゆる可能性を考えて，防止策を立案しています．

転倒・転落の発生要因はさまざまですが，それをアセスメントする視点が非常に重要です．まずは，病院でどのような評価ツールが使用されているかの情報収集を行い，それを用いながら，アセスメントの視点を学んでいきましょう．

問題で学んだ内容を通して，とくに覚えておいてほしい点をまとめています．

転倒の防止

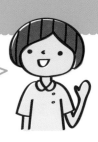

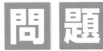　問　題

この問題を
解説して
くれるのは

髙津 咲恵子
防衛医科大学校病院
慢性疾患看護専門看護師

　Aさん（66歳，男性）は，尿管結石症で入院し，鎮痛薬の投与と点滴静脈内注射による持続輸液が開始された．日常生活は自立している．輸液開始の1時間後，Aさんの病室で大きな音がしたので看護師が駆けつけると，Aさんはベッドサイドに座り込んでいた．「トイレに行こうとベッドから立ち上がろうとして，点滴のスタンドをつかんだら滑った」と話した．転倒後の診察の結果に異常はなかった．

　Aさんが再び転倒しないための対応で最も適切なのはどれか．

1. 床上排泄にする．
2. 誰の過失か明らかにする．
3. 転倒の原因を一緒に考える．
4. 夜間は家族に付き添いを依頼する．

**ココが
ポイント**

臨床でも多い「転倒・転落」を
防ぐ考え方を身につけよう！

　この問題では，持続輸液が開始された直後に転倒した患者さんについて，転倒がなぜ起こったのか，どのように対応していくのかを考えることが求められています．

　厚生労働省の調査報告によると，「転倒・転落」が含まれる『療養上の世話』に関するインシデント・アクシデント件数は，『治療・処置』や『ドレーン・チューブ』『薬剤』に関連するものに大きく差をつけて，全体の約35％を占めています（2019年1月～12月）．

　「転倒・転落」が起こる原因や状況はさまざまですが，それをアセスメントすることが非常に重要です．

　各病院では，患者さんの転倒・転落の危険度を測る評価ツールとして，院内で統一した「転倒・転落アセスメントスコアシート」を作成し，未然に防止するように努めています．

　今回の設問では，転倒後の対応の選択肢があげられていますが，転倒防止策についても学ぶことができます．設問文から考えられることを，まずは読み解いてみましょう．

設問を読み解く

ここでは，患者さんがどのような状況にあるのか，問題文からくわしく読み解いていきます．

問題文

Aさん（**❶66歳，男性**）は，**❷尿管結石症で入院し**，**❸鎮痛薬の投与と点滴静脈内注射による持続輸液が開始された**．**❹日常生活は自立している**．**❺輸液開始の1時間後**，Aさんの病室で大きな音がしたので看護師が駆けつけると，Aさんはベッドサイドに座り込んでいた．「トイレに行こうとベッドから立ち上がろうとして，**❻点滴のスタンドをつかんだら滑った**」と話した．転倒後の診察の結果に異常はなかった．

❶66歳，男性

▼

看護師の援助を遠慮している可能性がある

66歳は壮年期（およそ30〜60歳）を少し過ぎたあたりで，職業によっては，現役で職に就いている場合もある年代です．長年の生活スタイルによる個人差は大きいものの，「まだ自分は大丈夫」「自分でできる」と思って，看護師の援助を遠慮しがちな年代でもあります．

そのため，トイレの際にはナースコールを押すように説明しても，遠慮して1人でトイレに行ってしまう患者さんも多く，その際の転倒も少なくありません．

そこで，点滴開始後や，食事の前後，就寝前などタイミングを見計らいながら，トイレの声かけをすることが大切です．

前もって，どのくらいの排尿間隔なのか，夜間排尿に行くのかなど情報収集しておくことも重要です．

患者さんたちは，看護師に遠慮している場合も多いことを忘れず，こちらが先に声をかけていくことも転倒の防止につながります．

❷尿管結石症
❸鎮痛薬の投与と点滴静脈内注射による持続輸液が開始
❹日常生活は自立

▼

日常生活に制限が出る可能性がある

尿管結石の代表的な症状は激しい疝痛（せんつう）と血尿です．疝痛のコントロールが第一の目標となっています．急激な尿路通過障害に伴う激しい疝痛発作では，しばしば，悪心・嘔吐などの消化器症状を伴うこともあり，さらに下部尿管結石では，残尿感などの膀胱刺激症状もみられます．

入院前の日常生活が自立しているといっても，疝痛や消化器症状，膀胱刺激症状などの影響により，歩行時にふらついたり，点滴ルートが行動を制限したりすることから，日常生活に制限が出てくる可能性があることを予測しましょう．

私たち医療者は，持続点滴ルート1本と思うかもしれませんが，患者さんは，大きく行動を制限されているように感じることを心に留めておきましょう．

❺輸液開始の1時間後

▼

痛みが引き，1人で動く可能性がある

　鎮痛薬投与開始後は，30分から1時間程度経過した時点で，鎮痛薬の効果を確認する必要があります．

　入院時は，疝痛発作で動けない状態であり，「1人では動けない」と思っていた患者さんも，鎮痛薬の効果で痛みがなくなると，1人で動いてしまう場合があります．

❻点滴のスタンドをつかんだら滑った

▼

転倒リスクの低い環境づくりが重要

　点滴スタンドにはキャスターがついているため，立ち上がりのときに力を入れると滑ってしまいます．立ち上がりの際には点滴スタンドをつかまないように，ベッド柵などの固定されたものをつかむように説明します．

　しかし，説明はしていても，周囲にある点滴スタンドやオーバーテーブルなど可動式のもの，キャスターがついたものに手をついてしまうことも多いのが現状です．

　そのため，ベッドの位置を壁の近くに寄せるなど，点滴スタンドが滑っても壁やベッドがストッパーになるように工夫するとよいでしょう．

　いずれにしても，転倒リスクの低い環境づくりが重要です．物の配置と人の動線が，患者さんにとって安全な環境になっているかを考えながら，環境整備をしていきます．

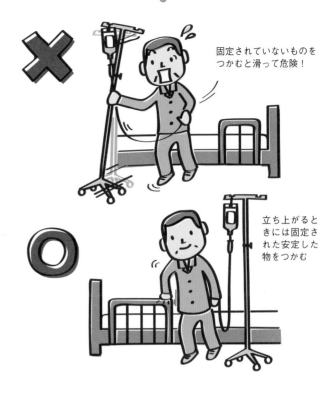

固定されていないものをつかむと滑って危険！

立ち上がるときには固定された安定した物をつかむ

●ある患者さんのエピソード●

　ある70歳代男性の患者さんが，尿閉をきたし膀胱留置カテーテルを挿入することになりました．その日の夜間帯，便失禁をしてしまったのですが，患者さんは「この管を入れてから動いてはいけないと思っていた．トイレも悪いと思ってナースコールを押せなかった」と話しました．

　この患者さんは，トイレ歩行も問題なく，自分で尿をカップに採って尿量測定もきちんとできるような患者さんでした．そのため，こちらも「この患者さんは，排便時も自分でトイレに行けるだろう」と思っていました．

　患者さんにとって，膀胱留置カテーテル挿入は初めての経験であり，どのように行動が制限されるのか，どういう行動なら問題ないのかなど，きちんと説明する必要性を痛感した事例でした．

　また，ナースコールを押すのが申し訳ないという，看護師への遠慮により便失禁してしまい，不快な思いをさせてしまったことにも考えさせられました．

解説と正答

選択肢1 　床上排泄にする ✕

尿管結石により持続輸液中ではありますが，とくに安静度の制限はないと考えられます．

床上排泄の援助を受ける患者さんの心理には羞恥心が生じるため，安静度の制限がない状態で床上排泄をすすめる必要はありません．

今後転倒させないために床上排泄にするのは，医療者本位の対応策といえます．よって✕です．

選択肢2 　誰の過失か明らかにする ✕

転倒・転落に限らず，インシデント発生のすべてに医療者の"過失"があるわけではありません．過失のある医療事故と過失のない医療事故を分けて考える必要があります．

転倒・転落が起こってしまった後，事実確認や原因究明が必要な状況で，誰に過失があるのか責任を追及することは不適切です．よって✕です．

選択肢3 　転倒の原因を一緒に考える ○

再発防止に取り組む際，患者さんに対して転倒・転落してしまったことを責めるような態度をとるのではなく，再度転倒することがないように，どうしたらよいかを，ともに考えます．医療者側だけでなく，患者さんや家族も巻き込んだ対応策を練ることが重要です．よって○です．

選択肢4 　夜間は家族に付き添いを依頼する ✕

認知症やせん妄の患者さんの場合，家族の顔を見ると行動が落ち着く場合があるため，こうした選択肢を考えることもあります．

しかし，家族の一員が入院した場合，心配もさることながら，面会時間内に病院に来るように生活を調整するなど，ほかの家族の生活も一変しています．こうした動揺や負担がある中で，夜間に付き添いを依頼することは，仕事に就いている場合は休みの調整をしたりなど，経済的負担や肉体的負担が重くのしかかることを忘れてはいけません．

安易に家族に付き添いを依頼するのではなく，家族へ十分な配慮をすることが必要です．よって✕です．

正答3

臨床実践

転倒の発生要因はさまざまであるため，発生前のアセスメントに加え，発生後も再発防止のために再度転倒・転落の危険度を評価し，原因分析することが大切です．そして再発防止策を立案し，スタッフに周知します．

● 再発防止対策

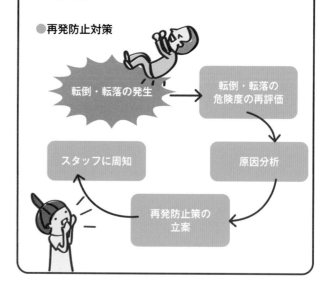

転倒・転落の発生 → 転倒・転落の危険度の再評価 → 原因分析 → 再発防止策の立案 → スタッフに周知

Key Word　転倒・転落の要因

　転倒や転落を起こさないためには，まず，入院患者さんについて「転倒・転落」が発生する状況や要因を知っておく必要があります．

　発生要因を大きく3つに分けると「患者側の要因」「ケア提供者の要因」「環境の要因」があげられます．

●転倒・転落の発生要因

患者側の要因	ケア提供者の要因	環境の要因
・筋力の低下 ・理解力や判断力の低下 ・薬剤の影響 ・活動の状況（点滴・ドレーン類による行動制限，杖歩行）など	・危険度の把握が不十分 ・点滴スタンドの選択やポータブルトイレの設置場所が不適切 ・多忙なことからの観察体制の不備など	・不適切なベッドの高さ ・ナースコールの位置の不備など
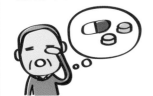	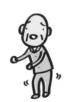	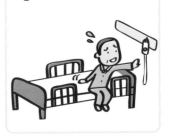

この問題を通して覚えておきたいこと

患者さんをよく観察し，未然に防止策を立てることが大切！

　転倒・転落は，上述のように発生状況や要因がさまざまであり，完全にゼロにすることは難しいといえます．ただし，中には頭部外傷や骨折など，重大な後遺症をもたらすこともあるため，どれだけ未然に防止策を練るかが重要です．

　臨床では入院時，病棟に来た時点で，歩行状態や家族に介助されているかなどを観察し，予定している部屋・ベッドの位置でよいかを判断しています．

　筆者の病棟では入院時に身長・体重を測定しており，その際の靴の脱ぎ履きや体重計への昇り降りの状況なども，重要な観察ポイントになっています．

　そして，日中だけではなく，夜間の状況も予測して転倒防止策を立てています．尿意や便意があったときにナースコールを押せるか（性格的な面も含めて），トイレまでの行き帰り

の歩行状態はどうか，夜間は尿瓶を設置したほうがよいかなど，カンファレンスで情報を共有し，あらゆる可能性を考えて，防止策を立案していきます．

　転倒・転落の発生要因はさまざまですが，それをアセスメントする視点が非常に重要です．まずは，病院でどのような評価ツールが使用されているのか情報収集を行い，それを用いながら，アセスメントの視点を学んでいきましょう．

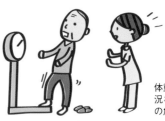

体重計への昇り降りの状況などから，転倒・転落の危険度をアセスメント

MEMO

術後の離床

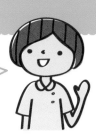

問題

この問題を解説してくれるのは
石川 幸司
北海道科学大学 保健医療学部 看護学科 講師
急性・重症患者看護専門看護師

Aさん（57歳，女性）は，子宮体癌のため子宮全摘術を受けた．離床が十分に進まず，術後2日に初めて歩行を試みようとベッドから降りたところ，突然，呼吸困難を訴えてうずくまった．

まず疑うべき疾患はどれか．

1. 自然気胸
2. 肺塞栓症
3. 肋間神経痛
4. 解離性大動脈瘤

ココがポイント

患者さんの状況から原因をアセスメントする力を身につけよう！

この問題では，呼吸困難という症状から疑われる疾患を考えなくてはなりません．

しかし，選択肢のほとんどが，呼吸困難が出現する疾患となっています．つまり，呼吸困難が出現した状況をふまえて，最も疑わなければならない（可能性が高い）疾患をアセスメントする力が問われています．

この問題を通して学ぶべきは，「単純に疾患の症状などを覚える勉強では足りない」ということです．たとえば，「自然気胸は突然に起こる疾患で，肺に穴があいて呼吸困難を起こす」という覚え方ではどうでしょう．この問題では，自然気胸が正解かな！？　と思ってしまいます．

しかし，自然気胸がどのような疾患で，どのような特徴があるかという知識や病態生理の理解があれば，この状況では，まず疑いが少ないことがわかります．

この問題のように，対象者の状況から病態をアセスメントしていく思考過程を学習することは，この問題だけではなく，ほかの状況設定問題でも活用できる知識となるでしょう．

設問を読み解く

ここでは，患者さんがどのような状況にあるのか，問題文からくわしく読み解いていきます.

問題文

Aさん(57歳，女性)は，子宮体癌のため❶子宮全摘術を受けた．❷離床が十分に進まず，術後2日に❸初めて歩行を試みようとベッドから降りたところ，❹突然，呼吸困難を訴えてうずくまった．
❺まず疑うべき疾患はどれか．

---

❶子宮全摘術を受けた

▼

周手術期(手術後)である

つまり，手術侵襲について理解しなくてはなりません.

もちろん，術式によって合併症なども異なりますので，どのような手術かを把握することが重要です．それに加えて，手術という侵襲が生体にどのような影響を与えるのか，という知識が必要となります.

生体に侵襲が加わると，神経内分泌・免疫機構・代謝などに関する急性の生体反応が出現します．これらを理解すると，手術後に起こる合併症のメカニズムや観察点がよくわかるようになります.

❷離床が十分に進まず

▼

臥床している状態が続いていた

離床が進まないということは，臥床している状態が続いているということです．これは，いわゆる「寝たきり」の状態であり，身体的および精神的に大きな弊害があります．身体的影響では，この不動状態によって血流が悪くなり引き起こされる循環血液量の減少や血液粘稠度の増加による静脈血栓，そして交感神経活動障害による起立性低血圧などが代表的です．静脈血栓はとくに下肢によくできます.

❸初めて歩行を試みよう

▼

離床の開始時にはさまざまな危険がある

「臥床状態が続いていた患者さんが初めて歩行する」という状況だけでも，起こりうる危険がわかります．臥床していたことでできた静脈血栓は，離床によって血流が速くなると肺にいたり，肺塞栓症の要因となります.

また，離床時は循環器系への影響や転倒の危険性もあります．これらに加え，手術した部位(術式)も考慮すると，より具体的な危険因子をアセスメントすることができます.

たとえば，心血管系の手術後であれば，血圧の変動や出血，身体的負荷の増強により，心不全の症状が出現する可能性が考えられます.

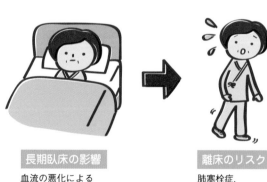

長期臥床の影響
血流の悪化による
循環血液量の減少，
静脈血栓など

離床のリスク
肺塞栓症，
循環器への影響，
転倒など

④突然，呼吸困難
▼
呼吸困難が突然出現する疾患である

　呼吸困難が「突然」に出現したという部分に着目します．たとえば，離床（歩行）を進めていき，徐々に心臓への負担がかかって心不全となった場合は，呼吸困難の症状も「ゆっくりと」出現します．

　呼吸困難が突然に出現する疾患，というだけでも選択肢を絞ることができます．

⑤まず疑うべき
▼
答えるのは最も可能性の高い選択肢

　この問題では，「まず疑うべき」という問い方になっています．これが，「可能性として考えられる疾患は」という問い方であれば，解答は複数になってしまうでしょう．つまり，このような状況において，出現する可能性が「最も高い」疾患をアセスメントさせる問題なのです．同じ呼吸困難を引き起こす疾患であっても，①から④の状況ではどうなのかという考え方（思考過程）が重要となります．

Key Word 肺塞栓症

　肺塞栓症（はいそくせんしょう）とは，静脈で形成された血栓が血液で流されて肺に達し，急激に肺の血管を閉塞させることで生じる疾患です．このように，ある場所で形成された血栓が血流に乗り，別な場所（血管や臓器）で詰まることを「塞栓」といいます．急性に出現する肺塞栓症は，下肢や骨盤で生じた静脈血栓による塞栓が90％以上を占めています．

●深部静脈血栓症と肺塞栓症

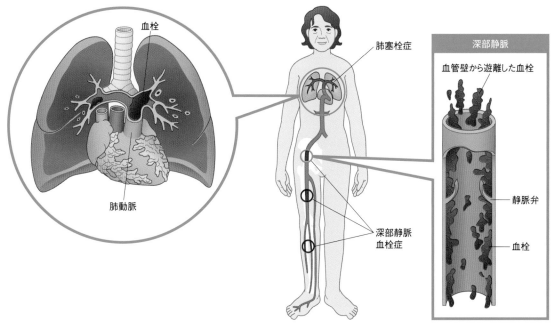

臥床状態が続くことでできた下肢の血栓が，離床により静脈の血流が速くなることで肺にいたり，肺塞栓症を起こす

解説と正答

選択肢1 自然気胸

　自然気胸になると，確かに「突然，呼吸困難」が出現します．この問題の状況設定では可能性がゼロとはいえません．しかし，子宮全摘術による臥床が続いており，初めて歩行したという状況において，自然気胸との関連性は非常に低いため，「まず疑うべき疾患ではない」といえます．

選択肢2 肺塞栓症

　子宮全摘術に限らず，手術後に臥床状態が続くと，身体的な活動が低下するため血管内の血流も悪くなります．血液の流れが悪くなると，静脈では血栓が生じやすくなります．とくに，臥床状態では下肢に血栓ができやすくなります．こうして，静脈に血栓ができた場合，離床する（起き上がる・歩行する）ことで静脈の血流が速くなり，できた血栓が血液の流れに乗って肺に行き，肺塞栓症を引き起こします．

　離床が十分に進まず，術後2日に初めて歩行を試みたという状況での呼吸困難は，術後の合併症として出現する肺塞栓症の病態と合致しており，「まず疑うべき疾患」です．

知っておこう 自然気胸

　臓側胸膜が破れ，胸腔内に漏れた空気が貯留し，肺が虚脱した状態です．10〜20歳代の背が高く痩せた男性に好発し，胸痛や呼吸困難が現れます．

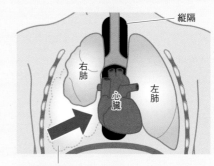

縦隔

右肺

左肺

心臓

貯留した空気
が縦隔を圧迫

臨床実践

　肺塞栓症が疑われた場合は，すぐに血圧や脈拍などのバイタルサイン（血行動態）を測定し，ショック症状がないかを観察することが重要です．

　ただし，塞栓の範囲が広くない場合は，血行動態が安定していますので，この問題のように，呼吸器症状や状況（臥床から離床など）を観察しアセスメントすることが臨床的に重要と考えられます．

●急性肺塞栓症の重症度（早期死亡率によるリスク層別化）

重症度の判定には，呼吸器系症状よりも循環器系症状が重要視されます．

早期死亡率	リスクの指標			治療
	臨床症状[*1]	右心機能不全[*2]	心筋損傷[*3]	
高リスク群（15%以上）	+	(+)[*4]	(+)[*4]	血栓溶解療法あるいは血栓摘除術
中リスク群（3〜15%）	−	+ or −	+ or −	入院加療
低リスク群（1%未満）	−	−	−	早期退院あるいは外来治療

＊1　臨床症状：ショック，低血圧（収縮期血圧<90mmHgあるいは40mmHg以上の血圧低下が15分以上継続）
＊2　右心機能不全：心エコーで右室拡張，壁運動の低下，CTで右室拡張など
＊3　心筋損傷：心臓トロポニンTの陽性など
＊4　ショックや低血圧がある場合，高リスク群となるため，右心不全や心筋損傷の有無を確認する必要はない

(Torbicki A. et al：Guidelines on the diagnosis and management of acute pulmonary embolism. Eur Heart Journal. 29(18): 2276-315, 2008.)

選択肢3　肋間神経痛

　肋間（ろっかん）神経痛は外的要因のほかにストレスで生じることもあり，この問題では，子宮体癌の転移が原因で出現している可能性もあります．しかし，この場合，呼吸困難は直接的な症状ではなく，痛みに随伴する症状ですので，「まず疑うべき疾患ではない」といえます．

選択肢4　解離性大動脈瘤

　解離性大動脈瘤は急激に発症し，胸部あるいは背部に激痛が起こります．さらに，循環器系の中枢である大動脈に異常が出現するため，ショック状態になることも少なくありません．解離性大動脈瘤の可能性はゼロではありませんが，突然に出現した症状が呼吸困難であることからも，「まず疑うべき疾患ではない」といえるでしょう．

知っておこう　解離性大動脈瘤

　先天性の疾患や動脈硬化が原因で起こります．三層構造（内膜・中膜・外膜）になっている大動脈の壁が剥がれ，剥がれた部分（内膜と外膜の間）に血液が流れ込み，大動脈の走行に沿って二腔となる（解離する）疾患です．

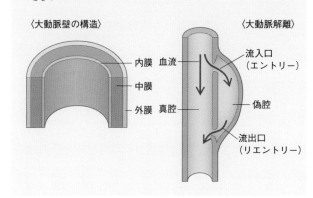

〈大動脈壁の構造〉　内膜／血流／中膜／外膜／真腔

〈大動脈解離〉　流入口（エントリー）／偽腔／流出口（リエントリー）

 正答2

 この問題を通して覚えておきたいこと

呼吸困難は発症経過などをアセスメントし疾患を予測することが大切

　呼吸困難はさまざまな原因（疾患）で出現する病態です．この問題では，突然の呼吸困難が出現した状況をアセスメントし，「肺塞栓症」と判断しましたが，ほかの疾患が原因となることもあります．そこで，呼吸困難が出現した場合，臨床ではどうすればよいのかを解説したいと思います．

　まずは，緊急性がある状態かどうかを判断することが大切です．

　呼吸困難がいつから・どのように出現したのかを確認しましょう．やはり，突然に発症した場合は，肺塞栓症・心筋梗塞・気胸・窒息などの緊急性のある疾患である場合が多いと考えなくてはなりません．症状が徐々に出現した場合でも，心不全の増悪や肺炎など，緊急性が低くても疾患としての重症度が高いことがあります．

　このように，呼吸困難という症状の発症経過に加え，苦しさの程度，体勢による症状の変化，血行動態などの随伴症状を確認し，原因を推察していくためにも，臨床では，疾患や病態に関する知識，身体診査する技術，発症経過から疾患を予測するアセスメント力が求められてくるのです．

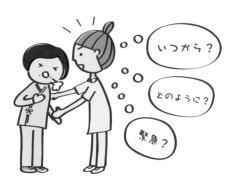

いつから？／どのように？／緊急？

呼吸困難は発症経過や苦しさの程度から原因を推察

MEMO

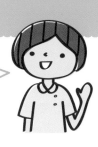

Question 3 （第104回午後73）

終末期の代理意思決定

問題

この問題を解説してくれるのは
神田 直樹
北海道医療大学 看護福祉学部看護学科
成人看護学講座　講師
急性重症患者看護専門看護師

　Aさん（79歳，女性）は，癌の化学療法を受けていたが，脳出血を起こし意識不明の状態になった．Aさんの家族は回復する見込みはないと医師から説明を受けた．家族はAさんの延命を望んでおり，医師と今後の治療方針を決定する前に看護師に相談した．

　Aさんの家族への対応で最も適切なのはどれか．

1. 医師に方針を決めてもらうよう伝える．
2. 病院の倫理委員会に判断を依頼するよう伝える．
3. Aさんのアドバンスディレクティブ〈事前指示〉を確認するよう伝える．
4. 経管栄養法を開始することでAさんの身体の状態は維持できると伝える．

ココがポイント

代理意思決定への看護師の最善のかかわり方を考える！

　終末期にある患者さんの意思決定支援では，患者さん・家族にとって最善の決断ができるように支援することが重要です．

　患者さんに意識がある場合は，本人の意向を確認しながら治療方針を決定することが重要ですが，意識障害がある患者さんの場合は代理意思決定が必要になります．

　代理意思決定は，患者さんに代わって治療方針を決定する重要な判断であり，家族などの近親者や友人などの重要他者に委ねられます．決断する内容によって難しい判断を迫られることもあり，代理意思決定者への支援も大切な看護援助の1つになります．とくに終末期の場合，最期までその人らしく過ごしてもらうために，患者さんの尊厳を考えながらの対応が重要です．

　代理意思決定が行われるときに看護師はどのような視点でかかわる必要があるのか，状況を整理し，最善の方法を検討しましょう．

設問を読み解く

ここでは，患者さんがどのような状況にあるのか，問題文からくわしく読み解いていきます．

問題文

Aさん（79歳，女性）は，癌の化学療法を受けていたが，脳出血を起こし❶意識不明の状態になった．Aさんの家族は❷回復する見込みはないと医師から説明を受けた．❸家族はAさんの延命を望んでおり，医師と今後の治療方針を決定する前に看護師に相談した．

❶意識不明

代理意思決定が必要

Aさんはがん化学療法を受けていましたが，脳出血により意識障害におちいりました．意識障害ということはAさんの判断能力が低下している状況です．

このように，患者さん本人が意思決定できない状況になったときには，患者さんに代わって，今後の治療方針を決める代理意思決定者が必要になります．代理意思決定が必要な場合，今後の治療方針を決めるのは誰かを考える必要があります．

この設問では，家族が代理意思決定をすることになっています．つまり，Aさんの今後の治療方針は，家族が決定していかなければならない状況であると理解することが重要です．

患者さんが意思決定できる場合

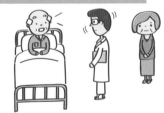

本人と治療方針を話し合う

患者さんが意思決定できない場合

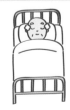

代理で治療方針を決める人が必要

❷回復する見込みはない

終末期の治療を決める必要がある

Aさんは脳出血で意識不明になっただけではなく，回復の見込みがないと医師から説明されています．よって，重度の脳出血であり救命することが困難な，死が避けられない状況と判断できます．

Aさんは終末期にあり，Aさんに対する今後の治療の意思決定をしなければいけない状況です．終末期の状況での治療の選択肢には積極的に治療や蘇生を行う延命治療と過度な延命治療は行わず苦痛緩和をメインとした治療が考えられます．つまり，この2つの方向性を検討する必要があることが理解できます．

❸家族はAさんの延命を望んでおり

Aさんにとって最善の決定を支援

代理意思決定を行う場合，代理意思決定者の意向を把握しておくことが重要です．

しかし，その意向が患者さんにとって必ずしも最善の決定とは限らない場合もあります．代理意思決定者の意向を確認しつつ，本人の推定意志も考えながらAさんにとって最善と考えられる決定ができるように支援する必要があります．

解説と正答

選択肢ごとに○×を検証!!

選択肢1　医師に方針を決めてもらうよう伝える ✕

　患者さんの治療方針を医師に委ねることは，代理意思決定者不在の場合や緊急時にはありますが，今回の場合，代理意思決定者は「家族」とはっきりしています．また，治療方針をすぐに決断しなければいけない切迫した状況ではないと考えます．

　代理意思決定者は十分に考え結論を出すことが必要であり，医療者はそのために正しい情報提供をしたり疑問に対する相談にのるなどの支援を行います．医師に判断を委ねるのではなく，話し合いをし，家族やAさんの意向を反映した意思決定を行う必要があります．よって，今回の対応としては×になります．

選択肢2　病院の倫理委員会に 判断を依頼するように伝える ○

　病院の倫理委員会で取り扱う内容は施設によって異なりますが，多くの施設では，研究倫理審査や先端医療実施に関する審査などが患者さんの人権保護の観点から行われています．このほか治療方針の選択の中で生じた問題の検討など，患者さん・家族の人権擁護の観点から臨床上生じた倫理問題に対応することを目的に設置している施設もあります．

　しかし，倫理委員会は，問題が生じたときに第3者の立場として方向性を提言する機関であり，最終的な判断や治療方針の決定をする機関ではありません．また，患者さんからの相談を直接受けつけるシステムを持ち合わせている施設は少なく，多くは医療者が審議の申請を行う形式になると思います．よって，×です．

Key Word 終末期医療

　死が避けられない状況になったとき，どのような治療方針に決定するかは重要です．

　近年，患者さん本人の意思を確認できないまま延命治療を施すことが倫理的問題として取り上げられ，末期医療のあり方に変化がみられています．終末期医療に関するガイドラインもいろいろな学会が作成し，さまざまな分野で活用されています．

　しかし，死が避けられない状況といつの時点で判断するかは，非常に個別性の高い問題であり，また，患者さん本人と死を前提とした話し合いをする必要もあるため慎重な対応が望まれるのが現状です．

➡倫理委員会

　病院では新薬の投与や新しい治療法の実施，研究など，常に最先端の医療を追求することが求められます．新しい治療法の開発は，多くの患者さんに利益をもたらす可能性がありますが，一方で人を対象とした実験により，被験者に負担や危険が生じる可能性や，遺伝子操作などにより生態系に影響を及ぼす可能性も潜んでいます．

　こうした問題を含め，医学研究に関する倫理的問題が議論され，1964年に採択されたのが，ヘルシンキ宣言です．これをもとに，多くの施設では研究倫理審査を担当する倫理委員会が設置されています．

　近年では，臨床の場で生じる倫理問題を公正な立場で多方面から分析し，具体的な解決策の提示を通じて，患者，家族の人権擁護と医療従事者のサポートをする倫理相談も倫理委員会の中で取り上げるようになってきています．

選択肢3　Aさんのアドバンスディレクティブ ＜事前指示＞を確認するように伝える

今回のケースでは家族が今後の治療方針を決定することになっていますが，家族の判断材料の1つとして，患者さん本人の意思を反映することが必要です．患者さんの意思を確認できるアドバンスディレクティブ＜事前指示＞が示されている場合は，その内容が治療方針決定の重要な要素になります．よって，○です．

選択肢4　経管栄養法を開始することでAさんの 身体の状態は維持できると伝える ✕

経管栄養を行うことは，延命治療につながる可能性もあるため安易に伝えることは適切とはいえません．今は，終末期の状態にあるAさんの延命治療を行うかどうかを家族とともに考えていく段階であり，延命治療を前提とした提案は家族や患者さんの意向を十分に考慮したものではありません．よって，✕です．

正答 **3**

終末期医療の 方針決定の手続き

平成19年に厚生労働省より「終末期医療の決定プロセスに関するガイドライン」が示されました．その中で，患者さんに意識がない場合には，「患者にとって何が最善であるか家族と十分に話し合い，患者にとって最善の治療方針をとることを基本とする」とあります．

患者の意思確認ができる場合

・最善の医療をふまえたうえで，患者の意向を確認し，インフォームドコンセントに基づく意思決定を行う
・患者と医療チームが十分話し合い，文書にまとめる
・患者の了解を得たうえで，決定事項は家族にも伝える

患者の意思確認ができない場合

・家族が推定意思を把握している場合は，その推定意思を尊重し，最善の治療方針を検討する
・推定意思が不明な場合は，家族と医療チームが患者にとって最善の方法を十分に話し合う
・家族がいない場合は，医療チームが最善の方法を検討する

臨床実践

明確な事前指示がなくても，以前に話していた内容などから患者さんの意思を推定できる場合もあります．この場合も推定意思として尊重する必要があるため，事前指示がなければ推定意思の有無についても確認する必要があります．

Key Word　アドバンスディレクティブと推定意思

アドバンスディレクティブとは

自分が終末期になったとき，どのような治療を望むのか，どのように過ごしたいかを事前に医師に示しておく書面のことです．

死生観の多様化や緩和医療の充実により今後も終末期の重要なキーワードになります．

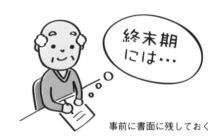

終末期には…

事前に書面に残しておく

推定意思とは

患者さんが以前どのような話をしていたか，あるいはどのように考えていたかを推測することで導き出された意思のことです．

あくまでも推定意思ですが，家族に語っていた場合など根拠が明らかな推定意思は，本人の意向の1つとして代理意思決定では重要視されます．

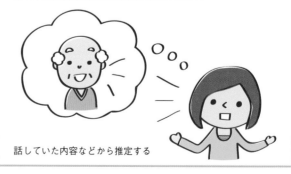

話していた内容などから推定する

◆代理意思決定を支える環境が大切◆

　70歳代の男性患者さんが，心肺停止状態で運ばれてきました．蘇生はしたものの遷延性意識障害となりました．長期的な入院が予測される状態であったため，医師より妻に対して気管切開術の提案がありました．その席で妻は，「気管切開は延命治療と同じなのでやらないでほしい．元気なときに，もしものときは延命治療をしないでほしいと言われているので……」と拒否されました．

　当時，同じような状況の患者さんには，気管挿管チューブの耐久性や安全管理の問題，患者さんへの苦痛緩和などの観点から，気管切開術を行うことが標準的に行われていたため，どのように対応すればよいか悩みました．

　急な出来事による混乱も考えられたため，5日後に同様の気管切開術の話をしました．前回は説明に耳を傾けられず，頑なに拒否している様子でしたが，今回は気管切開のメリット・デメリットを尋ねるなどより具体的に話を理解しようとする様子がみられました．

　このケースのように，混乱した状況下の家族に代理意思決定を委ねなければいけない場合もあります．代理意思決定者が冷静に考えて決断できる状態かを，見極めることが重要です．

　後日，伺った話によると，この患者さんの妻は気管切開について姉妹に相談したようです．代理意思決定では，患者さんの命を左右する重要な決定を迫られる場合があります．1人で悩まないように，看護師が相談に乗ることも大切ですが，代理意思決定者を支える第3者がいるかの情報収集も重要になります．意思決定を支えるうえでは，決定に必要な情報提供や状況の補足だけではなく，意思決定が安心してできる環境（人的・物的・空間的）を調整することも重要だと考えさせられました．

この問題を通して覚えておきたいこと

大切なのは患者さんにとって最善の方法をみんなで考えること！

　臨床では代理意思決定を必要とする場面が多くあります．代理意思決定者の意向は大切ですが，最も重要視しなければならないのが患者さん本人の意思です．意識障害があってもその人の尊厳を大切にした意思決定が行われるように援助していく必要があります．

　看護師は，患者さんと向き合う中で価値観や信念を理解し，推定意思を把握できる可能性もあります．推定意思につながるような会話や終末期を迎えたときにどのように過ごしたいかなどの会話については，きちんと記録に残す，あるいは家族と情報共有を行うなど，代理意思決定が必要になったときに，本人の意思を尊重した決定ができるように意識してかかわることが重要です．

　場合によっては，代理意思決定者の意向と患者さんの推定意思が異なると感じることもあるかもしれません．そういった場合は，代理意思決定者の意向を尊重するのではなく，患者さんにとって最善の決断なのか，医療チームと家族で話し合う場を設けられるようコーディネートし，患者さんの代弁者の役割を果たすことも看護師として大切な責務の1つです．

MEMO

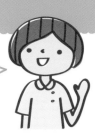

Question 4 （第99回午後46）

退院調整

 問 題

この問題を
解説して
くれるのは
竹田 美樹
独立行政法人JCHO
東京新宿メディカルセンター
副看護師長／慢性疾患看護専門看護師

胃癌で在宅中心静脈栄養法〈HPN〉が必要な70歳の男性．ADLは自立している．妻との2人暮らし．患者の退院調整を始めることを計画している．

HPN開始に際し優先度の高い情報はどれか．

1. 自宅環境
2. 在宅での必要物品
3. 退院後の緊急連絡先
4. 患者・家族の実施能力

ココが
ポイント

在宅医療を受けながら生活の場に戻る患者さんの退院調整と支援を学ぶ！

医療の進歩により高度な医療処置が必要であっても自宅で過ごすことが可能となりました．患者さんの生活の質（以下，QOL）の向上や医療費の利点からも在宅医療の導入は増加しつつあり，看護師は，医学的な知識技術のみならず介護福祉の視点も持ちながら退院調整していくことが求められます．

在宅中心静脈栄養法（以下，HPN）は，経口や消化管を用いて栄養，水分・電解質を取り込むことはできなくとも，原疾患を入院加療する必要がなく，在宅での生活が可能である患者さんに適用されます．

この設問では，70歳の男性胃がん患者さんが妻と2人で暮らす自宅環境でHPNを導入する場面において必要な情報について問われています．

HPNに限らず，在宅医療は，患者さんや家族が主体となりセルフケア能力を発揮していく必要があります．HPNの基礎知識と，在宅医療を導入する患者さんの退院調整を始めるときに看護師が把握しておくべき情報について学びましょう．

HPN：home parenteral nutrition，在宅中心静脈栄養法

設問を読み解く

ここでは，患者さんがどのような状況にあるのか，問題文からくわしく読み解いていきます．

問題文

①胃癌で在宅中心静脈栄養法〈HPN〉が必要な②70歳の男性．ADLは自立している．妻との2人暮らし．患者の③退院調整を始めることを計画している．

HPN開始に際し優先度の高い情報はどれか．

---

①胃癌で在宅中心静脈栄養法〈HPN〉が必要

▼

HPN実施の前提条件から患者さんを捉える

HPNは，消化吸収の機能障害や嚥下障害などによって静脈経路から輸液を実施する必要があり，なおかつ在宅療養を希望する場合に導入します．厚生労働省（1995）の在宅中心静脈栄養法ガイドラインではHPNを実施する前提条件として，以下の点を挙げています．

HPNを実施する前提条件[1]

①原疾患の治療を入院して行う必要がなく，病態が安定していて（末期がん患者を除く），在宅中心静脈栄養によって生活の質が向上すると判断されるとき．
②医療担当者の在宅中心静脈栄養指導能力が十分で，院内外を含む管理体制が整備されているとき．
③患者と家族が中心静脈栄養法の理論やHPNの必要性をよく認識して，両者がHPNを希望し，家庭で輸液調整が問題なくでき，注入管理も安全に行えて合併症の危険性が少ないと判断されるとき．

設問の患者さんは，前提条件①について，胃癌により消化管が使用できず長期的に静脈栄養管理が必要ですが，原疾患である胃癌の治療のために入院する必要はなさそうです．また，前提条件②について，HPNを導入しての退院を計画している時点で，医療者側には管理体制の基盤があると推察されます．

よって，患者さんと家族のHPNに関する認識，希望，セルフケア能力を捉えていくことになります．

Key Word 在宅中心静脈栄養法（HPN）

HPNは，入院中の中心静脈栄養法と同様に，上大静脈や大腿動脈などの太い静脈から高カロリー輸液を投与しますが，基本的には長期留置用カテーテルを用います．

形式は患者さんの年齢，病状，生活，介護状況などを考慮して選択されますが，最近は皮下埋め込み式ポートカテーテル（以下，CVポート）が普及しています．

●図1　CVポート

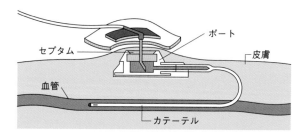

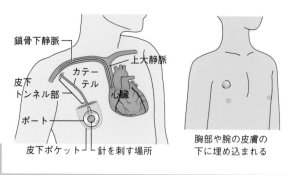

CV：central vein，中心静脈

❷70歳の男性．ADLは自立している．
妻との2人暮らし
❸退院調整を始めることを計画している

▼

退院調整を計画するために必要な情報を整理する

　退院調整は，病院の規模や機能，システムによって異なりますが，入院時にスクリーニングシート等を活用し退院調整が必要になりそうな患者さんを把握しておき，生活の場に戻るためのアプローチをしていきます（表1）．

　設問の患者さんは70歳の前期高齢者，胃癌でHPNが必要，ADLは自立しており妻と同居しています．すでに退院調整を始めることが決定しているので第2段階と考えます．

　この段階では，以下のような点を確認していきます．

医療管理上の課題として，HPNを患者さんと家族だけで対応・管理できるか，認識やセルフケア能力を把握します．これは，HPNを実施する前提条件❸（p.26）にも共通します．しかし，設問の文章には，患者さんのHPNの理解やセルフケア能力を裏づけるだけの十分な情報はありません．

生活・介護上の課題について，患者さんはADL自立とのことであり一見問題なさそうですが，HPNを導入してADL自立度に変化はないか，周辺環境，妻の介護力等を確認する必要はあります．

●表1　退院調整/退院支援の流れ[2]

第1段階（外来申し込み時・入院〜48時間以内）

退院支援が必要な患者の把握

→入院前の生活状況/家族状況/介護体制/住宅環境など

第2段階（入院3日目〜退院まで）

生活の場に帰るためのチームアプローチ

→医療管理上，生活・介護上の課題

1. 医療管理上の課題

①病状確認，治療状況，今後の予測
②本人・家族の理解，告知状況，受け入れ状況
③退院後の医療管理のポイント，管理能力の有無
④在宅医療処置内容，セルフケア能力

2. 生活・介護上の課題

①ADL/IADL評価：食事，入浴，洗面，更衣・整容，排泄，移動など
②家屋評価：浴室，トイレ，家屋内の移動手段など
③介護力評価：入院前の介護状況，介護力（理解力，身体的・物理的・社会的な問題）

3. 患者自身，家族の「どうありたいか」

・生活イメージ，病気の理解や予後の受容，本人のQOLをどのように保証するか

第3段階（必要時）

地域・社会資源との連携や調整（図2）

●図2　HPN導入における地域連携の例

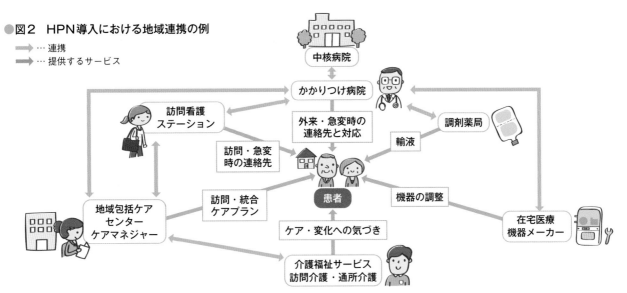

⇒ … 連携
⇒ … 提供するサービス

中核病院
かかりつけ病院
外来・急変時の連絡先と対応
訪問看護ステーション
訪問・急変時の連絡先
調剤薬局
輸液
患者
機器の調整
在宅医療機器メーカー
地域包括ケアセンター ケアマネジャー
訪問・統合ケアプラン
ケア・変化への気づき
介護福祉サービス 訪問介護・通所介護

解説と正答

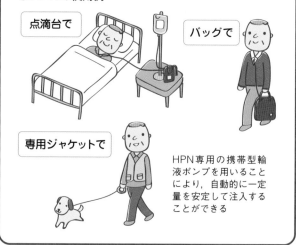

患者さんがHPNを安全に管理しながら日常生活を送れるように，看護師は患者さんの自宅環境や生活スタイルを確認しながら，HPNを円滑に行えるための工夫を一緒に考える必要があります．

●HPNの使用例

点滴台で

バッグで

専用ジャケットで

HPN専用の携帯型輸液ポンプを用いることにより，自動的に一定量を安定して注入することができる

選択肢1 自宅環境

在宅医療を導入する際，医療機器や医療器材の収納場所や作業スペース，適切な衛生環境などを確保する必要があります．自宅環境は病院と異なるため在宅医療を続けていくうえで大切な情報ですが，HPN導入を計画する初期段階においては，他の選択肢と比べると優先度は高くないと考えます．

選択肢2 在宅での必要物品

在宅は病院と異なり医療材料がないことも多いため，在宅医療導入時には，必要物品の入手経路や代替用品について，患者さんや家族へ情報提供し準備することになります（**表2**）．

自宅にあるもので代替できる工夫を考えたり，準備に関して患者さんや家族の心配事がないかを把握したりするために，予め情報として得ておくことは望ましいですが，他の選択肢と比べると優先度は高くないと考えます．

選択肢3 退院後の緊急連絡先

在宅医療では，退院後の外来受診，訪問診療，訪問看護などの院内外を含めた地域連携により継続的に患者さんと家族を支援する体制を整えておく必要があります．また，在宅療養を開始する際，患者さんと家族は病状悪化時や医療管理時のトラブル対処法について不安を抱くことが多いため，必要なときに適切な支援を求めることができるように，退院前に緊急連絡先や連絡手段を確認しておくことは重要です（p.27 **図2**）．

しかし，HPNを計画し始める段階の情報としては，他の選択肢と比べると優先度は高くないと考えます．

●表2 HPN管理における必要物品の例

- ・高カロリー輸液
- ・フィルター付き輸液セット
- ・持続投与用輸液ポンプ
- ・翼付きヒューバー針（CVポート専用の針）

ヒューバー針

穿刺によってCVポートのセプタムを削り取らないように設計されている

- ・消毒用酒精綿/70％ポビドンヨード
- ・清潔な綿棒/綿球
- ・滅菌済みY/Iカットガーゼ
- ・滅菌済み透明フィルムドレッシング材
- ・固定用絆創膏/テープ
- ・使用済み針の廃棄ケース
- ・生理食塩水/ヘパリン加生理食塩水
  ※プレフィルド式が望ましい

選択肢4　患者・家族の実施能力

　HPNは，患者さんあるいは家族が主体となって在宅で医療管理を行うため，さまざまなセルフケアが求められます．

　病院では，医療者が輸液ポンプのアラーム対応やカテーテル関連感染症を防ぐためのケアを実施しますが，在宅では患者さん自身あるいは家族が医療的な管理をしながら，異常の有無を判断し，適切に対応していく必要があります．よって，まずはセルフケアができるかどうかの情報が必要であり，患者さんと家族の実施能力の確認が最優先と考えます．

正答4

● **表3　HPN導入時の指導内容**

・薬剤の管理方法・保管方法
・輸液の準備と交換方法（輸液バッグの準備，手洗いや作業場所の準備）
・輸液バッグへの薬剤の混注方法（必要時，ビタミン剤・微量元素製剤など）
・輸液セットの取り扱い方法（点滴準備等）
・携帯型輸液ポンプの使用方法
・輸液セットと中心静脈カテーテル（コネクター）の接続方法
・生食ロック/ヘパリンロックの方法
・側管からの薬剤注入方法（必要時，脂肪乳剤など）
・入浴方法
・カテーテル挿入部やCVポートの消毒方法，ドレッシングの交換方法
・緊急時やトラブル発生時の対処方法
・使用物品の廃棄方法
・翼付きヒューバー針の穿刺や取り扱い方法

● **HPNの輸液セットの例**

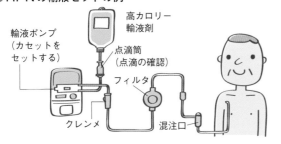

輸液ポンプ（カセットをセットする）
高カロリー輸液剤
点滴筒（点滴の確認）
フィルタ
クレンメ
混注口

この問題を通して覚えておきたいこと

医療の知識と患者さんの生活者としての情報とを統合して，退院調整を進めましょう

　現在，生活習慣病の増加や高齢化により，退院後も疾患を抱えながら過ごす人は増加しています．また，地域包括ケアシステム構築に代表されるような医療制度の整備により，今後地域医療や在宅医療がますますの普及が予測されます．

　看護師は，医療者として病態や治療に関する知識を基盤にしながら患者さんを生活者として捉えます．よって，患者さんが在宅医療を実践しながら生活する状況をイメージしやすく，退院調整のリーダーシップを取れる立場にあります．

　急性期治療の知識を持つと同時に，生活者として患者さんを捉え，退院調整に必要な情報収集ができる視点，さらに，地域医療や多職種協働における各職種の役割と機能についても関心を寄せてほしいと思います．

引用・参考文献
1）厚生労働省健康政策局監：医療者用在宅中心静脈栄養法ガイドライン．文光堂，p1，1995.
2）宇都宮宏子ほか：これからの退院支援・退院調整－ジェネラリストナースがつなぐ外来・病棟・地域．日本看護協会出版会，p12 ～ 13，25，2011.

MEMO

Question 5 （第102回午後67）

帝王切開術後

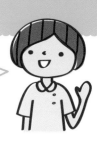

問題

この問題を解説してくれるのは　**田近 亜希**
獨協医科大学附属看護専門学校三郷校
専任教員
助産師・看護師

Aさんは妊娠37週0日に骨盤位のため予定帝王切開術となった．術後の経過は母児ともに順調である．

Aさんへの看護として適切なのはどれか．

1．手術室で出生児と対面する．

2．産褥2日に初回歩行をする．

3．産褥3日に初回授乳をする．

4．産褥4日以降に弾性ストッキングを履く．

ココがポイント

近年増加している帝王切開術での分娩後の看護について考えよう！

　出産年齢の上昇などにより，帝王切開術での分娩が増加しています（p.35参照）．また，産褥期や新生児の経過に関するスケジュールを問う問題は看護師国家試験でよく出題されています．

　帝王切開術での分娩，合併症を予防する手術後の看護，産褥期に起こる変化や育児技術の習得を，あわせて考えることが大切です．

設問を読み解く

ここでは，患者さんがどのような状況にあるのか，問題文からくわしく読み解いていきます．

問題文

Aさんは❶妊娠37週0日に❷骨盤位のため❸予定帝王切開術となった．❹術後の経過は母児ともに順調である．

❶妊娠37週0日

▼

正期産である

妊娠週数は，最初に確認する情報です．

妊娠37週0日〜41週6日までが正期産
妊娠22週0日〜36週6日までが早産
42週0日以降が過期産

と必ず覚えておきましょう．

37週0日だと，正期産でも，早産と1日しか違いません．

早産で生まれる新生児は，呼吸障害や低血糖，低体温といったリスクが格段に高くなります．とくに妊娠32〜34週以前の早産の場合，肺サーファクタント※が十分でなく，人工呼吸器での管理が必要になります．肺サーファクタントの分泌は，妊娠32〜33週頃から始まります．

また，42週以降の分娩は，胎盤機能不全や羊水量の減少から，胎児機能不全を起こすリスクが高くなります．

正期産で生まれるということが，新生児にとってはとても大切です．妊娠期はもちろん，産褥期の育児技術の習得というスケジュールにも大きく影響するので，何週何日で分娩にいたったのか，最初に情報を得ておきましょう．

経腟分娩では，新生児は産道を通ることで肺胞液を排出します．しかし，帝王切開術ではそれが起こらないので，一過性多呼吸を起こすことも考えられ，対応できるよう準備が必要です．

骨盤位（p.33 Key Word 参照）の場合，入院前に破水して，臍帯脱出を起こすと胎児が危険な状態になるため，37〜38週までの間に手術が予定されることが多いです．

※肺サーファクタント…肺胞の表面張力を緩和する界面活性剤のこと．
肺胞が虚脱するのを防ぐ役割がある．

❷骨盤位

▼

帝王切開術の適応となった理由

どうして帝王切開術になったのかは，妊娠中の異常や産後のリスクを考えるうえで重要な情報です．

帝王切開術の適応理由は，手術記録や手術申込書に必ず書いてあるので，把握しておきましょう．

知っておこう 帝王切開の適応

●帝王切開術の適応となる場合

母体適応	児頭骨盤不均衡，前置胎盤，子宮破裂またはそのリスク，妊娠高血圧症候群，常位胎盤早期剥離，分娩停止，分娩遷延，回旋異常，子宮内感染等
胎児適応	胎児機能不全，臍帯脱出，多胎，胎児発育不全，低出生体重児，早産，胎位異常，巨大児，産道感染等

●臍帯脱出とは……

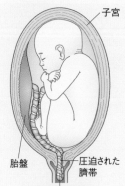

子宮
胎盤
圧迫された臍帯
子宮頸管内の臍帯

破水後に胎児先進部より先に臍帯が腟内に降りてくること．

通常は，胎児娩出後に胎盤や臍帯が娩出されますが，胎児よりも先に臍帯が先進すると，胎児に圧迫されて血流が遮断され，胎児は危険な状態になります．

Key Word　骨盤位

骨盤位とは

　胎位の異常で，胎児の縦軸が子宮の縦軸に平行であるが，胎児の骨盤が下方にあるものをいいます．

● 骨盤位（単殿位）

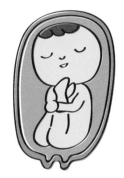

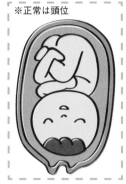

※正常は頭位

骨盤位だと手術を受け入れるしかないの？

　骨盤位は先進部がどこであるかで分類されます．単殿位（児の殿部のみが先進），複殿位（両足の踵が殿部に接して先進）の場合，以前は経腟分娩が行われていましたが，新生児死亡や頭蓋内出血等のリスクが帝王切開術に比べて経腟分娩の方が高いため，現在はほとんど帝王切開術が行われています．

　骨盤位の矯正方法には，①児背を上にした側臥位，②膝胸位，③外回転術があります．②は，早産の徴候のある人には行いません．③は，前期破水や臍帯巻絡（さいたいけんらく）等のリスクがあり，施術者が十分に技術を収得していることが必須です！

❸予定帝王切開術

▼

心身の準備が整って手術を受けられたかが，産褥期の心理状態に影響する

　帝王切開術には，予定帝王切開術（選択的帝王切開術ともいう）と緊急帝王切開術があります．選択的帝王切開術の場合は，外来で手術に必要な検査を済ませ，承諾書や緊急時に備えた輸血申し込み等の準備が行われています．また，帝王切開術を受けるにあたって説明と同意を得る時間があるため，妊婦さんも心身の準備を整えて手術に臨むことができます．

　一方，緊急帝王切開術の場合，新生児や母体の状態によっては，一刻を争い，十分に心の準備が整わないまま手術を受けることもあり，それが，わだかまりとなる場合があります．医療者が術前準備に追われ，慌ただしくしていることで不安を増強させる場合があることを知っておきましょう．

　手術を納得して受けられたか，自己の経験に意味づけができているか，分娩後のレビュー（分娩体験の振り返り）で確認しておきましょう．もし，わだかまりが残っているのであれば，経験の意味づけ，価値の問い直しが必要です．

❹術後の経過は母児ともに順調

▼

合併症が生じていない

　術後の経過に影響するため，大切な情報です．

　術後経過が母児ともに順調ということは，手術や麻酔に伴う合併症（p.34 知っておこう 参照）は起きておらず，また，帝王切開術の適応も胎児の位置異常（骨盤位）が理由であることから，妊娠に伴う合併症も生じていないと考えられます．術後のスケジュールに沿って，離床や育児指導が行われることが予測できます．

　合併症を起こすと術後の回復が遅延し，予定通り退院できないこともあります．起こりうる術後合併症を理解し，観察することが重要です．

　手術に伴う合併症は，術中，術直後，食事開始時，歩行開始時と経過によって起こりやすい合併症を想定して観察することが重要です．

　また，疼痛緩和のケアも必要です．術後の疼痛管理に持続硬膜外麻酔を使用するところもあります．その場合は，持続硬膜外麻酔の効果や，残量，刺入部の観察，チューブが屈曲したり抜けていないかの観察が必要です．

解 説 と 正 答

選択肢1　手術室で出生児と対面する　○

できるだけ早期に母子接触をすることが望ましいです．

帝王切開術の麻酔方法は，ほとんどが脊椎くも膜下麻酔（腰椎麻酔）で行われます．腰椎麻酔は，脊髄の前根と後根を遮断することによって，腹部以下の知覚・運動・交感神経を麻痺させ，意識の消失を伴わずに手術が行えます．

帝王切開術を受ける産婦は，手術を受けることに不安を感じながら，胎児が無事に生まれてくるかを心配しています．

手術室で新生児と対面することは，早期の母子接触から愛着形成につながり，手術に対する不安や新生児の健康に対する不安を軽減するので重要です．

選択肢2　産褥2日に初回歩行をする　×

血栓症や術後腸閉塞，子宮復古不全等の合併症予防のためにも早期離床が重要です．多くの施設では，産科危機的出血や母体の重症な合併症がない限り，通常は産褥1日目に歩行開始となり，膀胱留置カテーテルも抜去されます．術後6〜8時間後に歩行開始を試みる施設もあります．

選択肢3　産褥3日に初回授乳をする　×

授乳開始は母体の状況を考慮し，できるだけ早く開始します．出産後，早期に頻回に授乳したほうが，母乳分泌量は早く増えるからです．

母乳を分泌を促すホルモンであるプロラクチンの血中濃度は，分娩直後が最高でその後ゆっくり低下しますが，授乳している限り一過性の上昇があります．授乳回数が多いほうが，プロラクチンの血中濃度は高くなります．また，プロラクチンが作用する受け皿となるプロラクチン受容体の数は，出産後数日間のうちに増加し，その後は数が変わりません．

さらに，授乳に必要な技術の習得のためにも早期に開始したほうがよいといえます．

知っておこう
帝王切開術に伴う合併症

● **手術に伴う合併症**

悪露の停滞による子宮復古不全，出血量の増加，貧血，感染，縫合不全，腸閉塞，血栓症等

● **麻酔に伴う合併症**

脳脊髄液圧低下による頭痛，仙骨部の副交感神経の遮断による排尿障害，麻酔導入直後は，血圧低下や呼吸障害等

【臨床実践】

帝王切開術後の授乳開始の支援では，創部に当たらないように授乳の体位を工夫したり，始めはオムツ交換等は看護師が行い，直接授乳のみ介助して実施するなど，母子の状態に合わせて進めることが大切です．

● **帝王切開術後の授乳の体位の例（添え乳）**

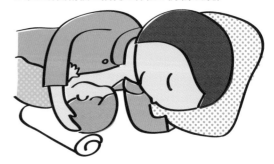

側臥位をとり，安楽な姿勢が維持できるよう，背部を枕などで支える

選択肢4 産褥4日以降に
弾性ストッキングを履く

弾性ストッキングは，深部静脈血栓症の予防のために履きます．帝王切開術の血栓症のリスクは，経腟分娩より高いため，術中～術後歩行開始までは間歇的空気圧迫装置と合わせて，弾性ストッキングを履きます．したがって，手術室の入室前には，弾性ストッキングを履いておきます．

正答 1

臨床実践

妊娠高血圧症候群や高度な肥満，深部静脈血栓症の既往のある人には，血液凝固阻止薬が使用される場合もあります．

●間歇的空気圧迫装置

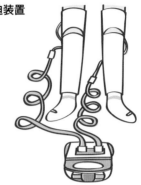

 この問題を通して覚えておきたいこと

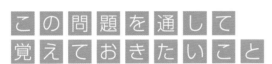 **患者さんの経過をふまえた看護を考える**

厚生労働省の医療機関における分娩件数と帝王切開娩出術割合の年次推移を見てもわかるように，帝王切開術での分娩の割合は年々増加しています．

その理由としては，出産年齢の上昇によるハイリスク妊娠の増加，不妊治療後妊娠の増加に加え，かつては経腟分娩を行っていた骨盤位や双胎，帝王切開の既往等，帝王切開術の適応となるケースが多くなっていることがあります．帝王切開率が50％くらいの施設もあり，帝王切開術後の褥婦を実習で受け持つ機会も増えています．

手術を受けることに対する看護と産褥期の生理的変化（退行性変化・進行性変化）を順調に経過するための看護，育児技術の習得といった親役割獲得のための援助が必要です．

また，産褥や新生児期に限らず，どの領域でも治療スケジュールや手術後のスケジュールを把握して，経過に合わせた看護の方法を考えていくことが大切です．

●医療機関における分娩件数と帝王切開手術割合の年次推移 －昭和59年～平成26年－

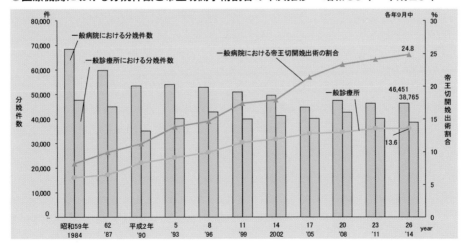

（厚生労働省：平成28年
我が国の保健統計）

MEMO

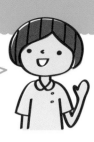

Question 6 （第105回・午前45）

心タンポナーデ

 問 題

この問題を
解説して
くれるのは **木村 禎**
札幌市病院局市立札幌病院
急性・重症患者看護専門看護師

冠動脈バイパス術〈CABG〉後5時間が経過したとき，心嚢ドレーンからの排液が減少し，血圧低下と脈圧の狭小化とがあり，「息苦しい」と患者が訴えた.

最も考えられるのはどれか.

1. 肺梗塞
2. 不整脈
3. 心筋虚血
4. 心タンポナーデ

**ココが
ポイント**

冠動脈バイパス術（CABG）後の合併症の有無を
フィジカルアセスメントで読みとる

この問題では，CABG後の重篤な合併症にみられる特徴的な症状を見逃すことなく，異常を早期に発見するための病態の理解が求められています.

CABGの手術後は人工呼吸器を装着する場合が多く，患者さんが自らの症状を訴えることができない場合が少なくありません. そのため，CABG後に起こりうる合併症を理解し，合併症に特徴的にみられる症状・徴候がないかをフィジカルアセスメントしていくことが重要です.

CABG：coronary artery bypass grafting，冠動脈バイパス術

設問を読み解く

ここでは，患者さんがどのような状況にあるのか，問題文からくわしく読み解いていきます．

問題文

冠動脈バイパス術〈CABG〉後5時間が経過したとき，**❶心嚢ドレーンからの排液が減少**し，**❷血圧低下**と**❸脈圧の狭小化**とがあり，「**❹息苦しい**」と患者が訴えた．
最も考えられるのはどれか．

Key Word 冠動脈バイパス術〈CABG〉

CABGは，冠動脈の狭窄部を迂回するように別の血管（グラフト）をつなぎ，末梢血流を確保します（**図1**）．左冠動脈主管部に病変がある場合や，左右3本の冠動脈のそれぞれが狭窄しているような3枝病変，経皮的冠動脈形成術が困難な場合に実施されます．

● 図1 CABGのバイパス設置部位の一例

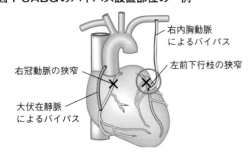

右内胸動脈
によるバイパス
左前下行枝の狭窄
右冠動脈の狭窄
大伏在静脈
によるバイパス

● 図2 バイパスにグラフトとして用いる血管

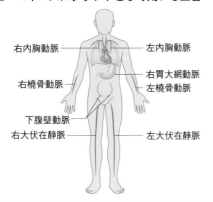

右内胸動脈　　左内胸動脈
右胃大網動脈
右橈骨動脈　　左橈骨動脈
下腹壁動脈
右大伏在静脈　左大伏在静脈

❶心嚢ドレーンからの排液が減少
▼

心嚢ドレーンが閉塞している可能性がある

心嚢ドレーンからの排液量が減少するということは，①術後出血が止まった，または落ち着いてきた，②心嚢ドレーンが閉塞した，または閉塞しそうな状態の2つの可能性が考えられます．

①であれば問題はありませんが，②の状態であれば早急な対応が必要です．心嚢ドレーンが閉塞するということは，心嚢内に血液が充満し心タンポナーデを生じる危険性があるからです．②の可能性を考えて患者さんの状態を観察してみましょう．

● 図3 心嚢ドレーン

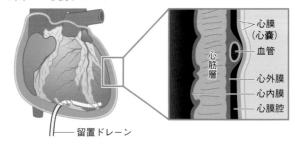

心膜（心嚢）
血管
心外膜
心内膜
心膜腔
心筋層
留置ドレーン

心臓は結合組織性の2枚の心膜に包まれており，心臓の内側から心内膜，心筋層，心外膜の3層の壁で形成されています．心外膜の外側に心膜（心嚢）があります．この心外膜と心膜（心嚢）の間を心膜腔とよび，心臓の動きを円滑にするために心嚢液という漿液が15〜50mL程度貯留しています．

❷血圧低下，❹息苦しい

▼

心臓への静脈還流量減少と心臓の拡張障害

　患者さんには【血圧低下】，【息苦しい】という徴候・症状が認められています．

　この場合の【血圧低下】は心タンポナーデによって心臓への静脈還流が減少することと，心臓の拡張が障害されることにより，心拍出量が減少することが原因で生じます．

　また心臓の拡張障害では，とくに左心室の拡張障害から肺うっ血が生じることで【息苦しい】という呼吸困難感を引き起こします．

❸脈圧の狭小化

▼

ショックの徴候

　脈圧の狭小化はショックを示す重要な徴候です．患者さんは，心嚢液の貯留によって心臓の拡張不全をきたし，その結果，心外閉塞・拘束性ショックをきたしていたため，【脈圧の狭小化】をきたしています．

➡フィジカルアセスメントからの情報収集

　患者さんの状態をフィジカルアセスメントするためには，1つの情報だけにとらわれてはいけません．

　【冠動脈バイパス術〈CABG〉後5時間が経過したとき，心嚢ドレーンからの排液が減少】という情報だけから考えると，手術後数時間が経過して術後出血が落ちついてきたと判断できます．しかし，このように1つの情報だけからアセスメントをしてしまっては，患者さんに起きている状態の変化を迅速に察知することはできません．

　問題文の患者さんには，【心嚢ドレーンからの排液が減少】，【血圧低下】，【脈圧の狭小化】という客観的情報のほかに，【息苦しい】と自覚症状が認められています．これらの情報を統合してアセスメントしたときに，どのような合併症を生じている危険があるかを判断することが重要です．

Key Word 心タンポナーデ

　異常を早期発見するためには，起こりうる異常・合併症の病態について理解しておくことが必要です．ここで合併症の1つである心タンポナーデの病態を振り返ってみましょう．

病態

　心タンポナーデとは，心嚢の中に滲出液や血液が貯留することで，心臓が圧迫され，全身から戻ってくる静脈血の心臓への流入量（静脈還流）が減少することや，心臓の拡張が障害されることで心拍出量が減少した状態です（**図4**）．

●**図4　心タンポナーデ**

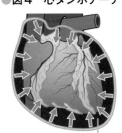

心嚢液貯留により心臓が圧迫される状態

症状

　心タンポナーデに特徴的に認められる症状として，血圧低下，静脈圧上昇（頸静脈の怒張），心音微弱というベックの三徴があります．ベックの三徴は3つの症状がそろって現れることは多くありませんが，心タンポナーデの病態を把握するうえではおさえておくべき症状です．

　このほか，奇脈（呼吸とともに脈拍の触知が強くなったり弱くなったりする．呼気時に脈拍が強く触知され，吸気時に脈拍が弱く触知される），頻脈，呼吸困難といった症状があります．

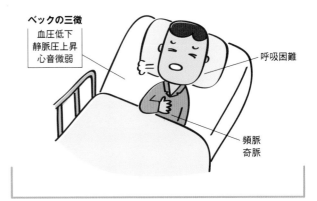

ベックの三徴
血圧低下
静脈圧上昇
心音微弱

呼吸困難

頻脈
奇脈

解説と正答

選択肢1 肺梗塞 ×

肺梗塞は手術後や長期臥床をしていた場合に考慮すべき合併症です．事例の患者さんの場合では，【冠動脈バイパス術〈CABG〉後5時間】という時間経過で，離床が開始されていないこと，【息苦しい】という自覚症状は肺梗塞の症状と合致しますが，肺梗塞が原因で【心嚢ドレーンからの排液が減少】することは考えられないため，この選択肢は×です．

Key Word 肺梗塞

肺梗塞は，肺動脈に血栓や脂肪，空気，腫瘍などがつまることで発症します．そのなかでも血栓によるものが多く，静脈や心臓内（右心房）で形成された血栓が遊離して，肺の血管につまり，低酸素血症や場合によっては循環不全を引き起こします．

手術後の患者さんでは，下肢にできた血栓（深部静脈血栓症）が起立や歩行，排便などによる静脈血流の変化によって遊離して発症するといわれ，術後の初回歩行，体位変換，排泄時にはとくに注意が必要です．

肺梗塞の原因となる深部静脈血栓症を生じている場合は，膝を伸展させ足部を背屈させることで腓腹部に疼痛が出現するというHoman's sign（**図5**）や腓腹部をつかむと痛みが増強するPratt's signなどの症状が認められます．

●肺梗塞の主な症状

呼吸困難，頻呼吸，咳嗽，喘鳴，胸痛などの呼吸器症状．病態が進行した場合では，血痰，チアノーゼ，過呼吸，右心不全症状が認められる場合があります．

●図5 Homan's sign（ホーマンズサイン）

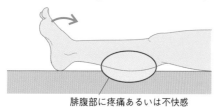

腓腹部に疼痛あるいは不快感

選択肢2 不整脈 ×

不整脈を判断するためには，心電図モニターの注意深い観察が必要です．手術後は心拍数という数値だけにとらわれることなく，心電図波形の変化に注意して観察をすることが必要です．

しかし，この事例の患者さんの場合，不整脈と判断するために最も重要な心電図に関する情報がありません．不整脈はCABG後の患者さんに起こりやすい合併症でありますが，心電図に関する情報がないこの事例の患者さんでは×です．

臨床実践

CABG後に頻度の高い不整脈として心房細動（**図6**）があります．心房細動のような上室性不整脈のほか，CABG後では，心室頻拍（**図7**）や心室細動（**図8**）といった心室性不整脈を生じる危険性もあります．

●図6 心房細動

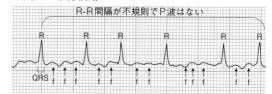

R-R間隔が不規則でP波はない

基線に小刻みな揺れ（f波）が出現

●図7 心室頻拍

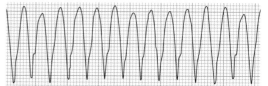

幅の広いQRS波が等間隔で連続し，心拍数は100回/分以上

●図8 心室細動

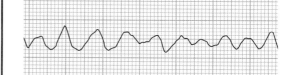

まったく不規則な波形で，P波，QRS波，T波などの同定ができない

選択肢3　心筋虚血　✕

心筋虚血とは，心臓を栄養する冠動脈の狭窄や閉塞でみられる現象です．心筋虚血の徴候は心機能の変化，心電図の変化，胸痛や圧迫感などの症状，といった順番で出現し，一時的な心臓の筋肉の虚血が軽度か短時間であれば，心機能や心電図が変化しても自覚症状が出現しないことがあります．

心筋虚血を示す心電図所見としてST変化があります．心筋梗塞ではSTは上昇し，狭心症ではSTは低下します．

心筋虚血を判断するために必要な心電図に関する情報がないため，この事例の患者さんでは✕です．

選択肢4　心タンポナーデ　◯

p.38〜39で述べたように，ドレーンの閉塞や狭窄といった理由で【心囊ドレーンからの排液が減少】したことで，心臓への静脈還流の減少や，心臓の拡張が障害されていると考えられます．これにより心拍出量が減少し，【血圧低下】，【脈圧の狭小化】といった症状を呈し，とくに左心室の拡張障害のため肺うっ血が生じ，【息苦しい】という症状を呈しているとアセスメントできるため，心タンポナーデが◯です．

正答4

臨床実践

手術後の患者さんでは，周術期心筋梗塞を生じる危険性があり，CABG後の患者さんではとくに，バイパスに使用したグラフトの血流不全やグラフト・冠動脈の攣縮などが原因で生じます．さらに不完全な血行再建で手術を終えた患者さんの場合は，心筋梗塞を引き起こす危険性が高くなります．

この問題を通して覚えておきたいこと

患者さんの疾患・病態を理解してフィジカルアセスメントをしよう！

臨地実習では患者さんの異常の早期発見を考えながら実習に臨んでいたのではないかと思います．しかし，この問題文の【心囊ドレーンからの排液が減少】という情報のように，正常とも異常ともどちらにも判断ができることや判断に迷うことが臨床現場には数多くあります．異常の早期発見ということだけではなく，どうして正常と判断できるのか，なぜ問題がないと判断できるのかの根拠をもつことが重要です．

手術後の患者さんにはさまざまな合併症が起こる危険性があります．それらの異常を早期に発見することが，患者さんのそばに寄り添う看護師に求められる重要な実践力です．

さまざまな合併症や異常を示す徴候をただ覚えて観察したり，リストアップして項目ごとに観察していては，患者さんの全体像を把握した観察，フィジカルアセスメントとはいえません．なぜそのような合併症が起こるのか，それが起こる可能性が高いのは今なのか，もっと時間が経ってからなのかということを考えてフィジカルアセスメントをすることが必要です．そのためには，患者さんの疾患・病態を理解するということは看護師にとって必要不可欠なことです．

引用・参考文献
1）友池仁暢ほか監：Nursing Selection③循環器疾患．p193〜195，学研メディカル秀潤社，2003．
2）医療情報科学研究所：病気がみえるvol.2循環器．第3版，p234〜237，p275，277，メディックメディア，2010．
3）木村禎：患者さんの全体像がみえる！ 疾患別看護過程−第9回無症候性心筋虚血 冠動脈バイパス術を受ける事例．Nursing Canvas，3（12）：53〜86，2015．
4）道又元裕監：心臓血管外科の術後管理と補助循環−ICU看護の登竜門を突破できる！．第1版，p8〜13，日総研出版，2012．
5）永井秀雄ほか編：臨床に活かせるドレーン＆チューブ管理マニュアル．p58，学研メディカル秀潤社，2011．
6）赤石誠監：HEART nursing2010年秋季増刊−循環器ナースのための不整脈治療とケア．メディカ出版，2010．

MEMO

ストーマ

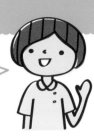

 問題

 この問題を解説してくれるのは

松永 希
独立行政法人 労働者健康安全機構 香川労災病院
褥瘡専従管理者
皮膚・排泄ケア認定看護師／特定看護師

訪問看護師が人工肛門を造設して退院した在宅療養者を訪問すると「便が漏れるため外出ができない」と相談を受けた．

観察すると，ストーマパウチの面板が皮膚に密着していない．

看護師の対応で適切なのはどれか．

1. 無菌操作で交換する．
2. 頻回に交換するよう説明する．
3. 面板を温めて皮膚に貼付する．
4. 面板を人工肛門より小さめに切る．
5. 腹壁の皮膚を寄せて面板を貼付する．

 ココがポイント

人工肛門造設術後の社会復帰支援について考えよう！

この問題では，人工肛門造設術後のストーマケアを中心とした社会復帰ケアについて考えることが求められています．

ストーマ合併症で頻度が高いのは，便漏れによる皮膚障害といわれています．そこで，面板が安定する条件を理解し，便漏れの原因を明らかにしたうえでストーマケアをする必要があります．

また，ストーマを造設する臓器には，消化管と尿路系があり，

その違いによって管理方法が異なります．ストーマ管理の基本を学習していきましょう．

さらに，近年，診療報酬による在宅部門の変化は著しく，利用については最新の情報が必要です．この問題を通して，ストーマ保有者が在宅で受けられるサービスについても学んでいきます．

設問を読み解く

ここでは，患者さんがどのような状況にあるのか，問題文からくわしく読み解いていきます．

問題文

❶訪問看護師が人工肛門を造設して退院した在宅療養者を訪問すると「❷便が漏れるため外出ができない」と相談を受けた．観察すると，❸ストーマパウチの面板が皮膚に密着していない．

**❶訪問看護師が人工肛門を造設して
退院した在宅療養者を訪問**

▼

退院後，不安を抱えている
可能性がある

　人工肛門造設術を受けた患者さんは不安を抱えながら退院します．利用できる社会的サービスを少しでも知っておくことが大切です．

　在宅で受けられるサービスは，介護保険によるもの，医療保険によるもの，全額自己負担の自費によるものがあります．保険を利用する場合，介護保険が優先となります．

介護保険

　介護保険料を納入している65歳以上の第1号被保険者，40〜64歳の第2号被保険者（末期がん，脳血管障害等16項目の特定疾患の場合）が，要介護認定を受けた場合に対象となります．ストーマ保有者は，排泄の自立が十分できない点に該当し，要介護認定を受けます．
　具体的なサービスには，装具交換，内容物の排除などがあります．

医療保険

　ストーマ保有者は平成24年から特定患者に指定され，週4日以上の訪問が認められるようになりました．退院直後の不安が強い時期に訪問が可能となり，利用しやすくなりました．

---

❷便が漏れる

▼

皮膚障害が出現する可能性がある

　ストーマ合併症で最も多いのは，皮膚障害です．そこで，日本創傷・オストミー・失禁管理学会が作成したストーマ周囲皮膚障害の重症度評価スケール「ABCD-Stoma®」があります（p.45 知っておこう 参照）．

　また，ABCD-Stoma®を用いて採点した結果を基に必要なスキンケア方法を導く「ABCD-Stoma®に基づくベーシック・スキンケアABCD-Stoma®ケア」も提案されています．

　皮膚障害は，一番身近にある合併症です．便漏れが頻回となると皮膚障害のリスクが高まり，日常生活にも制限が出てきます．早期に対応できるように学習していきましょう．

❸ストーマパウチの面板が皮膚に密着していない

▼

原因のアセスメントが必要

　面板が皮膚に密着していない原因として，人工肛門周囲にしわやくぼみがある，皮膚障害がある，皮膚の清潔保持が不十分，面板と腹壁の不一致などがあります．皮膚に密着しない要因をアセスメントし，原因を回避できるようにケア介入していく必要があります．

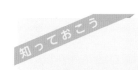

ABCD-Stoma®

A（Adjacent：近接部），B（Barrier：皮膚保護剤部），C（Circumscribing：皮膚保護剤外部）に区分し，3部位ごとに皮膚障害の程度を評価します．また，D（Discoloration：色調の変化）では，A，B，Cの3部位に色素沈着と色素脱失がないか評価します．

合計得点を算出し，「A○B○C○：○（点）D○」と表記します．

●観察部位

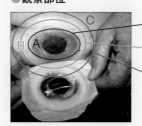

A: 近接部（皮膚保護剤が溶解していた部位はA）

B: 皮膚保護剤部

C: 皮膚保護剤外部（医療用テープ，ストーマ袋，ベルト等のアクセサリーが接触していた範囲）

●A，B，Cの3部位ごとに皮膚障害の程度を評価

	0	**障害なし**	
急性の病態	**1**	**紅斑** 圧迫すると消失する赤み	赤みの程度は問わない
	2	**びらん** 表皮と真皮浅層の欠損 表皮剥離を含む	表皮剥離　びらん
	3	**水疱・膿疱** 表皮あるいは真皮内に 体液（膿も含む）が貯留した状態	水疱　膿疱
慢性の病態	**15**	**潰瘍・組織増大** 表皮と真皮深層，あるいは皮下脂肪組織までの欠損 水疱・膿疱を除く皮膚より隆起した組織	潰瘍と過剰肉芽　偽上皮腫性肥厚（PEH）　粘膜移植

A ⬚ **+B** ⬚ **+C** ⬚ **=** ⬚

●A，B，Cのあわせた部位の色調の変化を評価

色調の変化 D	**0**	**なし**	
	P	**色素沈着あり** メラニン色素の増加による 褐色から黒褐色の変化	
	H	**色素脱失あり** メラニン色素の減少による白色の変化	

D ⬚

採点結果

A ⬚ **B** ⬚ **C** ⬚ **：** ⬚ **D** ⬚

一般社団法人 日本創傷・オストミー・失禁管理学会 学術教育委員会（オストミー担当）編：ABCD-Stoma®に基づくベーシック・スキンケアーABCD-Stoma®ケア．p.12,14．http://www.jwocm.org/pdf/abcdstoma3.pdfより

PEH：pseudoepitheliomatous hyperplasia，偽上皮性肥厚

解 説 と 正 答

選択肢1　無菌操作で交換する ✕

　腹部切開創は準清潔創*ですが，ストーマは腸からの排泄物に接するため，不潔域であり，無菌操作で交換する必要がありません．ただし，尿路系ストーマ造設でステント留置中の場合，逆行性感染を防止するためにステント管理は清潔操作を心がけます．消毒までは不要です．

　入院や訪問看護時の排泄ケアではスタンダートプリコーション（標準予防策）を遵守して，ディスポーザブルエプロンや手袋を装着することが標準的となっています．

選択肢2　頻回に交換するよう説明する ✕

　ストーマ装具を適切な日数で交換することは皮膚障害の予防になります．不必要に頻回に交換すると皮膚への剥離刺激を与え，表皮剥離を起こします．また，経済的な負担が増すことになります．

選択肢3　面板を温めて皮膚に貼付する ○

　面板の粘着力不足などの品質劣化の要因の1つとして，温度の低い場所での保管があります．面板の粘着面が冷たくなっていると，貼りつきが悪い場合があります．そこで，両手で面板を挟んで，面板全体が温まってから使用していきます．

　なお，高温（40℃以上）の場所での保管も品質劣化の要因となります．

●尿管ステント

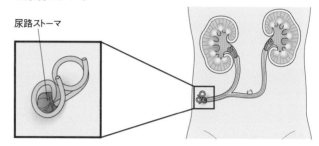

尿路ストーマ

　術後の尿通過障害，吻合不全による尿漏れの予防となるため，X線透視検査が行われるまで留置されていることが一般的です．カテーテルはストーマから腎盂内にかけて留置されており，逆行性感染予防のため，清潔に操作することが求められます．

Key Word ○✕ ストーマ装具の交換頻度

　交換間隔は面板の皮膚保護剤の組成や耐久性によって異なります．皮膚保護剤の耐久性は短期・中期・長期と分類されています．メーカー各社はカタログに標準的な貼付日数の情報を明示しているため，それを目安に交換間隔の設定をします．そして，面板剥離時の面板裏の溶解や膨潤（ぼうじゅん）の範囲を観察します．文献によると，皮膚保護機能が保たれるのは溶解，膨潤の幅が5～15mmといわれており，その間で交換していきます．

●面板の溶解・膨潤

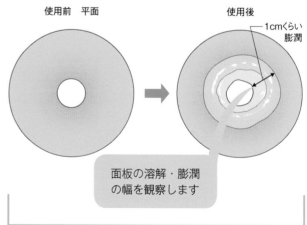

使用前　平面　　　　　　　　　　使用後

1cmくらい膨潤

面板の溶解・膨潤の幅を観察します

*準清潔創…気道，消化管，生殖器，尿路に到達した手術創で，管理された状態で汚染のないもの

選択肢4 面板を人工肛門より小さめに切る ✕

　面板ストーマ孔は，人工肛門より2mmずつ大きくあけるとよいです．面板ストーマ孔が大きすぎると周囲の皮膚に排泄物が付着し，皮膚障害を生じやすくなります．面板ストーマ孔を人工肛門より小さめに切ると，面板で人工肛門を物理的に刺激し，浮腫や出血を招きます．また，その状態で使用し続けることで人工肛門の循環障害を招くおそれがあります．

選択肢5 腹壁の皮膚を寄せて面板を貼付する ✕

　人工肛門の近接部の皮膚は，皮膚保護剤で覆われていることが重要です．あらゆる体位になっても人工肛門周囲の面板が浮き上がらないよう，しっかり密着させます．
　面板を貼付する際は，人工肛門周囲から外側へ向かって押さえていきます．皮膚を寄せるとしわができ，排泄物が漏れる要因となるため，腹壁のしわを伸ばして貼付します．

正答3

●面板ストーマ孔の大きさ

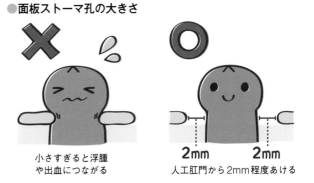

小さすぎると浮腫や出血につながる　　人工肛門から2mm程度あける

臨床実践

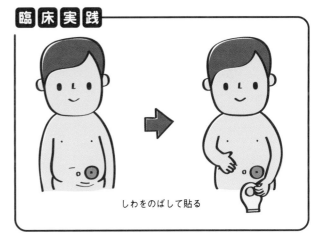

しわをのばして貼る

この問題を通して覚えておきたいこと

正しいストーマケアを理解し，患者さんが安心して生活できる環境を調整する

　近年は在院日数の短縮化に伴い，ストーマケアの指導も短い期間で終了し，退院となります．そのため，患者さんの身体的・心理的状況とともに，社会的サポートを事前に把握し，不安なく退院後の社会生活を送るためのサポートを入院中に多職種と調整していく必要があります．
　退院前合同カンファレンスを設け，今後継続して訪問看護をするスタッフと，事前に情報やケアの現状を確認することもあります．その際に，人工肛門の種類，排便の性状，腹壁の状態などを一緒に確認することで，装具交換の目安や装具の安定性について情報共有することができます．そのためには，装具の正しい交換方法を理解しておきましょう．
　患者さんが安心して生活できる環境を調整することも看護師として重要な役割の1つです．

MEMO

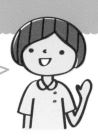

Question 8 （第105回・午前86）

脊髄損傷

 この問題を解説してくれるのは

神戸 美樹
藤田医科大学病院
看護部 ICU
集中ケア認定看護師

尾野 敏明
東海大学
看護師キャリア支援センター
認定看護師教育課程 主任教員

Aさん（60歳，男性）は，転倒して第5頸椎レベルの脊髄を損傷した．肩を上げることはできるが，上肢はわずかに指先を動かせる程度である．呼吸数22/分，脈拍86/分，血圧100/70mmHg，経皮的動脈血酸素飽和度〈SpO₂〉97％であった．Aさんは「息がしづらい」と言っている．

Aさんの状態で適切なのはどれか．**2つ選べ**．

1. 低酸素血症がある．
2. 胸郭運動がみられる．
3. 無気肺を起こしやすい．
4. 腹式呼吸を行っている．
5. 閉塞性換気障害を起こしている．

ココがポイント

脊髄損傷によって起こる身体症状を読み解いていこう！！

脊髄損傷は交通事故や転倒，スポーツ外傷などが原因となり，すべての年代で起こります．日本では，年間5,000人程度発生しているとされています．完全損傷の場合には，現代の医療では治癒することは不可能であり障害が一生残ります．

急性期から患者さんの社会復帰を見据え，合併症予防や残存機能の維持など，身体的・精神的な看護援助が非常に重要となります．

この問題では，脊髄の損傷部位によって，起こりうる身体症状を，脊髄の解剖生理学から把握します．そして，患者さんの訴えとバイタルサインの数値を関連づけながら，その意味を読み解いてみましょう．

情報収集とアセスメント 設問を読み解く

ここでは，患者さんがどのような状況にあるのか，問題文からくわしく読み解いていきます．

問題文

Aさん(60歳，男性)は，転倒して❶第5頸椎レベルの脊髄を損傷した．❷肩を上げることはできるが，上肢はわずかに指先を動かせる程度である．❸呼吸数22/分，脈拍86/分，血圧100/70mmHg，❹経皮的動脈血酸素飽和度〈SpO2〉97％であった．Aさんは❺「息がしづらい」と言っている．

❶第5頸椎レベルの脊髄を損傷
❷肩を上げることはできるが，
上肢はわずかに指先を動かせる程度
▼

障害された脊髄レベルを判断する

第5頸椎レベルの脊髄損傷を起こした場合に，どの部位が障害されるのか，という知識が必要となります．脊髄損傷では，脊髄の損傷部位より尾側の運動機能および感覚機能が低下，または消失します．脊髄の構造とデルマトーム(p.51 Key Word 参照)を参考に第5頸髄(C5)が損傷されることにより，身体にどのような症状が出現する可能性があるのかを考えていく必要があります．

❸呼吸数22/分，脈拍86/分，血圧
100/70mmHg
▼

呼吸が速くなっている

バイタルサインを測定したときに，測定した結果が基準値の範囲内であるかを確認することが重要です．
Aさんのバイタルサインの中で基準値外であるのは呼吸数です．呼吸が速くなっている理由をアセスメントする必要があります．頻呼吸の原因が第5頸髄(C5)を損傷したことと関連しているのかを考えていきます．

❹経皮的動脈血酸素飽和度〈SpO2〉97％
▼

SpO2は正常である

低酸素血症は動脈内の酸素が不足した状態です．酸素解離曲線(図1)によって，SpO_2の値からPaO_2の値を推測することができます．SpO_2が95〜98％であれば，PaO_2は80〜100Torrであり正常範囲内であると予測できます．SpO_2が90％のとき，PaO_2は60Torrに相当し，$PaO_2 \leqq 60$Torrは，Ⅰ型呼吸不全(低酸素血症)と定義されます．

●図1　酸素解離曲線

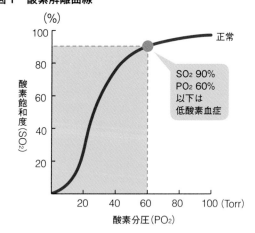

ほぼ同じ値	SO_2：oxygen saturation，酸素飽和度 / SpO_2：saturation of percutaneous oxygen，経皮的動脈血酸素飽和度
ほぼ同じ値	PO_2：oxygen partial pressure，酸素分圧 / PaO_2：arterial oxygen pressure，動脈血酸素分圧

⑤「息がしづらい」

▼

呼吸筋の運動障害がある

第5頸髄（C5）の損傷では，肋間筋の運動が障害されます．肋間筋が障害された場合，呼吸運動にどのような変化が出現するのかという解剖生理学の知識が必要となります．

呼吸には腹式呼吸と胸式呼吸があり，2つの呼吸運動が複合して呼吸ができます．腹式呼吸では主に横隔膜，胸式呼吸では主に肋間筋の運動（胸郭の拡張）により私たちは呼吸ができています．

バイタルサインや，SpO_2の数値を確認することは非常に重要ですが，それだけで患者さんに異常がないと判断することは危険です．患者さんの訴えから症状悪化を見抜けるようになりましょう．

Key Word 脊髄と神経

脊髄は頭側（高位）から尾側（下位）に向かって，頸髄8部分（C1～C8），胸髄12部分（TまたはTh1～Th12），腰髄5部分（L1～L5），仙髄5部分（S1～S5），尾髄1部分の合計31部分に区切られています．そこから伸びた各神経が，身体のさまざまな部位の運動機能・感覚機能を支配しています．

そのため，脊髄損傷では，損傷した部位により出現する症状が違います．とくに，頸髄C4より高位の損傷では呼吸運動ができず，生命危機状態となります．そのため，急性期ではバイタルサインと知覚・運動機能障害のチェックを頻繁に行います．

●図2　脊髄の構造

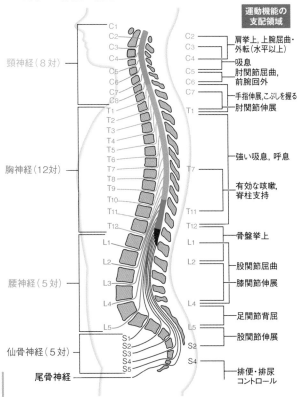

●図3　デルマトーム（皮膚分節）

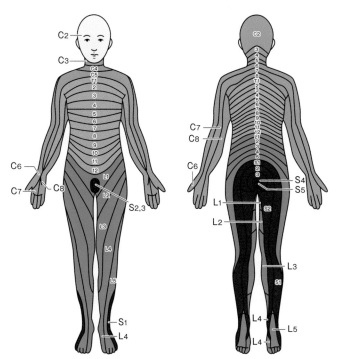

皮膚の表面はデルマトームとよばれる特定の領域に分けられており，1つのデルマトームは1つの脊髄神経根から伸びている感覚神経が支配する領域です．

選択肢ごとに ○×を検証!! 解説と正答

選択肢1　低酸素血症がある ✕

SpO_2 97％であることから，低酸素血症ではないと考えられます．したがって✕です．しかし，「息がしづらい」との発言や呼吸が速くなってきていることより，今後，低酸素血症になる可能性はあると考えられます．

選択肢2　胸郭運動がみられる ✕

胸式呼吸（胸郭の拡張・収縮）は主に肋間筋の運動で行われています．外肋間筋と内肋間筋は，肋間神経・肋下神経支配であり，肋間神経は胸髄（Th1 ～ Th12）に中枢を有しています．Aさんは第5頸髄（C5）より下位の運動麻痺が出現していると考えられます．よって胸式呼吸はできないため✕です．

選択肢3　無気肺を起こしやすい ○

頸髄損傷では，交感神経の障害により，副交感神経が優位になります．副交感神経が優位になると気道分泌物の増加を招きます．気道分泌物が増加した場合，咳嗽で痰を出す必要があります．咳嗽運動は，横隔膜を収縮させる横隔神経，呼吸筋収縮を促す肋間神経などを介して刺激が伝達されることによって誘発されます．しかし，頸髄損傷では，肋間神経が麻痺されているため咳嗽力の低下が起こります．気道分泌物の貯留により気管～区域気管支が閉塞し無気肺が起こりやすくなるため○です．

選択肢4　腹式呼吸を行っている ○

腹式呼吸は主に横隔膜の運動で行われます．横隔膜は横隔神経支配で頸髄（C3 ～ C5）に中枢を有しており，主に第4頸髄（C4）の支配を受けます．第4頸髄（C4）以上の損傷では四肢の筋は全て麻痺します．Aさんは，肩を上げることができ，上肢はわずかに指先を動かせるため，第4頸髄（C4）以上の損傷は受けておらず，横隔膜の運動が障害されていないと考えられます．肋間筋の運動障害により，横隔膜運動に頼った腹式呼吸を呈していると考えられるため○です．

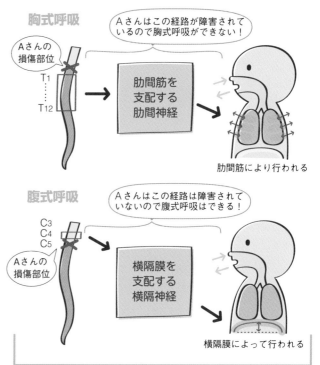

Key Word 胸式呼吸と腹式呼吸

胸式呼吸

Aさんの損傷部位
T1
T12

Aさんはこの経路が障害されているので胸式呼吸ができない！

肋間筋を支配する肋間神経

肋間筋により行われる

腹式呼吸

C3
C4
C5
Aさんの損傷部位

Aさんはこの経路は障害されていないので腹式呼吸はできる！

横隔膜を支配する横隔神経

横隔膜によって行われる

臨床実践

頸髄損傷では，呼吸不全や呼吸筋麻痺を起こしている可能性がとても高いため，呼吸の観察は非常に重要となります．

頸部の安静による頭部挙上の制限に加え，咳嗽力も低下しているため気道分泌物の貯留や窒息を起こしやすい状況になります．呼吸回数，深さ，リズム，胸郭の動き，呼吸音の聴診や打診などフィジカルイグザミネーションによって異常を早期発見することが重要です．

気管挿管や人工呼吸器が必要となる可能性があることも考えてアセスメントすることが臨床では大切となります．

●閉塞性換気障害と拘束性換気障害

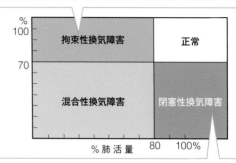

- ％肺活量 80％未満，1秒率 70％以上
- 間質性肺炎など肺が固くなることで，肺活量が減る疾患や，胸水貯留などで肺の膨張が妨げられる疾患で生じる

選択肢5　閉塞性換気障害を起こしている　×

　閉塞性換気障害では，1秒率が低下し，息が吐き出しにくくなります．

　拘束性換気障害では，肺活量が低下し，肺の膨張が妨げられます．

　頸髄損傷では，呼吸筋の筋力が弱くなることで十分に胸郭が広がらないため，肺活量が減ります．よって，第5頸髄（C5）を損傷した場合は閉塞性換気障害ではなく，拘束性換気障害を起こすため×です．

正答 3,4

- 1秒率 70％未満，％肺活量 80％以上
- 肺気腫，慢性気管支炎などの慢性閉塞性肺疾患（COPD）や気管支喘息で，気道が閉塞を起こしていたり，狭窄して息が吐き出しにくくなる場合に起こる

この問題を通して覚えておきたいこと

脊髄損傷では損傷した部位による
症状の違いを知っておくことが大切！！

　脊髄損傷は，損傷した部位によってさまざまな症状を呈します．同じ頸髄損傷でも第3頸髄を損傷した患者さんと第6頸髄を損傷した患者さんでは治療は異なってきます．損傷部位がどこであるのかを確認して観察し，アセスメントすることが臨床上重要となります．

　脊髄損傷は急性期と回復期で看護のポイントが異なります．

　急性期では，受傷直後から数日間，血液分布異常性（神経原性）ショックを起こすことが多く，循環動態が不安定となります．神経損傷に伴い，褥瘡や無気肺，尿路感染，長期臥床に伴う深部静脈血栓症などが起こりやすく，合併症予防が重要となります．

　回復期には，残存機能を最大限に活用できるようにリハビリテーションやセルフケアの拡大への看護を行っていきます．

　臨床では，患者さんの状態を主に観察するのは看護師です．フィジカルイグザミネーションを用いてアセスメントを実践する能力が求められます．急性期に合併症を起こすことなく，回復期では残存機能を活かし社会復帰を考えた継続看護が提供できるように学んでいきましょう．

●脊髄損傷の急性期と回復期の看護のポイント

急性期	回復期
・血液分布異常性ショックの徴候や循環動態の観察 ・褥瘡，無気肺，尿路感染，深部静脈血栓症などの合併症予防	・残存機能の活用のためのリハビリテーション ・セルフケア拡大

引用・参考文献
1）山勢博彰編：救命救急ディジーズ．学研メディカル秀潤社，p212〜225，2015．
2）加藤光宝編：新看護観察のキーポイントシリーズ整形外科．中央法規出版，p280〜287，2011．
3）貝瀬友子編：看護学生のための疾患別看護過程 Vol.1 よくわかるBOOK．メヂカルフレンド社，p284〜287，2011．

MEMO

糖尿病患者の周術期

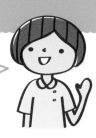

問題

この問題を解説してくれるのは

大原 裕子
千葉大学大学院
看護学研究科

瀬戸 奈津子
関西医科大学
看護学部看護学研究科
教授

Aさん(59歳, 男性)は, 糖尿病で内服治療中, 血糖コントロールの悪化を契機に膵癌と診断され手術予定である. HbA1c 7.0%のため, 手術の7日前に入院し, 食事療法, 内服薬およびインスリンの皮下注射で血糖をコントロールしている. Aさんは, 空腹感とインスリンを使うことの不安とで, 怒りやすくなっている.

Aさんに対する説明で適切なのはどれか.

1. 「手術によって糖尿病は軽快します」
2. 「術後はインスリンを使用しません」
3. 「少量であれば間食をしても大丈夫です」
4. 「血糖のコントロールは術後の合併症を予防するために必要です」

ココがポイント

糖尿病と癌との関連において必要となる看護について考えてみましょう

近年, 糖尿病とほかのさまざまな疾患との関連が注目されており, そのひとつに癌があります.

また, 糖尿病患者の増加に伴い, 糖尿病をもちつつ他疾患で手術療法を受ける患者さんが多くなっています. 糖尿病は全身疾患であることから, 手術侵襲が糖尿病をもつ身体に与える影響をふまえた看護が必要です.

膵癌に限らず, ほかの癌であっても手術を要する糖尿病患者に必要な看護の重要ポイントをおさえておくことが大切です.

設問を読み解く

ここでは，患者さんがどのような状況にあるのか，問題文からくわしく読み解いていきます．

問題文

Aさん（59歳，男性）は，❶糖尿病で内服治療中，血糖コントロールの悪化を契機に膵癌と診断され手術予定である．❷HbA1c 7.0％のため，手術の7日前に入院し，食事療法，内服薬およびインスリンの皮下注射で血糖をコントロールしている．Aさんは，❸空腹感とインスリンを使うことの不安とで，怒りやすくなっている．

❶糖尿病で内服治療中，血糖コントロールの悪化を契機に膵癌と診断され手術予定である

▼

膵癌が血糖コントロール悪化の原因となっている

糖尿病をもつ人の血糖コントロール状態と癌に罹患しやすいかどうかの関連についてはまだ明らかになっていないものの，糖尿病をもつ人は，もたない人に比べて，膵臓・肝臓などの癌に罹患しやすいことが明らかになっています[1]．

また，膵臓は解剖学的・生理的特徴から症状を認識しにくく発見が遅れることが多く，もっとも予後不良な悪性腫瘍のひとつとされています．そのような中，Aさんのように，糖尿病の経過中に癌が生じることで，血糖コントロールが悪化するケースはよく知られています．膵癌が予後不良であるのは，早期発見が難しいことが理由としてあげられていますが，血糖コントロールの悪化は膵癌を発見する重要な契機だといえます[2]．

血糖コントロール悪化の原因はほかにも多くあり，一般的には食事療法や運動療法の乱れ，内服中断，そのほかライフイベントによる影響や生活状況の変化等，その要因は多岐におよび，また複雑に絡んでいます．

とくに生活状況に変化がないのに血糖コントロールが悪化した場合には，ほかに身体的な変化がないかを確認していく必要があります．Aさんの場合もそのプロセスを経て膵癌が見つかり診断されたのだと思われます．

Key Word 血糖コントロールの悪化

血糖コントロールが悪化してきた場合には，まず，看護師は患者さんの生活状況を聞きながら，どこに血糖コントロール悪化の原因があるのかを患者さんとともに検討していく必要があります．そして生活状況に原因がある場合にはそれに対する介入を行っていきます．

しかし，その際に患者さんが自己管理行動をうまくとれていないことを責めるような態度をとってはいけません．このことについては後述します．

糖尿病患者さんにおける一般的な血糖コントロール悪化の要因には以下が考えられ，それは，身体的，精神的，社会的側面と多様であり，いくつかの要因が影響していることもあります．

●血糖コントロール悪化の原因の例

- 早食い，過食，アルコール多飲などの食生活の乱れ
- 運動不足
- 体重増加
- 血糖コントロールに影響する疾患・身体的条件
- 外傷，感染，シックデイ※
- 睡眠時間の過不足
- ステロイドなどの薬剤
- うつ症状，精神的ストレス，ライフイベント
- 喫煙
- 経口糖尿病薬やインスリン注射の自己中断
- 定期受診の自己中断　　　など

※糖尿病をもつ人が感染症などが原因で食事ができない日のこと

❷HbA1c 7.0％のため，手術の7日前に入院し，食事療法，内服薬およびインスリンの皮下注射で血糖をコントロールしている

▼

手術を受けるため，術前から 血糖コントロールを行っている

　糖尿病をもつ人の周術期の血糖のコントロールと，その目標は極めて重要です（**Key Word** 参照）．

　AさんのHbA1cは7.0％とあります．糖尿病合併症予防の観点からは，HbA1c（NGSP）の目標値は7.0％未満とされ，対応する血糖値として，空腹時血糖値130mg/dL未満，食後2時間血糖値180mg/dL未満が示されています．なお，血糖正常化を目指す際の目標はHbA1c 6.0％未満とされています[7]．このことから，Aさんの血糖コントロールは，糖尿病の合併症を予防し得るかどうかの状態といえます．

　では，手術を受けるにあたって，この血糖コントロール状態はどうなのでしょうか．HbA1cは，その時点まで約2か月間の血糖の評価指標であり，手術可能かどうかを判断する明確なエビデンスはないようでガイドラインとしては示されていません．ただし，安全に手術をするためには，手術の前に血糖値を下げておく必要があり，空腹時血糖140mg/dL未満，食後血糖160〜200mg/dL，尿ケトン体陰性，尿糖＋1以下または尿糖排泄量が1日の糖質摂取量の10％以下という血糖管理目標があげられています[3]．

　なお，Aさんの場合内服薬が併用されている理由はわかりませんが，経口血糖降下薬はすべての種類において原則中止し，インスリン療法に切り替える場合がほとんどです．

❸空腹感と，インスリンを使うことの不安とで，怒りやすくなっている

▼

不安や怒りを感じるのは当然であると 受け止め，生じている症状の理由や治療 の必要性を理解できるように説明する

　膵癌の手術を控え，Aさんが精神的に不安定になるのは当然といえるでしょう．そのうえ，血糖コントロールのための治療によって血糖が下がっているのであれば，空腹感を感じやすくなっている可能性があります．Aさんにとって空腹感はつらいかもしれませんが，血糖値が下がってきているよい証拠だと前向きにとらえられるようにはたらきかけることもできるかもしれません．

　また，今回インスリンを使うことになった最大の理由は，術後合併症を生じさせることなく手術を安全に行うためであり，その必要性について説明することで少しでも不安を軽減できるよう努めることが大切です．

Key Word 周術期の 血糖コントロール

　手術は生体にとって侵襲ストレスであり，それに反応して身体は術後高血糖となります．高血糖状態は，術後血栓症の発症リスクを高めたり，創傷治癒不全や感染症を合併しやすくしたりします．

　逆に，感染症の合併や手術に伴い使用され得るステロイドや中心静脈栄養，輸液管理，麻酔や抗菌薬による他臓器への影響など，血糖が不安定となる要因も複雑に存在します．

　また，周術期の高血糖は術後死亡リスクにも関連があることも示されています．

　ただし，血糖値を急激に下げることは重篤な低血糖や細小血管症の増悪，突然死などを起こす可能性が指摘されており，血糖コントロール目標は個別に設定する必要があります[4]．

術後の状態

解説と正答

選択肢1　手術によって糖尿病は軽快します ✕

　Aさんの場合，もともと内服治療をしていたことから，2型糖尿病である可能性が高いです．2型糖尿病は手術によって軽快しません．

　しかしながら，膵癌が原因で血糖値に影響が出ていた場合には，膵癌の治療方法や治療結果によって血糖値の変化が起こり得ます．

　Aさんの場合，2型糖尿病であったところに膵癌が発症したのか，膵癌があったために糖尿病の症状がみられていたのかを問題文だけで判断することは難しいため，言明はできないでしょう．なお，糖尿病はその発症時期を特定することが困難であるため，臨床においても，このことを明らかにできないことは多いといえます．

選択肢2　術後はインスリンを使用しません ✕

　術後3日から1週間の間は，術後ストレスの影響があるとされています．そのため，手術直後は，インスリンを使用して血糖をコントロールします．

　また，Aさんの癌は，血糖調節に関与するインスリンやグルカゴンなどを分泌する膵臓の癌です．このことから，手術して膵臓を切除したあとの日常生活において，どの程度血糖値に影響がでるかは，切除範囲や手術前の膵臓の状態にもよるので一概にいえません．

　つまり，手術を終え日常生活に戻った後も，膵臓の機能を補うために，あるいは糖尿病の治療として，継続してインスリンを使用する必要があるのか，食事療法をどの程度厳格に行う必要があるのかは，膵臓の状態によって多様です．この問題文だけでは，「インスリンを使用しない」といった判断を明確に行うのは難しいでしょう．

Key Word ○ 周術期のインスリン治療

　全身管理が必要な外科手術では，糖尿病をインスリンで治療することがガイドラインで定められています[4]．

術前

・経口血糖降下薬の多くは手術の1週間〜3日前には中止となる．

ポイント

普段と異なり入院して管理された食事や内服となることで血糖値が改善することもあり，注意深く血糖変動をみていく必要があります．

術前は経口血糖降下薬を中止し，インスリン治療となる

術後

・インスリンの皮下からの吸収が不安定になるため，点滴静脈内注射によって行うことが多い．
・術後ストレスの影響がなくなるとインスリンの必要量も減っていくことがある．術前の経口血糖降下薬に戻せる場合は，食事摂取が安定した術後1週間以降に切り替えるのが一般的と考えられている．

ポイント

経口摂取状況や全身状態に応じてインスリン投与方法を点滴静脈内注射から皮下注射に変更するときには，吸収経路が変わることから血糖値も慎重にみていく必要があります．

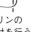

術後はインスリンの点滴静脈内注射を行う　　全身状態，食事摂取状況等に応じ，皮下注射や経口血糖降下薬に戻す

選択肢3 **少量であれば間食をしても大丈夫です**

これまで述べてきたように周術期の血糖管理は重要であり，また，インスリンを使ってコントロールしているため，術前に血糖に影響するような間食をすることは望ましくないと考えられます．

臨床実践

手術後全身状態が回復し日常生活に戻ってからの間食は，また新たな観点で検討する必要があります．

とくに，膵癌の場合，多くは予後不良のため，残された人生の中でAさんにとって「食べること」がどのような意味をもつのかをアセスメントすることが大切です．一方的に糖尿病の治療を優先させて間食を禁止するのではなく，残された人生をAさんがどのように生きたいのかを大切にしたうえで，間食の是非と程度，食事療法の継続の必要性を検討する必要があります．

余命を考慮して糖尿病の治療よりも癌の治療や患者さんが食べたいものを優先するといった考え方は臨床では一般的ですが，最近では癌治療中の糖尿病患者さんが癌の治療と同じ程度に糖尿病の治療にも意欲をもっていることも報告されています[7]．癌のように自分ではコントロールできない病気の中にあって，唯一自分でコントロール可能な糖尿病は，自分が生きていることの実感につながる「自己コントロール感」を維持することにも寄与できるでしょう．

このように，治療や看護の方針を検討するには患者さんの個別性を尊重する必要があり，実際には，Aさんを中心とした，Aさんの家族，医師と看護師，管理栄養士，薬剤師，訪問看護師など多職種によるチームで，さまざまな観点から検討しAさんが自分にとって最も望ましい療養法を選択できるように支えていくことが重要だと考えます．

選択肢4 **血糖のコントロールは術後の合併症を予防するために必要です**

前述したように，手術に対する不安に加え，なぜ空腹感が生じているのか，なぜインスリンを使わねばならないのかといった，自分の身体にとっての必要性が理解できていないために，Aさんは怒りやすくなっている可能性があります．糖尿病患者さんでは，術後血栓症や縫合不全，感染症といった合併症を生じるリスクが高いといわれています．食事療法やインスリン療法を行うのは，術後の合併症を予防し手術を安全に実施するうえで血糖をコントロールする必要があるからです．血糖コントロールの必要性を伝えることは患者さんが安心して治療に臨むうえで非常に重要です．

正答4

知っておこう　糖尿病の成因

●糖尿病と糖代謝異常の成因分類[5]

Ⅰ．1型糖尿病（膵β細胞の破壊，通常は絶対的インスリン欠乏にいたる）
A．自己免疫性　　B．特発性

Ⅱ．2型糖尿病（インスリン分泌低下を主体とするものと，インスリン抵抗性が主体で，それにインスリンの相対的不足を伴うものなどがある）

Ⅲ．その他の機序，疾患によるもの
A．遺伝因子として遺伝子異常が同定されたもの
①膵β細胞機能にかかわる遺伝子異常
②インスリン作用の伝達機構にかかわる遺伝子異常
B．他の疾患，条件に伴うもの
①膵外分泌疾患
②内分泌疾患
③肝疾患
④薬剤や化学物質によるもの
⑤感染症
⑥免疫機序によるまれな病態
⑦その他の遺伝的症候群で糖尿病を伴うことの多いもの

Ⅳ．妊娠糖尿病

●膵癌と糖尿病

現在では，膵癌によって糖尿病が生じることもあることがわかっています．その場合，膵癌に特異的な症状が発生する数か月前から先行して糖尿病が起こっていると考えられています．そして，膵癌を切除することで糖尿病が改善した報告もあります[6], [10]．

さらに前述（p.56）したように，糖尿病をもつ人は膵癌になりやすいといわれています．

この問題を通して覚えておきたいこと

1. 周術期血糖管理における看護師の役割は大きい
2. 血糖コントロール悪化の原因特定の際は，客観的な専門知識をもちつつも，生活者としての患者さんの立場に立ち，一緒に生活を振り返ることが重要

1. 周術期の血糖管理は，その重要性からさまざまな検討がされてきています．血糖管理にあたって指示をするのは医師ですが，それを受けて血糖値をモニタリングしたりインスリン療法に関与したり，患者さんの反応を一番近くで確認できる存在は看護師です．

そして周術期は，一般病棟から手術室，集中治療室，再び一般病棟というように患者さんがケアを受ける場が変化する中，さまざまな影響要因によって予想外の高血糖や低血糖を体験します．

手術そのものやカロリー・糖質摂取状況，薬剤などの要因によって血糖値が高くなりやすい反面，それに対するインスリン調整や，同じ要因によって低血糖にもなる可能性を持ち合わせています．

高血糖や低血糖を最初に把握できることが多い看護師の迅速な対応は，その後の経過に影響を及ぼすため非常に重要です．医師と連携しながらきめ細かな血糖管理を行うことが大切でしょう．

2. Aさんの場合，膵癌が要因でしたが，血糖コントロールが悪化してきたときは，そのことに影響している要因をさまざまな観点から検討する必要があります．

患者さんの血糖値が悪化してきたとき，医療者に多いのは，「食事療法が乱れているのではないか」「内服薬をきちんと飲めていないのではないか」などといった，その人の生活状況に問題があるという見方です．もちろん最初に生活状況の確認を行いますが，その際は決して「あなたに原因がある」といった先入観をもたずにかかわることが大切です．

糖尿病をもつ人は多かれ少なかれ，自己管理への努力や制約を感じながら生活をしています．Aさんの場合の膵癌のように，血糖コントロール悪化の原因が生活の乱れではなく，患者さんの自己管理ではどうにもならないような身体的な原因にも存在するのだということを念頭においておくことは，適切なアセスメントを導くうえで重要です．

つまり，生活状況の確認を患者さんとともに行っていく際には，客観的にアセスメントするとともに，患者さんが頑張って生活している思いを汲み取ったうえで，患者さん自身が自己の生活を振り返る機会にできるように，誠実にかかわることが大切です．

引用・参考文献
1）後藤温ほか：糖尿病と癌に関する委員会報告 第2報．糖尿病，59（3）：174〜177，2016.
2）大橋健：悪性疾患と糖尿病．Diabetes Frontier，27（1）：68〜74，2016.
3）日本糖尿病学会：糖尿病専門医研修ガイドブック．改訂第6版，診断と治療社，2014.
4）日本糖尿病学会：科学的根拠に基づく糖尿病診療ガイドライン2013，南江堂．2013.
5）日本糖尿病学会：糖尿病治療ガイド2020-2021．文光堂，2021.
6）岡村香織ほか：膵外分泌疾患に伴う糖尿病，Diabetes Frontier，27（1）：30〜35，2016.
7）肥後直子ほか：がん治療中・後の2型糖尿病患者の血糖をコントロールすることに対する考え方．糖尿病，58（3）：183〜191，2015.
8）中尾砂理ほか：糖尿病患者における周術期管理．臨床婦人科産科，（70）5：417〜421，2016.
9）江木盛時：糖尿病患者の周術期管理．日本臨床麻酔学会誌，32（7）：842〜850，2012.
10）舩越顕博：糖尿病と癌 糖尿病と各種臓器癌との関連性 膵臓癌．日本臨牀，74，増刊2，421〜425，2016.

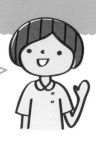

Question 10 （第105回・午前46）
全身麻酔下手術の合併症

問題

この問題を解説してくれるのは

吉田 奏
聖路加国際病院
麻酔科・周術期センター
周麻酔期看護師 チーフ

中田 諭
聖路加国際大学
急性期看護学 准教授

宮坂 勝之
和洋女子大学学長補佐
聖路加国際大学名誉教授

Aさん（48歳，男性）は，直腸癌のため全身麻酔下で手術中，出血量が多く輸血が行われていたところ，41℃に体温が上昇し，頻脈となり，血圧が低下した．麻酔科医は下顎から頸部の筋肉の硬直を確認した．既往歴に特記すべきことはない．

この状況の原因として考えられるのはどれか．

1. アナフィラキシー
2. 悪性高熱症
3. 菌血症
4. 貧血

ココがポイント

麻酔中に体温上昇をきたす疾患を知っておこう

　みなさんは麻酔の講義を聞いたことがあるでしょうか．なじみが薄く，マイナーな内容に思われるかもしれません．しかし，手術全般に麻酔は必須であり，ロボット手術や経皮的な低侵襲手術など，医療技術がいかに進歩しても適切な麻酔管理が行われなければ手術の成功はありえません．

　麻酔は麻酔科医師が行い，麻酔がかかった後も患者さんの呼吸，循環，体温，意識を含めた全身管理を絶え間なく行い，急変時には即座に対応できるよう監視の目を光らせます．

　しかし，より命に直結する呼吸や循環管理を担う麻酔科医はときに体温への注意が届きにくくなります．手術室看護師は体温モニターを見ながら経時変化を麻酔科医に報告・共有するだけでなく，直接体温管理にかかわる機会は多いです．

　通常麻酔がかかると体温が下がり，体温が下がらないように管理するのに苦労することが多いです．しかし，ときに体温上昇もきたし，頻度は少なくとも危険な疾患があることを常に考えなければいけません．一体どんな疾患なのでしょうか．

設問を読み解く

ここでは，患者さんがどのような状況にあるのか，問題文からくわしく読み解いていきます．

問題文

Ａさん（48歳，男性）は，直腸癌のため①全身麻酔下で手術中，②出血量が多く輸血が行われていたところ，41℃に体温が上昇し，頻脈となり，血圧が低下した．麻酔科医は③下顎から頸部の筋肉の硬直を確認した．④既往歴に特記すべきことはない．

この状況の原因として考えられるのはどれか．

①全身麻酔下で手術中

▼

麻酔薬や術中に使用する筋弛緩薬は種類により悪性高熱症のトリガー（誘因）となりうる

　手術室に入る患者さんはみな緊張しており，交感神経の亢進で末梢血管は収縮し手足は冷たく，冷や汗をかいていることもあります．麻酔がかかると交感神経が抑制され末梢血管が開くため，手足は温かくなってきます．麻酔により脳の体温調節中枢も抑制され，体温が変動しても血管を開いて熱を皮膚から逃がしたり，血管を収縮し熱を逃がさないようにする反応や，骨格筋を震わせて熱を作り出すシバリングもそれぞれ起こりづらくなります．

　末梢血管の収縮により体の中心（中枢）に熱が溜まっていたものが，麻酔によって血管拡張が起き，熱をもった血液が末梢に移動するため中枢温が下がります．このように全身麻酔により通常，体温は低下します（**図1**，p.63 **Key Word** 参照）．

　全身麻酔薬は大きく静脈麻酔薬と吸入麻酔薬に分類されます（**表1**，p.63 **Key Word** 参照）．

　また，気管挿管を容易に行うためや，手術中に外科医が手術部位の視野を得やすくする目的で，筋弛緩薬が使用されます．筋弛緩薬は脱分極性と非脱分極性に分類されます（**表2**，p.63 **Key Word** 参照）．

　揮発性吸入麻酔薬（セボフルラン，デスフルランなど）と脱分極性筋弛緩薬（サクシニルコリン）は悪性高熱症のトリガーとなりえます！

●図1　全身麻酔中の体温変化

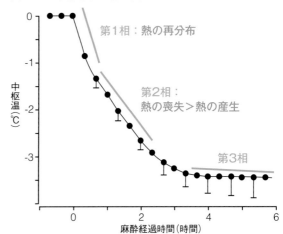

（D.I.Sessler：Anesthesiology.92:578-96.2000.）

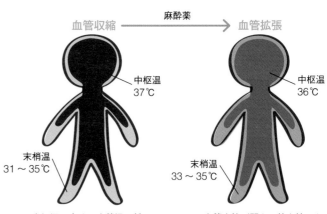

Key Word 周術期の低体温

低体温はどんな問題があるの？

　周術期の低体温（中枢温で36℃未満）は患者さんにどう影響するのでしょうか．

　術後の創部治癒遅延や手術部位感染の増加，不整脈・心筋虚血などの循環器系合併症の増加，血液凝固機能の低下による出血量増加やそれに伴った輸血量の増加，また代謝の低下により麻酔からの覚醒の遅延，麻酔から覚めた後のシバリングによる酸素消費量の増加など，さまざまな悪影響が考えられます．

低体温を防ぐために

　手術室看護師は，麻酔科医，麻酔科看護師とともに，体温の変化を観察しています．そのうえで，室温調節，ブランケット型の温風式加温器やマット型の温水循環式加温器の温度調節，輸液や輸血製剤を加温するなど，低体温を回避すべく日々励んでいます．

Key Word 全身麻酔薬と筋弛緩薬

●表1　全身麻酔薬

吸入麻酔薬（肺から吸収され全身へ）
・揮発性麻酔薬：セボフルラン（セボフレン®），デスフルラン（スープレン®）など →悪性高熱症のトリガーになりうる．
・ガス麻酔薬：亜酸化窒素（笑気®） →悪性高熱症のトリガーにはならない．

静脈麻酔薬（静脈から注入され全身へ）
・プロポフォール（ディプリバン®），チオペンタール（ラボナール®）など →吸入麻酔薬を使用しない全身麻酔法を完全静脈麻酔法とよび，悪性高熱症の疑いや素因がある患者さんの場合もこの麻酔法で行われる．

●表2　筋弛緩薬

脱分極性筋弛緩薬…サクシニルコリン・スキサメトニウム（サクシン®）
・アセチルコリン（Ach）受容体に結合して脱分極を起こし，一過性の細かい全身性の筋収縮が起こるが，脱分極が持続されることで電気的に反応しない状態となり，その後短時間筋弛緩が持続する．あわせ持つ深刻な副作用が危惧され使用頻度は少ない． →悪性高熱症のトリガーとなる．

非脱分極性筋弛緩薬…ロクロニウム（エスラックス®），ベクロニウム（マスキュラックス®）
・Ach受容体にAchと競合的に結合しAchの作用をブロックするため，筋収縮（Ach受容体を脱分極させないため非脱分極性とよばれる）を起こす．

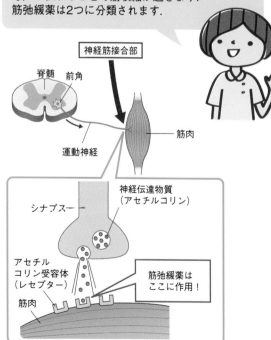

神経から筋肉へ指令が伝わる部分は神経筋接合部とよばれ，筋弛緩薬はここに作用します．運動神経末端から分泌されたアセチルコリン（Ach）が神経筋接合部のAch受容体に結合すると脱分極（細胞が興奮）が起こり，活動電位（筋肉へ電気信号）が伝わることで筋収縮が起きます．
筋弛緩薬は2つに分類されます．

神経筋接合部

脊髄　前角

筋肉

運動神経

神経伝達物質（アセチルコリン）

シナプス

アセチルコリン受容体（レセプター）

筋肉

筋弛緩薬はここに作用！

❷出血量が多く輸血が行われていたところ，41℃に体温が上昇し，頻脈となり，血圧が低下

▼

代謝の亢進や，循環不全がうかがわれる

　輸血製剤は投与するまで冷蔵保存(新鮮凍結血漿は解凍され手術室へ供給)されており，加温せず投与すると容易に低体温となります．このため，輸血投与回路に加温回路が組み込まれており，通常は体温程度に温められ投与されますが，大量輸血の際は加温が追いつかないことが多いです．

　設問の体温上昇と頻脈から代謝の亢進がうかがわれます．手術中に熱が上がる原因はさまざまで悪性高熱症，うつ熱，中枢性発熱，甲状腺クリーゼ，感染症，輸血の副作用等を鑑別する必要があります．設問からは高熱に加え，頻脈と血圧低下から循環不全をきたしており，うつ熱や中枢性発熱は否定的です．甲状腺クリーゼも，通常高血圧になるため否定できます．

❸下顎から頸部の筋肉の硬直

▼

悪性高熱症以外の要因との鑑別につながる

　下顎から頸部の筋肉の硬直は咬筋硬直(噛む筋肉の持続的な筋収縮)とよばれ，歯を食いしばった状態になります．悪性高熱症では，全身の筋硬直，咬筋硬直が起こる場合があり，この症状がみられたら悪性高熱症以外の要因との鑑別につながります．

　設問に出てくる咬筋硬直は脱分極性筋弛緩薬投与後に起こることがあり，これは咬筋に限局することも多いですが，悪性高熱症で必ず起こるわけではありません．

　一方，麻酔導入時に筋弛緩薬を投与した後に(筋硬直のため)開口が困難で，挿管困難の症状で発症することもあります．

 Key Word **悪性高熱症**

悪性高熱症はどんな病気？

　常染色体優性の遺伝性疾患．揮発性吸入麻酔薬や脱分極性筋弛緩薬がトリガーとなり，筋小胞体から大量のCaイオンが放出され筋収縮が持続し，筋肉の代謝が異常亢進することで，熱産生が亢進されます．筋小胞体にあるリアノジン受容体というところに異常をきたすことが原因と考えられています．

　臨床症状は，筋硬直，発熱，呼吸性・代謝性アシドーシス，頻脈や血圧変動，横紋筋融解(骨格筋細胞が崩壊)による高カリウム血症，CK上昇，ミオグロビンの血中流出によるミオグロビン尿(赤褐色：ポートワイン尿)やそれに続く腎不全，また血液凝固障害も起こりうる恐ろしい疾患です．

　発生は若年男性に多く数万人に1人程度といわれていましたが，特効薬のダントロレン発売後，80％と高かった死亡率は低下しました．しかし，発症後の死亡率は依然10％程度と高いです．ダントロレンはリアノジン受容体に作用するといわれています．

発症！　そのときの対処は？

- ●緊急コールで人を集める．
- ●トリガー疑いの薬剤は直ちに中止．
- ●100％酸素で過換気にする．
- ●特効薬ダントロレンの投与(1～2mg/kgを10～15分間で投与．症状の改善が見られなければ最大7mg/kgまで投与)．

　ダントロレンは褐色粉末で，蒸留水で溶解して投与します．溶解に生理食塩水もブドウ糖溶液も使えません．溶解しづらく，とくに常温では溶解が遅いため加温した方が早いです．1バイアル20mgあたり蒸留水60mLで溶解しますが，1回投与量は200mLにもなるため緊急時には人手が必要です．

　同時に体表面を氷で冷却したり，冷たい輸液投与，胃内，腹腔内を冷たい生食で冷やし体温を下げます．適宜代謝性アシドーシスや電解質の補正，循環のサポートも必要になります．

　外科医・手術室看護師は，止血処置などの応急対応を迅速に行い，麻酔科医の救急対応を助けます．

❹ 既往歴に特記すべきことはない

▼

悪性高熱症や筋肉疾患の既往のある血縁者がいるかの確認も重要

　悪性高熱症は常染色体優性遺伝のため，患者さんに特記既往歴がなくとも麻酔前の問診は非常に重要な鍵をにぎります．親が遺伝子変異をもっていれば子の50％は優性です．血縁者の中で過去に麻酔を受けて異常反応がなかったかは必ず聞く必要があります．

　その場合，正確に悪性高熱症と記憶されているとは限りません．もし悪性高熱が疑われた場合には手術実施施設に情報提供を求めることも考慮します．

　また，筋ジストロフィーやセントラルコア病などの筋肉疾患の血縁者がいる場合には悪性高熱の素因となる可能性があります．術前の血液検査でCK（クレアチニンキナーゼ）が持続して高い場合も素因となりえます（ただしCKは激しい運動や，高脂血症薬でも上昇します）．過去に全身麻酔で問題がなかった患者さんでも2回目以降の全身麻酔で発症することもあります．

選択肢ごとに○×を検証!!

解 説 と 正 答

選択肢1　アナフィラキシー　　✕

　輸血によりアナフィラキシー反応が起こる可能性はあり，循環不全をきたすものをアナフィラキシーショックとよびます．

　アナフィラキシーでは蕁麻疹，眼瞼や顔面の浮腫といった皮膚粘膜症状，口腔や気道の分泌物増加や喘息様症状などの呼吸器症状，頻脈や血圧低下などの循環器症状に注意しましょう．ただ発熱や筋硬直は起こさないため，この選択肢は不正解です．

選択肢2　悪性高熱症　　○

　40℃以上の発熱（体温上昇速度は不明），頻脈，血圧低下からは悪性高熱症，輸血の副作用による発熱，感染の可能性も考えられます．麻酔薬や筋弛緩薬の種類は不明ですが，咬筋硬直が起きているのが特徴的で悪性高熱症以外の原因では起こりません．臨床診断から悪性高熱症と考えます（p.66 知っておこう 参照）．

臨 床 実 践

　問題文中に記載はありませんが，尿の色も重要な観察項目であり，気になるところです．悪性高熱症は臨床現場では患者監視装置の中のカプノメータ*でいち早く察知されることも多いです．診断には臨床診断のほか，確定診断として骨格筋生検の診断，遺伝子診断も行われます．

＊カプノメータ：吸う息には二酸化炭素は含まれず，吐く息には二酸化炭素が含まれます．この特性を利用し吸気と呼気ガスの二酸化炭素分圧を測定し波形表示することで呼吸数やパターン，換気状態が把握でき，また呼気の最後（終末）の二酸化炭素分圧を数値で表示するモニターです．悪性高熱のように急激に代謝が亢進すると二酸化炭素の排泄量が増加し，数値が急に上昇するため早期発見につながります．

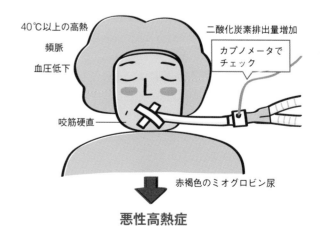

40℃以上の高熱
頻脈
血圧低下
咬筋硬直
二酸化炭素排出量増加
カプノメータでチェック
赤褐色のミオグロビン尿
悪性高熱症

菌血症とは本来無菌であるはずの血液中に細菌が存在することを示し，感染により炎症反応が出ることを敗血症とよびます．正確な時間経過は示されていませんが，全身麻酔下手術中という限られた時間内での急速かつ高度の高熱であり，この場合菌血症は不正解です．

また，仮に敗血症性ショックをきたした場合でも咬筋硬直は起こりません．

選択肢4　貧血

出血多量で輸血している状況のため，循環血液量が減少し頻脈，血圧低下が起こり，輸血が行われていても依然貧血の可能性はあります．しかし，急速な貧血だけで高熱にはならず，この状況を正しく反映する選択肢としては不十分です．

正答2

知っておこう　悪性高熱症の臨床診断基準（盛生らの分類，1988）

●**体温基準**
体温40℃以上
あるいは
体温は38℃以上40℃未満，体温上昇速度が0.5℃ /15分間（2℃ /1時間）以上

●**その他の症状**
原因不明の頻脈，不整脈，血圧変動
呼吸性および代謝性アシドーシス
（呼気終末二酸化炭素分圧上昇，過呼吸，乳酸値上昇）
動脈血酸素分圧低下（酸素飽和度低下）
筋強直（咬筋硬直，その他）
赤褐色尿（ミオグロビン尿）
高カリウム血症，CK，AST，ALT，LDH の上昇
出血傾向

●**劇症型悪性高熱症**…体温基準を満たし，その他の臨床症状を認めるもの
●**亜型悪性高熱症**…体温基準は満たさないが，その他の臨床症状を認めるもの
●**術後悪性高熱症**…麻酔終了後に発症．体温により劇症型と亜型に分類

（盛生倫夫ほか：悪性高熱症診断基準の見直し．麻酔と蘇生：24（別）:104 ～ 110，1988より引用加筆）

この問題を通して覚えておきたいこと

悪性高熱症の可能性を常に考え，異変を感じたらすぐに伝えよう

今回登場した悪性高熱症は，発生頻度としてはとてもまれですが，手術患者の看護を行ううえでは必ず知っておかなければならない疾患です．熱が急激に上昇してきたら悪性高熱症の可能性は常に考え，循環器系症状や尿の色，筋硬直などの他の症状がないか，トリガーとなる薬剤使用はないか，総合的に判断，鑑別していきます．亜型で高熱にいたらないケースも存在するのは恐ろしいことです．疑わしい場合は悪性高熱に準じた治療が進められます．

麻酔中に限らず，術後病棟でも起こる可能性があることは

ぜひ，頭の片隅に入れておきましょう．この疾患は特効薬もあり，早期発見と早期治療によって重篤な状態を回避できる時代になっています．

知識や判断力ももちろん大切なことですが，みなさんには，異変を感じたらすぐに近くの先輩看護師や医師に声をかけたり，助けを求められる誠実さと，ほんの少しの勇気をもっていただきたいと感じています．常に1番近くで患者さんをみているのは私たち看護師であり，患者さんの変化にいち早く気づけるのもまた私たちです．

引用・参考文献
1）吉田泰ほか：周麻酔期の手術看護．日総研出版，2015．
2）悪性高熱症友の会HP：http://jmha.la.coocan.jp/（2020年8月検索）
3）盛生倫夫ほか：悪性高熱症診断基準の見直し．麻酔と蘇生：24（別）:104 ～ 110，1988．

在宅酸素療法中の患者の看護

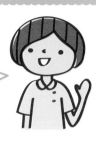

問題

この問題を解説してくれるのは → **岩本 大希** ウィル訪問看護ステーション江戸川 所長

Aさん（70歳，男性）は，1人で暮らしている．慢性閉塞性肺疾患のため1週前から在宅酸素療法（0.5L/分，24時間持続）が開始された．Aさんは階段の昇降時に息切れがみられる．

自宅での入浴の方法に関する訪問看護師の説明で最も適切なのはどれか．

1. 脱衣は看護師が全介助する．
2. 浴槽に入ることは禁止する．
3. 身体を洗うときはシャワーチェアを使う．
4. 入浴中は携帯用酸素ボンベを利用できない．

ココがポイント　高齢の1人暮らしやCOPDの在宅療養は在宅看護でよく出会う場面！

日本は今，超高齢社会といわれて久しい状況です．65歳以上の高齢者のいる世帯は，平成30（2018）年現在，全世帯の約50%を占めており[1]，私たち看護師の看護の対象の多くも高齢者であるといって過言ではありません．さらに高齢で1人暮らしの方も増えています．

また慢性閉塞性肺疾患（COPD）の有病率は，日本人の約8%と推測されており，とくに70歳以上では約17%と，とても

ポピュラーな慢性疾患です[2]．そして慢性的に長く付き合っていくことになる疾患であり，在宅看護をするにあたっても，1人暮らしの高齢者とCOPDはよく出会う組み合わせだといえます．

この問題は，今後在宅医療・在宅ケアがより推進されていくわが国の"在宅看護あるある"の場面として，適切な看護を提供できるよう，出題されているのではないでしょうか．

COPD：chronic obstructive pulmonary disease，慢性閉塞性肺疾患

設問を読み解く

ここでは，患者さんがどのような状況にあるのか，問題文からくわしく読み解いていきます．

問題文

Aさん(70歳，男性)は，❶1人で暮らしている．慢性閉塞性肺疾患のため❷1週前から在宅酸素療法(0.5L/分，24時間持続)が開始された．Aさんは❸階段の昇降時に息切れがみられる．

❶1人で暮らしている

▼

**疾患を持ちつつも，安心して
生活を送る支援が必要**

超高齢社会では，もちろん，在宅看護の対象も高齢者が多くなります．では，高齢者には家族と住んでいる方が多いのでしょうか？

実は，高齢者のいる世帯のうち約25％は単独世帯で，約30％は夫婦のみの世帯，つまり5割以上が高齢者のみで暮らしていることになります．その中でも1人暮らしの方が増えているのがここ近年の状況です．

在宅看護においても，看護師が自宅に訪問する際，1人暮らしで病や障害を持ちつつもそれらと折り合いをつけながら，どのように健やかに安心して生活を送っていくかを支援していく場面が増えていきます．

❷1週前から在宅酸素療法
(0.5L/分，24時間持続)が開始

▼

**高度な閉塞がある
進行したCOPDである**

Aさんは1週間前から在宅酸素療法(HOT)を開始したとあります．COPDで酸素療法が適応になる場合，すでに高度な閉塞性の障害が起こっている状況です．

一般的な治療として，酸素療法を始める前に生活習慣の改善，薬物療法(気管支拡張薬など)，呼吸・運動リハビリテーションなどを行ったうえで，それでも低酸素血症が持続してしまうほど進行した気流閉塞が認められる場合，HOTが適

応されます．AさんのCOPDは進行した状況(ステージⅣ：最重症)にあることがわかりますが，ただし低濃度から開始したばかりですので，ステージⅣの中では重い状況ではないといえます．

また，HOT開始から1週間であり，酸素療法をしながらの生活に慣れ始めたものの，まだ指導が必要な期間だともいえます．

❸階段の昇降時に息切れがみられる

▼

労作時の呼吸苦がある

階段昇降の際に息切れがみられることから，労作時の呼吸苦が日ごろからあるとわかります．

●HOTの適応

重度の
慢性呼吸不全	動脈血酸素分圧55Torr (mmHg)以下または動脈血酸素分圧が60Torr (mmHg)以下で睡眠時または，運動負荷時に激しい低酸素血症をきたす者であって，医師が在宅酸素療法を必要であると認めたもの(厚生労働省)
肺高血圧症	一般には，平均肺動脈圧が25cmH_2O以上

HOT：home oxygen therapy，在宅酸素療法

Key Word ♀ 慢性閉塞性肺疾患 (COPD)

タバコの煙を主とする有害物質を長期に吸入曝露することで生じた肺の炎症性疾患であり，喫煙習慣のある中高年に発症する生活習慣病といえます．

肺の中の気管支に炎症が起きて，せきやたんが出たり，気管支が細くなることによって空気の入る流れが低下します．またその先にある肺胞が破壊され，酸素取り込みや二酸化炭素排出量が低下し，身体を動かしたときに息切れを感じる労作時呼吸困難や慢性のせきやたんが特徴的な症状です．

肺胞の破壊は不可逆的な変化で治療によっても元に戻ることはありません[3]．

●COPDの気道と肺胞

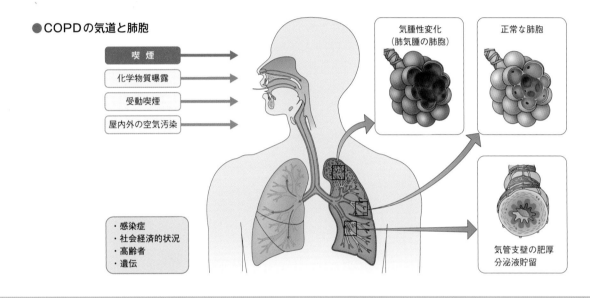

喫煙
化学物質曝露
受動喫煙
屋内外の空気汚染

・感染症
・社会経済的状況
・高齢者
・遺伝

気腫性変化
（肺気腫の肺胞）

正常な肺胞

気管支壁の肥厚
分泌液貯留

解説と正答

選択肢ごとに ○×を検証!!

選択肢1　脱衣は看護師が全介助する　×

看護師がAさんの脱衣をすべて行うことで安楽になる場合もありますが，息苦しくなる動作は全介助であっても発生すると考えられます．そしてAさんの場合，1人暮らしのため，基本的にできることは自立して行えるように援助することが必要です．

ただし介助が必要な場合もあります．酸素療法を低濃度で始めたばかりの状況では，酸素を吸いながら，できるだけ苦しくない呼吸法や動作，動線をともに確認し考えていくことが大切な視点になります．ここでは，脱衣所の環境整備や意識すべき呼吸法，本人が苦しさを感じる部分だけをサポートしていくのがよいと考えられます．

選択肢2　浴槽に入ることは禁止する　×

浴槽に入ること自体は，安楽な呼吸の負担になるわけではありません．日本人はお風呂につかるのが好きな方も多く，とくに高齢者は安らぐ瞬間として楽しみにしている方も多いので，呼吸苦が起きにくいようにアセスメントしながら実現をしていくのがよいでしょう．

ただし，呼吸を制限することは避けられるよう，いくつかサポートが必要です（p.70 知っておこう 参照）．

選択肢3 体を洗うときはシャワーチェアを使う

　しゃがむ動作やかがむ動作など，肺を圧迫する姿勢をできるだけとらないで済むようにするには，みなさんの家にもあるお風呂用の椅子だと，やや低いです．福祉用具のシャワーチェアは座面が高く，かつ風呂場でも滑らず，冷たくなりにくくなっています．

臨床実践

　入浴のときに最も呼吸苦が出現するのが，体を洗う場面です．腕を上げる，頭を洗う，シャワーで流すなど動作が続きますので，適宜介助を必要とする場合が多くなります．

知っておこう

呼吸苦の出る動作と配慮

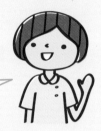

　在宅看護では，急性期病院の完全看護と違い，24時間看護師がついているわけではありません．
　限られた介入のチャンスに，対象者ができる範囲で自立して生活をするための支援をすることが必要です．

＜動作＞

・着替えの際，呼気を止めたり，肺が圧迫されるような姿勢や，脱ぐために腕を上げる動作を繰り返すと息苦しくなる

配慮

→あらかじめ腰かける
　手を伸ばせばすぐに届く場所に着替えを置いておく

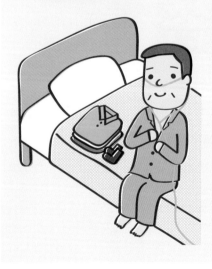

＜動作＞

・お風呂につかることで体力を消耗し，さらに肺を広げるための胸郭の動きが抑えられ苦しくなる

配慮

→長湯をしないようにする
　肩まではつからずみぞおちくらいの半身浴がよい

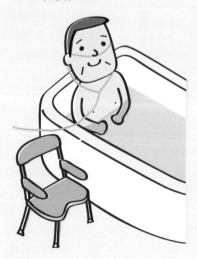

＜動作＞

・日本の家のお風呂は狭くて深いものが多いため，つかるためにしゃがむ動作やかがむ動作をすることで苦しくなる

配慮

→しゃがむ動作やかがむ動作もできるだけないように浴槽内用の椅子を利用する

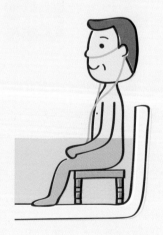

選択肢4 **入浴中は携帯用酸素ボンベを
利用できない**

　入浴中は体を洗う動作などにより呼吸苦の出現，血中酸素
濃度の低下を引き起こす可能性が高くなります．可能であれ
ば酸素療法を継続したほうがよいでしょう．ただし，対象者
によっては鼻腔カニューラ（酸素を鼻腔から吸入するために鼻
の下にあてるチューブ）をつけながらの入浴を嫌がる方もいま
す．労作時の血中酸素濃度（SpO₂）をモニタリングしながら
相談して支援するとよいでしょう．

正答 **3**

臨床実践

　浴室の広さや構造上，あるいはなんらかの理由で携
帯用の酸素ボンベを持ち込むのが難しい場合もありま
す．現在のHOT機器についてくるチューブは，家の
中を制限なく動き回れるように，とても長いものが用
意されていることがほとんどのため，そのまま付け替
えずに浴室へ入ることもあります．

　ただし，その場合浴室の扉が完全に閉まらなくなる
ため，冬場の温度管理や水で脱衣所を濡らしてしまわ
ないようにする配慮が必要になります．

　酸素は火気厳禁ですが，現在の日本で，火を使って
沸かすお風呂は少ないと考えられます．ガスあるいは
電気給湯であれば火気について気にする必要はありま
せん．もちろん，火を使うお風呂の場合は酸素の持ち
込みは控えたほうがよい可能性が出てきます．

この問題を通して覚えておきたいこと

患者さんの状態や価値観に合わせて
疾患とともに暮らす支援をしよう！

　COPDは不可逆的な疾患であり，その先の人生でうまく
付き合いながら悪化を予防し，好きな生活を送る援助をして
いくことが重要です．そのときに，疾患の状況と生活動作の
状況，本人のやりたいことを考え合わせ，どんなリスクがあ
るのか，それに対処できるのか，援助や工夫が必要なことか，
援助や工夫があれば実現できることかなどを分析し織り込ん
でいくことが必要になります．

　今回のケースでも，付け加えるのであれば，COPDは調子
がよいときと悪いときがある疾患のため，本人の調子に合わ
せた訪問時間や，そもそもお風呂にそこまでして入りたい気
持ちがあるのかなど，さらに考えられるポイントは多いです．

　"すべてやってあげること"が看護ではない，という場面が
在宅看護ではおおいにあります．ただ単に禁止したり，看護
師がすべて手助けをしたりすることは，病気とともに暮らす
生活を支援する看護にはなりません．押し付けのケアは，看
護師の自己満足になってしまいます．

　できることと難しいこと，その人の価値観や病の状況に
沿っているかいないか，リスクの程度などを考えながら，工
夫を凝らしたり，あるいは提案したり説得したりすることが
必要になります．難しいようですがそれが看護師にとって，
とてもやりがいのある瞬間でもあります．

引用・参考文献
1）内閣府：高齢者の家族と世帯，令和2年版高齢社会白書（全体版）．http://www8.cao.go.jp/kourei/whitepaper/w-2020/html/zenbun/pdf/1s1s_03.
　pdf（2020年8月検索）
2）一般社団法人GOLD日本委員会：COPD情報サイト．http://www.gold-jac.jp/copd_facts_in_japan/（2020年8月検索）
3）一般社団法人 日本呼吸器学会：呼吸器の病気 http://www.jrs.or.jp/modules/citizen/index.php?content_id=12（2020年8月検索）
4）J.B.ウエスト，堀江孝至訳：ウエスト呼吸の生理と病態生理─症例から考える統合的アプローチ．p177，メディカル・サイエンス・インターナショナル，
　2002.
5）日本呼吸器学会肺生理専門委員会在宅呼吸ケア白書COPD疾患別解析ワーキンググループ編：在宅呼吸ケア白書COPD（慢性閉塞性肺疾患）患者アンケ
　ート調査疾患解析．p35，2013.

MEMO

1つずつ読み解こう！　周辺知識もまるごと理解！

読み解く！　状況設定問題

読み解く！ 状況設定問題は こうして勉強しよう！✐

看護師国家試験の出題内容は，単純想起型（暗記問題）の割合が減少し，「臨床的・総合的な判断」を問う出題が増加しています．たとえば，疾患名のわからない患者さんに生じている症状に対して，適切なケアを考えていく問題であったり，問題文中に列挙された検査データから，異常の有無を読み取ったりする問題などです．

1題を丁寧に読み解いていくことで，国家試験対策だけでなく，臨床現場でも役立つ読解力・思考力を身につけていきましょう！

この問題のポイントは？

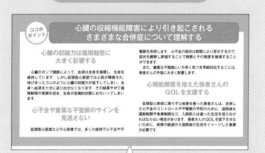

この問題が，看護学生に何を知っておいてほしいと考えて出題されたのかをふまえ，この問題をとおして学べるポイントを示します．

設問を読み解く〜情報収集とアセスメント

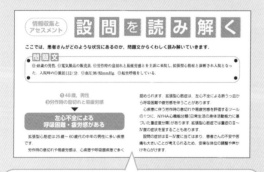

問題文に盛り込まれている重要な情報をピックアップ．臨床でアセスメントをするように，データの解釈，検査値の読み方などを示します．

解説と正答

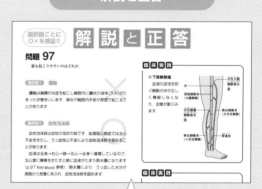

正解に導く考え方を解説し，優先順位を決めていく過程など，臨床的な考え方も解説と【Key Word】や【知っておこう】で示します．

まとめ〜この問題を通して，覚えておいてほしいこと

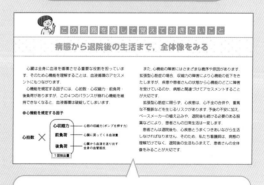

問題で学んだ内容を通して，とくに覚えておいてほしい点をまとめています．

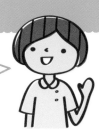

Question 1 （第103回・午前91〜93）

気管支喘息患者の看護

問題

この問題を解説してくれるのは

佐野 由紀子
さいたま赤十字病院 師長
慢性呼吸器疾患看護認定看護師

中田 諭
聖路加国際大学
急性期看護学 准教授

次の文を読み91〜93の問いに答えよ.

　Aさん（25歳，男性，飲食店店員）は，2日前から感冒様症状があり，夜眠ろうとして横になるが息苦しくて眠れず，歩行や会話も困難となり，夜間にAさんの家族に伴われて救急外来を受診した.Aさんは地元の野球チームに所属し，休日には練習に参加しており，最近は残業が多く疲れていた.診察の結果，Aさんは気管支喘息発作と診断され，気管支拡張薬，副腎皮質ステロイドによる治療と，フェイスマスクによる酸素投与が行われたが，改善がみられず入院した.

91　入院後Aさんは呼吸困難が増悪し，発汗が著明であった.
　　入院時の看護として最も適切なのはどれか.
　　1.　全身清拭を行う.
　　2.　セミファウラー位とする.
　　3.　鎮静薬の処方を医師に相談する.
　　4.　口をすぼめてゆっくりと息を吐くように指導する.

92　入院後も呼吸困難や頻呼吸，呼吸性アシドーシスの改善が認められないため，鼻と口を覆うタイプのマスクを用いた非侵襲的陽圧換気を行うことになった.
　　Aさんへの説明で最も適切なのはどれか.
　　1.　「話すことができなくなります」
　　2.　「機械に合わせて呼吸してください」
　　3.　「自分でマスクの位置を調整しても問題ありません」
　　4.　「空気の圧力がかかるので息が吐きにくくなります」

93　非侵襲的陽圧換気開始後，Aさんの呼吸状態は改善した.酸素投与も中止となり，歩行時の呼吸状態の悪化を認めないため，近日中に退院する予定である.
　　退院時のAさんへの指導として最も適切なのはどれか.
　　1.　「食事の制限はありません」
　　2.　「お酒は飲んでも大丈夫です」
　　3.　「野球はやめた方がよいでしょう」
　　4.　「ストレスをためないようにしてください」

喘息発作の強度や発生状況，生活背景をアセスメントし，病期に合わせたケアを行う

喘息発作の程度，発生状況，頻度を把握

喘息死は年々減少していますが，発作開始後1時間以内の急死が約1割，3時間以内と合わせると3割です．喘息発作時は，生命の危機となる気管支の閉塞状態をすみやかに改善し，安楽に呼吸ができるケアを行わなければなりません．状態に応じて患者さん，家族などから迅速に要領よく既往歴や発作の頻度，発症状況を問診します．

非侵襲的陽圧換気療法の理解

近年，人工呼吸療法として非侵襲的陽圧換気が実施される

ことが多くなってきました．意識下での陽圧換気のため，導入の説明を十分行います．非侵襲的陽圧換気療法の成功には，導入時の声かけと，マスクのフィッティングが非常に重要です．

安定期は発作，症状のない状態の維持を支援

吸入ステロイド薬をベースにした長期管理の実行により，良好なコントロール状況を保つことができます．患者さん自身が薬の必要性，作用，使用方法を守る重要性，継続的なケアが必要なことを理解し，発作を誘発する因子を回避した生活を営めるように，社会的，心理的な背景を含めて支援することが重要です．

情報収集とアセスメント 設問を読み解く

ここでは，患者さんがどのような状況にあるのか，問題文からくわしく読み解いていきます．

問題文

Aさん(25歳，男性，飲食店店員)は，❶2日前から感冒様症状があり，❷夜眠ろうとして横になるが息苦しくて眠れず，❸歩行や会話も困難となり，夜間にAさんの家族に伴われて救急外来を受診した．Aさんは地元の❹野球チームに所属し，休日には練習に参加しており，最近は❺残業が多く疲れていた．診察の結果，Aさんは気管支喘息発作と診断され，❻気管支拡張薬，副腎皮質ステロイドによる治療と，❼フェイスマスクによる酸素投与が行われたが，改善がみられず入院した．

❶2日前から感冒様症状があり
❷夜

▼

喘息発作が出現しやすい状況である

　喘息発作の誘因で最も多いのは，呼吸器感染症です．喘息発作は喘鳴・咳・呼吸困難の3つの症状が反復してみられ，夜間〜早朝にかけて発作が出現しやすいのも特徴となっています．

　しかし，喘息のような症状は心疾患などでも起こる場合があります．全身状態をアセスメントし，既往や発作の状況などを確認する必要があります．

❷夜眠ろうとして横になるが息苦しくて眠れず，
❸歩行や会話も困難

▼

高度の喘息発作の状態である

　喘息症状・発作強度の分類（成人）（p.78）より，発作のレベルを評価できます．発作の強度を知ることで，治療の選択ができ，必要な看護を予測することも可能です．

❹野球チームに所属
❺残業が多く疲れていた

▼

喘息発作の要因の可能性がある

　喘息発作を誘発する要因には，運動や気道感染，アレルゲン（動物のふけ，ハウスダスト，ダニ，真菌，花粉，食物）への曝露，気象変化，精神的ストレス，過労，月経などさまざまな要因が考えられます．

　退院時までの，発作状況，既往，生活環境，精神的・社会的背景などの情報からアセスメントし，発作の要因を回避できるような指導が必要です．

❻気管支拡張薬，副腎皮質ステロイドによる治療

▼

副作用の出現の可能性がある

　この症例は高度の発作が出現しているため，吸入薬の使用は困難であり，点滴投与により早急に呼吸状態の安定をはかる必要があります．

　気管支拡張薬はエピネフリン皮下注射，アミノフィリンの点滴静脈注射を行うことが一般的です．エピネフリンでは不整脈などに注意し，アミノフィリンでは頭痛，悪心，頻脈，嘔吐，不整脈などの出現に注意する必要があります．

❼フェイスマスクによる酸素投与が行われた

▼

低酸素血症におちいっている可能性がある

　呼吸困難が強い場合や，SpO_2 95％以下のときには，酸素の投与を開始する必要があります．その際はSpO_2 95％前後を目標とします．

　低酸素血症は気道平滑筋収縮の増悪因子ともなるため，酸素の投与は重要です．同時に気管挿管や人工呼吸器の準備もしておくことが重要となります．

●**吸入器具の特徴と注意点**

　吸入療法には，ネブライザーのほか，以下のような携帯用の小型吸入器が用いられています．

加圧噴霧式定量吸入器　　　　　ドライパウダー定量噴霧器

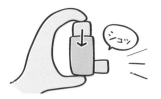 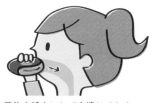

・ガスの力で薬を噴射する
・噴霧と吸気を同調させてゆっくりと深く吸入する
・呼吸機能が低下したときでも吸入できる

・薬物を粉末にして充填してある
・自分のタイミングで薬を吸い込むことができる
・ある程度の吸入速度が必要

注意：吸入ステロイド薬を使用した場合には，口腔・咽頭カンジダ症や嗄声（させい）の予防のため，使用後にはうがいをするよう指導します．

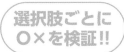

解説と正答

問題 91

入院後Aさんは呼吸困難が増悪し，発汗が著明であった．入院時の看護として最も適切なのはどれか．

選択肢1　全身清拭を行う　✕

発作強度は高度と判断できます．このような状況で，過負荷をかける清拭は適切ではありません．発作強度は主として呼吸困難の程度で判定しますが，呼吸困難は個人差が大きいため，バイタルサイン，血液ガス，検査データも考慮し，低酸素状態の進行に早期に対応する必要があります．さらに，急速に呼吸不全が進行した場合の対応も準備しておくことが大切です．

臨床実践

●喘息症状・発作強度の分類（成人）[1]

発作強度[*1]	呼吸困難	動作	検査値[*3]			
			%PEF	SpO_2	PaO_2	$PaCO_2$
喘鳴／胸苦しい	急ぐと苦しい 動くと苦しい	ほぼ普通	80％以上	96％以上	正常	45mmHg未満
軽度（小発作）	苦しいが横になれる	やや困難				
中等度（中発作）	苦しくて横になれない	かなり困難 かろうじて歩ける	60～80％	91～95％	60mmHg超	45mmHg未満
高度（大発作）	苦しくて動けない	歩行不能 会話困難	60％未満	90％以下	60mmHg以下	45mmHg以上
重篤[*2]	呼吸減弱 チアノーゼ 呼吸停止	会話不能 体動不能 錯乱，意識障害，失禁	測定不能	90％以下	60mmHg以下	45mmHg以上

＊1：発作強度は主に呼吸困難の程度で判定し，他の項目は参考事項とする．異なった発作強度の症状が混在するときは発作強度の重いほうをとる．
＊2：高度よりさらに症状が強いもの，すなわち，呼吸の減弱あるいは停止，あるいは会話不能，意識障害，失禁などを伴うものは重篤と位置づけられ，エマージェンシーとしての対処を要する．
＊3：気管支拡張薬投与後の測定値を参考とする．

一般社団法人日本アレルギー学会 喘息ガイドライン専門部会監修，「喘息予防・管理ガイドライン2018」作成委員会：
喘息予防・管理ガイドライン2018．P.9．協和企画，2018．より転載

選択肢2　セミファウラー位とする　✕

呼吸運動の大部分を担っている横隔膜や呼吸補助筋を効率よく活用するため，起坐位をとらせ呼吸困難を軽減させます．ベッドのヘッドアップや，オーバーテーブルの高さを調節し，ふとん・枕・クッションなどを利用して安定した体位がとれるようにします．

臨床実践

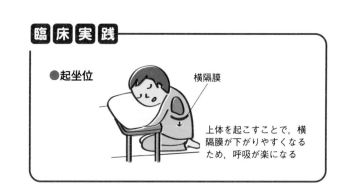

●起坐位

横隔膜

上体を起こすことで，横隔膜が下がりやすくなるため，呼吸が楽になる

選択肢3 **鎮静薬の処方を医師に相談する** ✕

一般的に，鎮静薬は呼吸抑制作用があるため使用できません．

選択肢4 **口をすぼめてゆっくりと
息を吐くように指導する** ◯

喘息は，気道狭窄のため呼気の排出が障害され，気道内圧より肺胞内圧が非常に高くなっています．口をすぼめてゆっくり息を吐き出し，少しでも多くの息を呼出させようとすることで，気道内圧を高め，末梢気道の虚脱，閉塞を防止します．そのほか，呼吸数を減少させ，1回の換気量を増加させる効果もあります．

正答 4

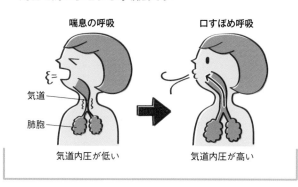

Key Word 口すぼめ呼吸

口すぼめ呼吸とは，呼気時に口をすぼめてゆっくりと呼出することで，気道内圧を高めて末梢気道の虚脱・閉塞を防ごうとする呼吸法です．

喘息の呼吸 口すぼめ呼吸

気道
肺胞

気道内圧が低い　　　気道内圧が高い

問題 92

入院後も呼吸困難や頻呼吸，呼吸性アシドーシスの改善が認められないため，鼻と口を覆うタイプのマスクを用いた非侵襲的陽圧換気を行うことになった．

Aさんへの説明で最も適切なのはどれか．

選択肢1 **「話すことができなくなります」** ✕

非侵襲的陽圧換気は，気管挿管や気管切開を行わないため，マスクを装着しながらでも会話は可能です．

選択肢2 **「機械に合わせて
呼吸してください」** ✕

喘息では通常，患者さんの自発呼吸を補助することが多いため，機械に合わせる必要はありません．

選択肢3 **「自分でマスクの位置を
調整しても問題ありません」** ✕

マスクの位置によっては，漏れが増量し，適切な圧力が保

てない可能性があります．急性期には医療者が行うほうがよいでしょう．急性呼吸不全の場合，口呼吸になることが多いため，口と鼻を覆うマスクを使用します．

しかし，長時間同じ部位に圧力がかかると，皮膚トラブルが起こることが多いため，適宜，皮膚の観察とマスクフィッティングを行い，予防に努めなければなりません．

選択肢4 **「空気の圧力がかかるので
息が吐きにくくなります」** ◯

非侵襲的陽圧換気は陽圧をかけるため，送風が強く感じ，息を吐きにくく感じる場合があります．呼吸困難時にそのように感じることは，パニックを起こしかねません．導入前に十分に説明し，すぐにマスクを装着せず，空気の圧力を手などにあて感覚を試してもらってから，マスクのフィッティングを行います．

正答 4

非侵襲的陽圧換気療法（NPPV）

NPPVとは，気管挿管や気管切開は行わず，鼻マスクやフェイスマスクを用いて行う人工呼吸です．

NPPVと侵襲的陽圧換気の比較

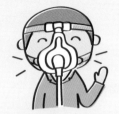 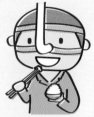

NPPV

口と鼻を覆うタイプ　　鼻だけを覆うタイプ

・飲食，会話ができる
・導入，中断がしやすい
・体位変換や清拭がしやすい

侵襲的陽圧換気

気管挿管　　　気管切開

・気管挿管に伴うリスクがある
・飲食や発声ができない
・人工呼吸器関連肺炎の発症頻度が高い

⚠ **注意**

・意識障害のある場合や自発呼吸がない場合は使用できない
・自力での排痰が困難な場合，気道確保が困難
・導入にあたり，説明とマスクのフィッティングが重要

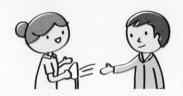

問題 93

非侵襲的陽圧換気開始後，Aさんの呼吸状態は改善した．酸素投与も中止となり，歩行時の呼吸状態の悪化を認めないため，近日中に退院する予定である．

退院時のAさんへの指導として最も適切なのはどれか．

選択肢1 「食事の制限はありません」

食事の制限はとくに必要ありませんが，食品添加物などアレルゲンと思われるものの摂取は避けるように指導する必要があります．

選択肢2 「お酒は飲んでも大丈夫です」

嗜好品のアルコールは発作を誘発する可能性があるため，やめるように指導します．また，喫煙者には禁煙を指導し，受動喫煙による発作誘発の可能性があるため，同居者や周囲にも協力を求めるように説明します．

選択肢3 「野球はやめた方がよいでしょう」

基本的には運動を禁止する必要はありません．しかし，換気亢進状態に冷気や乾燥した空気を吸入すると，喘息発作を誘発する可能性があるため，運動開始時に十分なウォーミン

NPPV：non-invasive positive pressure ventilation，非侵襲的陽圧換気

グアップを行うなどの説明をすることは重要です．

選択肢4「ストレスをためないようにしてください」

ストレスによる感情の表現が激しくなると，換気亢進による発作を誘発することがあります．また，喘息発作が起こるのではないかという予期不安，予後への悲観などは，アドヒアランス*に影響するので，発作時の対処や，とくに発作が

ないときでも治療管理が必要であることについて理解することが重要です．

正答**4**

*アドヒアランス：患者が積極的に治療方針の決定に参加し，自発的に治療方針や医師の指示に従うこと

Key Word　喘息の病態

　喘息は気道の慢性炎症，気道過敏症の亢進，可逆性の気道閉塞を特徴とする疾患です．

　これらの病態は症状のないときも常に存在しており，緩徐に進行し，不可逆的に気道の構造が変化（リモデリング）していき，喘息発作を出現しやすくします．

●日常生活における喘息発作の誘因（一部）

- ・呼吸器感染症
- ・過労や精神的ストレス
- ・食物アレルゲン，アルコール
- ・薬物（アスピリン喘息）
- ・室内アレルゲン（ダニ，ハウスダスト）
- ・大気汚染
- ・刺激物質など

●喘息の病態

正常な気道

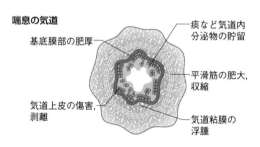

基底膜
平滑筋
上皮細胞

喘息の気道

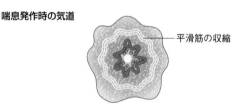

基底膜部の肥厚
痰など気道内分泌物の貯留
気道上皮の傷害，剥離
平滑筋の肥大，収縮
気道粘膜の浮腫

喘息発作時の気道

平滑筋の収縮

この問題を通して覚えておきたいこと

疾患の全体像をとらえ，生活の中で実行可能な対策を支援します

喘息は気道の慢性炎症が本態であり，自覚症状がないときでも気道の炎症は持続しています．喘息発作を予防し，気道の不可逆的変化（リモデリング）をきたさないようにするには，長期的な治療管理が必要です．

まずは，患者さん自身が慢性疾患である喘息の病態を理解し，発作がないときでも増悪因子の回避と除去，客観的自己評価が大切です．客観的評価は，簡便な測定器を使用して自己測定が可能なピークフロー（最大呼気流量）から，気道閉塞の程度をモニタリングすることで行います．

また，吸入ステロイド薬をはじめとする吸入薬にはさまざまな製品があり，使用する吸入器具の特徴や注意点と個人の特性をふまえた指導が必要です．喘息患者さんはこれらのことを日常生活に取り入れ，継続していく必要があるため，心理的サポート，家族への支援を行うことが重要です．

● ピークフロー

ピークフローメーターの，吹き口（吸い口）を口にくわえ，力いっぱい吹くだけで吹く力の最大値（ピークフロー）が測定される．

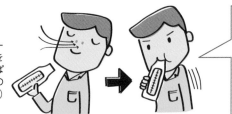

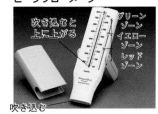

ピークフローメーター

吹き込むと上に上がる

グリーンゾーン
イエローゾーン
レッドゾーン

吹き込む

グリーンゾーン
安定

イエローゾーン
コントロール不十分で
治療のステップアップを考慮

レッドゾーン
コントロール不良で
医師診察も考慮

引用・参考文献
1）社団法人日本アレルギー学会 喘息ガイドライン専門部会監：喘息予防・管理ガイドライン2018. 協和企画，2018.
2）日本呼吸器学会NPPV ガイドライン作成委員会編：NPPV（非侵襲的陽圧換気療法）ガイドライン．南江堂，2006.
3）石川悠加編：NPPV（非侵襲的陽圧換気療法）のすべて－これからの人工呼吸．JJN スペシャル，（83）：2008.
4）鈴木久美ほか：成人看護学 慢性期看護－病気とともに生活する人を支える．南江堂，2013.

Question 2　慢性閉塞性肺疾患増悪時の看護

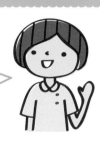

問 題

この問題を解説してくれるのは

青木 さおり
茨城西南医療センター病院
集中ケア認定看護師

尾野 敏明
東海大学看護師キャリア支援センター
認定看護師教育課程　主任教員

　Aさん（64歳，女性）は，慢性閉塞性肺疾患で通院加療中である．1週前から感冒症状があり市販薬を服用し経過をみていたが，呼吸困難を訴えた後，反応が鈍くなり救急車で搬送された．Aさんは肩呼吸をしており，発汗が著明で口唇は乾燥している．体温38.3℃，呼吸数35/分，脈拍108/分，血圧96/70mmHg，経皮的動脈血酸素飽和度〈SpO_2〉89%であった．ジャパン・コーマ・スケール〈JCS〉II-30．動脈血液ガス分析では動脈血酸素分圧〈PaO_2〉60Torr，動脈血炭酸ガス分圧〈$PaCO_2$〉68Torr，pH7.29であった．

91　この時点でのAさんのアセスメントで**誤っている**のはどれか．

1. 脱水である．
2. 意識障害がある．
3. アシドーシスである．
4. ショック状態である．

92　Aさんは肺炎による急性呼吸不全と診断され，点滴，膀胱留置カテーテルの挿入および気管内挿管が実施された．
　このときのAさんの観察で最も注意すべき状態はどれか．

1. 乏尿
2. 血圧上昇
3. 末梢冷感
4. 下肢の浮腫
5. 呼吸音の減弱

93　Aさんは，胸部エックス線写真で右中下肺野の浸潤影が認められ，膿性の痰が吸引されている．
　このときの体位ドレナージで最も効果的なのはどれか．

1. 右30°側臥位
2. 左30°側臥位
3. 右前傾側臥位
4. 左前傾側臥位
5. 腹臥位

ココがポイント　COPD増悪時の重要観察ポイントをおさえよう！

COPDは日本の死因第9位

慢性閉塞性肺疾患(COPD)は有害な粒子やガスの吸入によって肺に炎症反応が生じ，不可逆的な気流閉塞による閉塞性換気障害を特徴とする疾患です．

COPDを引き起こす最大の原因は長期間の喫煙であるといわれており，わが国においては男性の死因の第8位(2017年)となっています．

症状と動脈血液ガス分析と対処法を学ぶ

COPDは感染や大気汚染により急性増悪をきたすことがあります．増悪により低酸素血症，高二酸化炭素血症となった

場合は生命の危機的状況となるため，早急な対応が必要になります．看護師はフィジカルイグザミネーションや動脈血液ガス分析から患者さんの状態をアセスメントし，どのような処置が必要になるのかを予測しなければいけません．

この問題では，COPD増悪時に見逃してはいけない症状と観察ポイント，動脈血液ガス分析の見方について学びます．また，臨床で必要な看護技術である体位ドレナージ方法について解説します．臨床ではよくある事例です．ポイントを抑えながら学んでいきましょう．

情報収集とアセスメント　設問を読み解く

ここでは，患者さんがどのような状況にあるのか，問題文からくわしく読み解いていきます．

問題文

Aさん(64歳，女性)は，❶慢性閉塞性肺疾患で通院加療中である．❷1週前から感冒症状があり市販薬を服用し経過をみていたが，❸呼吸困難を訴えた後，反応が鈍くなり救急車で搬送された．Aさんは❹肩呼吸をしており，発汗が著明で口唇は乾燥している．❺体温38.3℃，呼吸数35/分，脈拍108/分，血圧96/70mmHg．❻経皮的動脈血酸素飽和度〈SpO_2〉89%であった．❼ジャパン・コーマ・スケール〈JCS〉Ⅱ-30．動脈血液ガス分析では❽動脈血酸素分圧〈PaO_2〉60Torr，動脈血炭酸ガス分圧〈$PaCO_2$〉68Torr，❾pH7.29であった．

COPD：chronic obstructive pulmonary disease，慢性閉塞性肺疾患

JCS：Japan coma scale，ジャパン・コーマ・スケール

SIRS：systemic inflammatory response syndrome，全身性炎症反応症候群

❶慢性閉塞性肺疾患で通院加療中

▼

息が吐きにくい

　慢性閉塞性肺疾患（COPD）は閉塞性換気障害であり，肺・胸郭は広がるため吸気は正常に行えますが，気道閉塞があるため「息が吐きにくい」状態になります．間質性肺炎などの拘束性換気障害の場合は肺・胸郭が広がりにくいため「息が吸いにくい」状態になります．フローボリューム曲線と合わせて理解しておきましょう．

●フローボリューム曲線のパターン

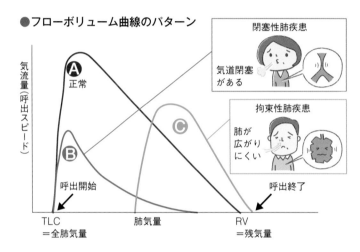

❷1週間前から感冒症状
❸呼吸困難
❺体温38.3℃，呼吸回数35/分，脈拍108/分，血圧96/70mmHg

▼

感染によるCOPDの増悪である

　COPDの増悪とは呼吸困難，咳嗽，喀痰の増加，喘鳴が悪化した状態をいいます．増悪の原因として多いのは気道感染と大気汚染です．感冒症状や呼吸困難の出現，さらにバイタルサインは敗血症が疑われる（qSOFA：3点）状態であるため，感染症が原因でCOPDの増悪を起こしたと考えられます．

❹肩呼吸

▼

呼吸補助筋を使用している

　通常の呼吸は横隔膜と肋間筋を使用しています．肩呼吸をしているということは呼吸補助筋を使用しており呼吸に努力を要している状態です．呼気延長や口すぼめ呼吸はCOPD患者に特徴的な呼吸です．また身体所見ではビア樽状胸郭やばち状指，聴診では呼吸音の減弱，打診では肺の過膨張により鼓音を認めます．

❻動脈血酸素分圧〈PaO₂〉60Torr，
動脈血炭酸ガス分圧〈PaCO₂〉68Torr

▼

Ⅱ型呼吸不全

　ガス交換を評価します（表1）．
　$PaO_2 \leqq 60Torr$を呼吸不全といいます．このうち$PaCO_2$が$\leqq 45Torr$をⅠ型呼吸不全，$PaCO_2 > 45Torr$をⅡ型呼吸不全と分類します．AさんはⅡ型呼吸不全です．
　$PaO_2 < 60Torr$，あるいは$SpO_2 < 90\%$の場合は酸素投与が必要になります．また$PaCO_2 > 45Torr$，かつ$pH < 7.35$の場合は換気補助療法としてNPPVやIPPVを検討する必要があります．

●表1　動脈血液ガスデータの正常値

	正常値
ガス交換	PaO_2 80 〜 95Torr
	SaO_2 95％以上
	$PaCO_2$ 40（35 〜 45）Torr
酸塩基平衡	pH 7.4（7.35 〜 7.45）
	HCO_3^- 24（22 〜 26）mmol/L

❽動脈血酸素分圧〈PaO₂〉60Torr，
動脈血炭酸ガス分圧〈PaCO₂〉68Torr
❾pH 7.29

▼

呼吸性アシドーシス

酸塩基平衡を評価します．

Step1 まずpHを見ます．pH 7.29であり血液は酸性に傾いているためアシデミア（酸血症）の状態です（**図1**）．

●**図1 酸塩基平衡の関係**

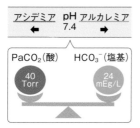

Step2 次にアシデミアの原因を考えます．アシデミアになるのは，酸であるPaCO₂＞40Torrか酸を中和する（塩基）重炭酸イオン〈HCO₃⁻〉＜24mmol/Lの場合です．ちなみにアルカレミア（アルカリ血症）になるのはPaCO₂＜40TorrかHCO₃⁻＞24mmol/Lの場合です．

この問題ではHCO₃⁻はわかりませんが，酸であるPaCO₂が68Torrと増えているためアシデミアになっていると判断できます．

Step3 アシドーシスは，呼吸性と代謝性に分かれます（**表2**）．この問題ではアシドーシスがPaCO₂の上昇によるものなので，「呼吸性アシドーシス」です．

●**表2 アシドーシス，アルカローシスの主な疾患**

	種類	主な疾患
アシドーシス（pH＜7.35）	PaCO₂が上昇 ➡呼吸性アシドーシス	呼吸不全（換気障害，中枢神経障害）CO₂ナルコーシス
	HCO₃⁻が低下 ➡代謝性アシドーシス	下痢，腎不全，糖尿病性ケトアシドーシス，乳酸アシドーシス
アルカローシス（pH＞7.45）	PaCO₂が低下 ➡呼吸性アルカローシス	過換気
	HCO₃⁻が上昇 ➡代謝性アルカローシス	嘔吐，利尿薬投与，低カリウム血症

❼ジャパン・コーマ・スケール〈JCS〉Ⅱ-30
❽動脈血酸素分圧〈PaO₂〉60Torr，
動脈血炭酸ガス分圧〈PaCO₂〉68Torr

▼

CO₂ナルコーシス

動脈血液ガスデータと関連づけて意識障害の原因について考えます．

意識障害の原因はいろいろありますが，COPD患者の場合，最も考えられるのがCO₂ナルコーシスです．

CO₂ナルコーシスとはCO₂の蓄積により意識障害（傾眠，昏睡）を起こした状態です．CO₂ナルコーシスの主症状は「意識障害」，「自発呼吸の減弱」，「高度の呼吸性アシドーシス」です．

この問題でも意識障害，呼吸性アシドーシスを認めており，CO₂ナルコーシスであることがわかります．

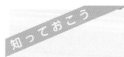

CO₂ナルコーシスの機序

CO₂ナルコーシスには以下の2つの機序があります．

①慢性Ⅱ型呼吸不全で感染症を起こした場合

炎症により気管支壁の肥厚や分泌物貯留から気道閉塞が悪化し，より息が吐きにくい状態になります．これにより肺は過膨張となり，苦しいためさらに換気しようとすると呼吸仕事量が増大し，これにより呼吸筋疲労を起こしてさらに換気不全となり，CO₂が蓄積してしまいます．

②慢性Ⅱ型呼吸不全で高濃度酸素を投与した場合

通常はCO₂が上昇すると呼吸中枢が刺激され，呼吸運動が起こります．しかし慢性的に高CO₂血症となっている慢性閉塞性肺疾患の患者さんは，CO₂の上昇に対する呼吸中枢の反応が鈍くなっています．この場合，呼吸中枢を刺激するのはO₂の低下です．慢性的な高CO₂血症となっている患者さんに高濃度の酸素を投与してしまうと，唯一はたらいていた呼吸中枢への刺激がなくなるため，換気回数が減少しCO₂が蓄積されてしまいます．

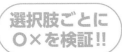

解説と正答

問題 91

この時点でのＡさんのアセスメントで**誤っている**のはどれか．

選択肢1　脱水である ○

発汗著明，口唇の乾燥，体温38.3℃ということから，発熱や発汗によって水分が過剰に喪失されている状態であることが推測されます．

臨床実践

そのほか脱水時の身体所見には舌の乾燥，口渇，尿量減少，ツルゴールの低下などがあります．発熱による発汗や下痢，嘔吐などにより高張性脱水となると採血データではナトリウムが高値になりますので合わせて観察していきます．

選択肢2　意識障害がある ○

JCS Ⅱ-30は「痛み刺激を加えつつ，呼びかけを繰り返すとかろうじて開眼する状態」で，いわゆる昏迷状態であり，意識障害をきたしていると判断することができます．

選択肢3　アシドーシスである ○

前述したようにpH 7.29はアシドーシスの状態です．アシドーシスには呼吸性，代謝性とありますが，$PaCO_2$ 68Torrということから呼吸性アシドーシスということがわかります．

選択肢4　ショック状態である ✕

事例の患者さんは呼吸性アシドーシスであるため，意識障害はショックによるものではなく，CO_2ナルコーシスによるものと推測されます．普段の血圧は分かりませんが，血圧96/70mmHgということからもショックの可能性は低いと考えられます（Key Word 参照）．

正答4

Key Word　ショック状態

ショックとは

組織低灌流（循環不全）により組織低酸素症をきたし，細胞の機能障害や臓器障害を起こす急性の症候群です．

ショックの分類

ショックの分類には循環血液量減少性ショック，血液分布異常性ショック，心原性ショック，心外閉塞・拘束性ショックがあります．

ショックの評価

収縮期血圧90mmHg以下をショックの指標とすることがありますが，低血圧＝ショックではありません．ショックの5徴（蒼白，虚脱，冷汗，脈拍触知困難，呼吸不全）を観察し，尿量やCRT（末梢血管再充満時間）なども含め，アセスメントする必要があります．
また，ショックの場合は高乳酸血症や代謝性アシドーシスを生じるため，動脈血液ガスデータも合わせて評価します．

CRT：capillary refilling time，毛細血管再充満時間

問題 92

Ａさんは肺炎による急性呼吸不全と診断され，点滴，膀胱留置カテーテルの挿入および気管内挿管が実施された．
このときのＡさんの観察で最も注意すべき状態はどれか．

選択肢1　乏尿

人工呼吸器が生体に及ぼす影響の１つに「循環」があります．自然呼吸時は胸腔内が陰圧に保たれているため静脈還流が促進されます．しかし人工呼吸下では胸腔内圧は陽圧になるため全身の血液が右心房に戻りにくくなり，右心房への静脈還流量が減少します．これにより抗利尿ホルモン（ADH）の分泌が促進され，尿量が減少することで循環血液量を維持しようとするはたらきが起こります．しかし，この問題では，気管内挿管がされた直後の観察についてを問う内容であると考えられるため，×となります．

選択肢2　血圧上昇

気管内挿管時に適切な鎮痛・鎮静がされていないと，ストレスにより血圧上昇を起こす可能性があります．よって観察すべき項目ではありますが，気管内挿管後は，確実に気管内にチューブが留置されているか確認することが最優先になるため，×になります．

選択肢3　末梢冷感

心拍出量の低下により臓器血流量が減少すると，末梢血管が収縮し重要臓器への血流を保とうとする代償反応がみられます．そのため末梢冷感，チアノーゼ，皮膚の湿潤，冷汗などがみられます．これらは交感神経の緊張により現れる身体所見であり，循環を評価することができます．この設問では，人工呼吸による陽圧換気により心拍出量が減少する可能性があるため循環を評価する必要がありますが，最も注意すべきかというと，優先順位はそれほど高くはないため×になります．

選択肢4　下肢の浮腫

陽圧換気により，抗利尿ホルモン（ADH）が分泌されることで循環血液量は増加します．また，心拍出量の低下により腎

●人工呼吸と循環

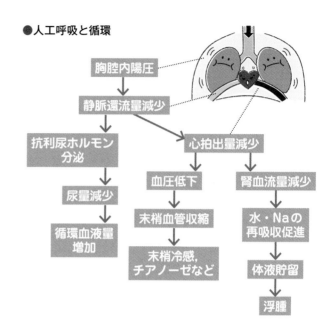

血流が減少し，RAA系が活性化され腎尿細管での水とナトリウムの再吸収が促進されます．よって長期間，陽圧換気を行うことで貯留している体液が静脈系に留まり，静脈系がうっ血するため体液過多により浮腫が出現します．しかし，これは長期間の陽圧換気によって現れるものです．よって×となります．

臨床実践

COPD患者さんは肺高血圧から右心不全を伴っていることが多く，右心不全から下肢の浮腫を起こしていることもあるので合わせて観察します．

選択肢5　呼吸音の減弱

この問題では呼吸音が減弱していれば，気管チューブが正しい位置に入っていないと考えられます．誤った位置に挿入されてしまうと生命に危険が及ぶため，呼吸音は挿管後に最も注意しなければならない観察ポイントです（p.89 Key Word 参照）．

正答 **5**

ADH：antidiuretic hormone，抗利尿ホルモン
RAA：renin-angiotensin-aldosterone，レニン-アンジオテンシン-アルドステロン

Key Word　気管内挿管時の呼吸音の確認

正しい気管チューブの位置の確認

　気管挿管時の正しい気管チューブの位置は，チューブの先端が気管分岐部より3～5cm上であり，成人で経口挿管の場合は口角からおよそ19～23cmの深さです．

　挿管直後はバッグバルブマスクを押し，視診にて両側の胸郭が上がるか，聴診で左右の前胸部・側胸部で呼吸音が聴取されるかを確認します．

●気管チューブの挿入位置

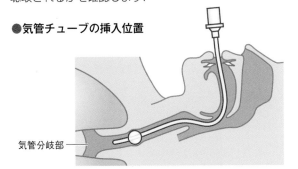

気管分岐部

正しく挿管されていない場合

　気管に入らず，食道挿管になっているときは心窩部で気泡音が聴取されます．片肺挿管の場合は胸郭の動きに左右差がみられます．呼気二酸化炭素モニターや食道挿管検知器などで気管内にチューブが挿入されているか確認することもあります．

●食道挿管になっている例

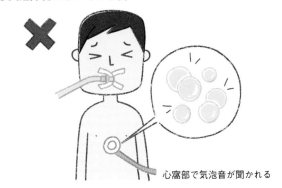

心窩部で気泡音が聞かれる

問題 93

　Aさんは，胸部エックス線写真で右中下肺野の浸潤影が認められ，膿性の痰が吸引されている．

　このときの体位ドレナージで最も効果的なのはどれか．

選択肢1　右30°側臥位

　Aさんは右中下肺野に浸潤影があるので右肺中葉・下葉に対して体位ドレナージを行います．つまり右肺は左肺よりも高い位置にしなければドレナージ効果は得られません．下葉は背側のほとんどを占めているため，下葉に対するアプローチは腹臥位になります．この問題では中葉と下葉両方に対するアプローチとして適切な体位を選びます．

　右30°側臥位は左$S^{4\cdot5}$（**図2**，p.90 **Key Word** 参照），つまり左上葉（上舌区・下舌区）に対するアプローチです（左肺には中葉はなく，上葉と下葉のみですが，舌区は右肺でいう中葉にあたります）．左肺に対する体位であるため×になります．

選択肢2　左30°側臥位

　右S^4・S^5，つまり右中葉（外側中葉区・内側中葉区）に対する体位ですが，この場合，中葉のみに対するアプローチになってしまうため×になります．しかし事例では左側臥位30°の体位ドレナージも実施していくとよいと思います．

選択肢3　右前傾側臥位

　左S^2，つまり左上葉（肺尖後区）に対するアプローチです．しかし前傾側臥位は腹臥位の代わりとして実施されることがあります．この場合は左$S^{6\cdot10}$，つまり左下葉にもアプローチできると考えますが左肺に対する体位であるため×になります．

選択肢4　左前傾側臥位　○

　右S²，つまり右上葉（後上葉区）に対するアプローチです．しかし選択肢3の解説同様，右下葉にもアプローチできると考えます．浸潤影があるのは右中下肺野です．下葉は中葉に比べ大きく，まずは右下葉に対するアプローチと考えると○になります．

選択肢5　腹臥位　×

　両下葉に対する体位です．浸潤影は右中下肺野であり，右肺へアプローチしなければならないため×になります．しかし下葉に対するドレナージと考えると臨床では実施したほうがよいと考えます．

正答 4

Key Word　体位ドレナージ

　体位ドレナージとは，分泌物が貯留した肺区域（**図2**）を上にした体位をとることで，重力を利用し，分泌物を移動・排出させる方法です．
　Aさんは気管内挿管されているので体位ドレナージは安全な修正排痰体位で考えていきます（**図3**）．

●図3　修正排痰体位

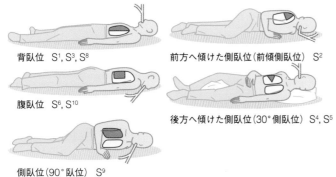

背臥位　S¹, S³, S⁸

前方へ傾けた側臥位（前傾側臥位）　S²

腹臥位　S⁶, S¹⁰

後方へ傾けた側臥位（30°側臥位）　S⁴, S⁵

側臥位（90°臥位）　S⁹

●図2　肺区域

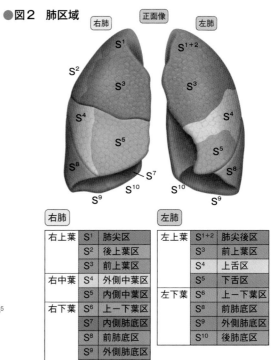

正面像

右肺　　　　　左肺

右肺		
右上葉	S¹	肺尖区
	S²	後上葉区
	S³	前上葉区
右中葉	S⁴	外側中葉区
	S⁵	内側中葉区
右下葉	S⁶	上－下葉区
	S⁷	内側肺底区
	S⁸	前肺底区
	S⁹	外側肺底区
	S¹⁰	肺底部後方

左肺		
左上葉	S¹⁺²	肺尖後区
	S³	前上葉区
	S⁴	上舌区
	S⁵	下舌区
左下葉	S⁶	上－下葉区
	S⁸	前肺底区
	S⁹	外側肺底区
	S¹⁰	後肺底区

この問題を通して覚えておきたいこと

COPD増悪時には，動脈血液ガス分析を評価し適切に換気を援助する

COPD増悪時に意識障害を伴っている場合は，Ⅱ型呼吸不全によるCO_2ナルコーシスを疑い早急に動脈血液ガス分析を評価する必要があります．CO_2の蓄積による呼吸性アシドーシスに対してはNPPVかIPPVを使用し換気補助を行いますが，NPPV，IPPVともに利点，欠点があるためこれらも理解しておく必要があります．

また，慢性的な高CO_2血症患者への高濃度酸素投与はCO_2ナルコーシスのリスクが高まると説明しましたが，自発呼吸の停止を恐れて酸素投与を控えてしまうと低酸素による脳障害を引き起こし重大な後遺症をもたらしてしまう可能性があります．よってこの場合は補助換気療法を選択するということも理解しておいてください．

体位ドレナージなど排痰に対するケア，換気やガス交換の改善を目的としたポジショニングは看護師が実際に行う看護技術です．どの肺区域に対してアプローチが必要なのか，医師や理学療法士とともに多職種が連携して介入していくことが大切です．

引用・参考文献
1）日本呼吸器学会COPDガイドライン第4版作成委員会：COPD（慢性閉塞性肺疾患）診断と治療のためのガイドライン 第5版．メディカルレビュー社，p13 ～ 17，133 ～ 142，2018.
2）道又元裕ほか編：エキスパートナース・ガイド 人工呼吸器管理実践ガイド．照林社，p36 ～ 39，2009.
3）医療情報科学研究所編：病気がみえる vol.4 呼吸器．メディックメディア，p166 ～ 179，2007.
4）医療情報科学研究所編：診療と手技がみえる vol.2．メディックメディア，p200 ～ 209，2010.

MEMO

拡張型心筋症患者の看護

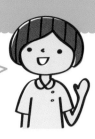

問題

この問題を解説してくれるのは

入山 亜希
順天堂大学医学部附属順天堂医院
集中ケア認定看護師

尾野 敏明
東海大学看護師キャリア支援センター
認定看護師教育課程　主任教員

次の文を読み97〜99の問いに答えよ.

48歳の男性. 電気製品の販売員. 労作時の息切れと易疲労感とを主訴に来院し, 拡張型心筋症と診断され入院となった. 入院時の脈拍112/分. 血圧98/82mmHg. 起坐呼吸をしている.

97 最も起こりやすいのはどれか.

　1. 膿胸

　2. 血性泡沫痰

　3. 下肢静脈瘤

　4. 心タンポナーデ

98 心不全症状と不整脈に対する薬物療法で症状が改善したため退院となった. 退院2週後, 出勤途中に駅で突然意識を消失し, 救急搬入された病院で完全房室ブロック（Ⅲ度房室ブロック）によるアダムス・ストークス症候群と診断された.
　このときの心電図はどれか.

1.

2.

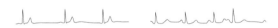

3.

4.

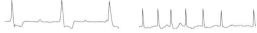

99 その後意識が回復し, 退院に向け恒久的ペースメーカー植え込み術が行われた.
　職場復帰後, 売り場担当を避けた方がよい電気機器はどれか.

　1. パソコン

　2. 電気毛布

　3. 電磁調理器

　4. ICレコーダー

心臓の収縮機能障害により引き起こされる さまざまな合併症について理解する

心臓の収縮力は循環動態に 大きく影響する

心臓のポンプ機能によって，血液は全身を循環し，生命を維持しています．しかし拡張型心筋症では心筋が障害され，伸びきったゴムのように心臓の収縮力が低下してしまい，全身へ血液を十分に送り出せなくなります．その結果やがて循環動態の変調を招き，生命が危機的状態におちいってしまいます．

心不全や重篤な不整脈のサインを 見逃さない

拡張型心筋症などの心疾患では，多くの症例で心不全や不整脈を合併します．心不全の症状は病態により変化するので，症状を観察し評価することで病態とその程度を推測することができます．

また，重篤な不整脈にいち早く気づき早期対応することは，患者さんの予後に大きく影響します．

心機能障害を抱えた患者さんの QOL を支援する

拡張型心筋症に限らず心疾患を患った患者さんは，合併した心不全のコントロールや不整脈の予防のために，退院後も運動制限や食事制限など，入院前とは違った生活を送らなければならない場合があります．患者さんのQOLを低下させないために，疾患の経過から退院後の生活をイメージした看護が必要です．

情報収集と
アセスメント

設問を読み解く

ここでは，患者さんがどのような状況にあるのか，問題文からくわしく読み解いていきます．

問題文

❶48歳の男性．❷電気製品の販売員．❸労作時の息切れと易疲労感とを主訴に来院し，拡張型心筋症と診断され入院となった．入院時の❹脈拍112/分．❺血圧98/82mmHg．❻起坐呼吸をしている．

---

❶48歳，男性
❸労作時の息切れと易疲労感

▼

左心不全による 呼吸困難・疲労感がある

拡張型心筋症は25歳〜60歳代の中年の男性に多い疾患です．

労作時の息切れや易疲労感は，心疾患や呼吸器疾患で多く認められます．拡張型心筋症は，左心不全による肺うっ血から呼吸困難や疲労感を伴うことがあります．

心疾患に伴う労作時の息切れや易疲労感を評価するツールの1つに，NYHA心機能分類（日常生活の身体活動能力に基づいた重症度分類）があります．拡張型心筋症では重症のⅢ〜Ⅳ度の症状を呈することもあります．

設問の症状はⅢ〜Ⅳ度に当てはまり，患者さんの不安や苦痛も大きいことが考えられるため，安楽な体位の調整や声かけを心がけます．

NYHA：New York Heart Association，ニューヨーク心臓協会

●NYHA心機能分類

Ⅰ度（無症候性）	心臓に疾患があるが，日常生活では症状が現れない
Ⅱ度（軽度）	安静時には症状が現れないが，日常生活の労作で症状が現れる
Ⅲ度（中等症〜重症）	安静時には症状が現れないが，歩くなど軽い労作でも症状が現れる
Ⅳ度（難治性）	安静時にも症状が現れ，ごく軽い労作で症状が悪化する

❷電気製品の販売員
▼
ペースメーカーに電磁干渉を受ける可能性がある

　退院後の生活に支障をきたすような職業であれば，設問のように配置転換などの調整が必要な場合もあります．

❹脈拍112/分
▼
頻脈の状態である

　成人の正常な脈拍は60〜80/分です．設問では脈拍112/分であり，頻脈の状態といえます．

　拡張型心筋症では心収縮機能の障害により，心臓から駆出される1回拍出量は減少します．そのため全身へ十分な血液を送り出すことができなくなります．そうすると心拍出量を増やそうと脈拍数が代償的に増加します．これは，易疲労感の出現に関係します．

❺血圧98/82mmHg
▼
脈圧が狭小化している

　成人の正常な血圧は120/80mmHg，低血圧は収縮期血圧90mmHg以下，脈圧（収縮期血圧－拡張期血圧）正常値は40〜60mmHgのといわれています[2,3]．設問の血圧は収縮期血圧90mmHg以上ですが，脈圧が顕著に減少しています．脈圧は，1回拍出量を反映しており，このことからも，心機能が低下していることがわかります．

　患者さんの健常時の血圧を知っておくと，現在の状態と比較し評価することができます．

❻起坐呼吸
▼
左心不全の臨床的特徴である

　起坐呼吸とは，呼吸を楽にするために上半身を起こした状態です．臥位では静脈還流量が増すため，肺のうっ血が増強し，肺活量が減少します．そのため呼吸困難を感じます．

　下の図のように上半身を起こした姿勢になると，呼吸困難が軽減し楽になります．起坐呼吸は左心不全で認める臨床的徴候です．

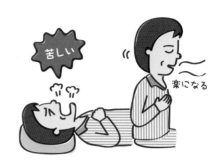

解説と正答

問題 97

最も起こりやすいのはどれか.

選択肢1　膿胸（のうきょう）

膿胸は胸膜が炎症を起こし胸腔内に膿状の液体（うみ）がたまった状態をいいます. 肺炎や胸腔内手術が原因で起こることがあります.

×

選択肢2　血性泡沫痰（けっせいほうまつたん）

血性泡沫痰は血性の泡状の痰です. 拡張型心筋症では左心不全をきたし, うっ血性心不全により血性泡沫痰を認めることがあります.

血液は全身→右心→肺→左心→全身へ循環しているので, 左心室に障害をきたすと肺に血液がたまり肺水腫になります（p.97 Key Word 参照）. 肺水腫により, うっ血した水分が肺胞から気管にあふれ, 血性泡沫痰を認めます.

○

選択肢3　下肢静脈瘤（かしじょうみゃくりゅう）

下肢静脈瘤とは, 下肢の静脈に負担のかかる立ち仕事などにより, 静脈に血がたまり血管が膨らむ疾患です.

×

選択肢4　心タンポナーデ

心臓とその外側の心膜の間（心膜腔）に液体が大量にたまり, 心臓の動きが阻害された状態を心タンポナーデといいます. 心膜炎や心破裂, 上行大動脈解離や外傷などで認めることがあります.

×

正答 2

臨床実践

● **下肢静脈瘤**

血液の逆流を防ぐ静脈の弁が正しく機能しなくなり, 血管が膨らみます.

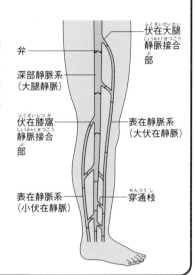

弁
深部静脈系（大腿静脈）
伏在膝窩（ふくざいしつか）静脈接合部（じょうみゃくせつごうぶ）
表在静脈系（小伏在静脈）
伏在大腿（ふくざいだいたい）静脈接合部（じょうみゃくせつごうぶ）
表在静脈系（大伏在静脈）
穿通枝（せんつうし）

臨床実践

● **心タンポナーデ**

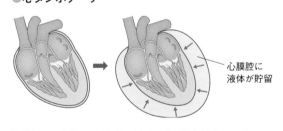

心膜腔に液体が貯留

医学上では止血や圧迫目的に体腔に差し込む綿をタンポンとよびますが, 心臓の周りに詰め物をされたように動きが妨げられるので「心タンポナーデ」とよばれています.

Key Word 左心不全と肺水腫

左心不全では肺うっ血が起こり，血管から漏出した水分が肺胞内に貯留して肺水腫となります．

肺水腫では，聴診時に水泡音が聴取され，ガス交換障害により呼吸困難が生じます．症状としては，咳嗽，喘鳴，頻脈，血性泡沫痰（ピンク色の痰），チアノーゼ，手足の冷感，尿量低下がみられます．

また，仰臥位では静脈還流量が増加し肺うっ血が悪化するため，起坐位にして呼吸困難を軽減します．

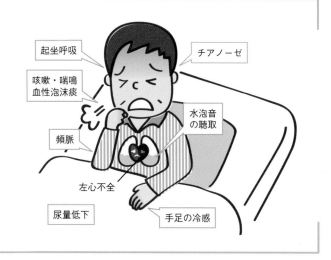

起坐呼吸
咳嗽・喘鳴
血性泡沫痰
頻脈
左心不全
尿量低下
チアノーゼ
水泡音の聴取
手足の冷感

問題 98

心不全症状と不整脈に対する薬物療法で症状が改善したため退院となった．退院2週後，出勤途中に駅で突然意識を消失し，救急搬入された病院で完全房室ブロック（Ⅲ度房室ブロック）によるアダムス・ストークス症候群と診断された．このときの心電図はどれか．

1.
2.
3.
4.

選択肢1

3拍目のP波は不明瞭ですが，リズムは規則的で，P波とQRS波が連動しています．このことから伝導障害はないと考えます．

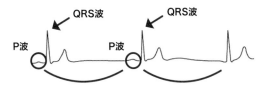

QRS波　QRS波
P波　　P波

選択肢2

3拍目までを見るとリズムは規則的でP波とQRS波も連動しています．

4拍目はやや早めに出現しており期外収縮です．P波を認めることから「上室性期外収縮」と考えられます．

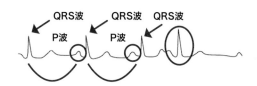

QRS波　QRS波　QRS波
P波　　P波

選択肢3

P波とQRS波は連動せず無関係に出現しています．また，心室の動きであるQRS波の数は少なく徐脈になっていることから，この波形はⅢ度の房室ブロックとよばれる徐脈性の不整脈と考えられます．

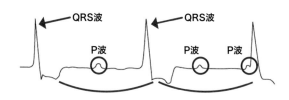

QRS波　　QRS波
P波　　P波　P波

選択肢4

P波がはっきりせず，QRS波は不規則です．波形の特徴から心房細動（QRSが不規則であり，f波とよばれる小刻みの波形がある）が疑われます．意識障害をきたす可能性は低いでしょう．

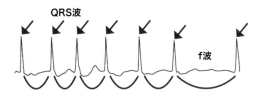

QRS波

f波

正答 **3**

問題 **99**

その後意識が回復し，退院に向け恒久的ペースメーカー植え込み術が行われた．
職場復帰後，売り場担当を避けた方がよい電気機器はどれか．

選択肢1 **パソコン**

選択肢2 **電気毛布**

選択肢4 **ICレコーダー**

とくにペースメーカーへの影響は生じません．

選択肢3 **電磁調理器**

電磁調理器に植え込み部を近づけると，ペースメーカーは電磁波の影響を受ける可能性があります．

正答 **3**

Key Word 不整脈

心臓の刺激は，正常であれば，「洞結節→心房（P波）→房室結節→心室（QRS波）」へと刺激が伝わり，図のような波形を示します．

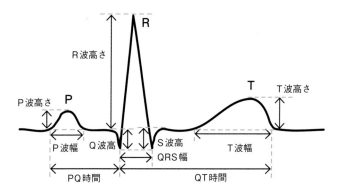

しかし心疾患により心房・心室が連動せず正常に刺激が伝わらない場合は，「P波」に連なった「QRS波」が出現せず，徐脈になることがあります．
拡張型心筋症では，伝導障害によりQRS幅拡大や房室ブロック（心房と心室が連動しない状態）を認めることがあります．心拍出は主に心室で担うため，心室へ正常な刺激が伝わらなければ，脳へ十分な血液を送ることができずに意識障害を生じる危険性があります．

●**意識障害をきたす不整脈**

設問のような意識障害をきたす不整脈にはいくつかの種類があります．
徐脈性不整脈では，洞不全症候群・房室ブロックとよばれる不整脈があります．
頻脈では，心拍出量の低下をきたすような速い脈が持続した場合です．

頻脈性	・心室細動：Vf（ventricular fibrillation） ・心室頻拍（持続性）：VT（ventricular tachycardia） ・多形性心室頻拍（Torsade de pointes，トルサード・ド・ポアンツ）
徐脈性	・Ⅲ度房室ブロック ・洞不全症候群（アダムス・ストークス発作を伴う） ・40回/分以下の高度徐脈 ・洞停止 ・徐脈頻脈症候群

臨床実践

厚生労働省のホームページでは「医薬品・医療用具等安全性情報」としてペースメーカーに影響を及ぼす電気機器について注意喚起をしています.

●ペースメーカー使用者の日常生活の注意点（一例）

生活の場面	注意点
家事	IH炊飯器やIH調理器（電磁調理器）に植え込み部分を近づけない
運動	強い衝撃はペースメーカーの導線（リード）の断線を引き起こすおそれがある. シートベルトでは植え込み部分にクッションを当てるなど工夫をするとよい
旅行	金属探知機にペースメーカーが影響を受ける可能性があるため, ペースメーカー手帳を提示する
買い物	盗難防止装置（EAS：電子商品監視機器）などのそばには必要以上にとどまらない
自動車	スマートキーシステムを搭載している車両に乗車する場合には, 必要以上にドアの開閉を行わず, 植え込み部分を車体に近づけない

Key Word　拡張型心筋症の病態

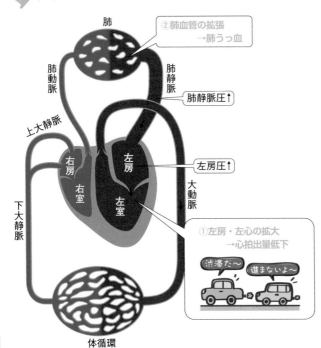

①左房・左心の拡大→心拍出量低下

拡張型心筋症に伴い心室の収縮機能が障害されます. 心臓は伸びきったゴムのような動きにより, うまく血液を拍出できず, 心拍出量が低下し左室の血流に障害（渋滞）が生じます.

②肺血管の拡張→肺うっ血

そのため, 左房の圧の上昇とともに肺静脈の圧が上昇し, 肺に血液がたまり, 肺うっ血をきたします.

これにより, 設問のような症状を認められたと考えられます. 病期が進行すると両心不全による右心不全の症状も現れます.

●治療と看護

拡張型心筋症の治療には, 拡大した心筋を一部切除し心室を縮小させる左室部分切除や心臓移植などの外科的治療もありますが, 内科的な薬物療法が主になります. 心不全による苦痛の緩和, 長期臥床や安静度制限などからのストレスの軽減を支援します.

EAS：electronic article surveillance, 電子商品監視機器

この問題を通して覚えておきたいこと

病態から退院後の生活まで，全体像をみる

心臓は全身に血液を循環させる重要な役割を担っています．そのため心機能を理解することは，血液循環のアセスメントにもつながります．

心機能を規定する因子には，心拍数・心収縮力・前負荷・後負荷がありますが，この4つのバランスが崩れ心機能を維持できなくなると，血液循環は破綻してしまいます．

●心機能を規定する因子

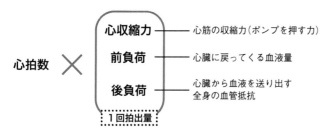

また，心機能の障害にはさまざまな機序や原因があります．拡張型心筋症の場合，収縮力の障害により心機能の低下をきたしますが，疾患や患者さんの状態から心機能のどこに障害を受けているのか，病態と関連づけてアセスメントすることが大切です．

拡張型心筋症に限らず，心疾患は，心不全の合併や，重篤な不整脈などを生じるリスクがあります．予後の不安に加え，ペースメーカーの植え込みや，退院後も続ける必要のある服薬などにより，患者さんの日常生活は一変します．

患者さんは退院後も，心疾患とうまくつきあいながら生活しなければなりません．そのため，私たち看護師は，病態の理解だけでなく，退院後の生活もふまえて，患者さんの全体像をみることが大切です．

引用・参考文献
1）循環器病の診断と治療に関するガイドライン（2009－2010年度合同研究班報告）拡張型心筋症ならびに関連する二次性心筋症の診療に関するガイドライン．
http://www.j-circ.or.jp/guideline/pdf/JCS2011_tomoike_h.pdf（2020年8月13日検索）
2）日本高血圧学会高血圧治療ガイドライン作成委員会：高血圧治療ガイドライン2019．日本高血圧学会，2019．
3）循環器病の診断と治療に関するガイドライン（2009年度合同研究班報告）慢性心不全治療ガイドライン（2010年改訂版）．
http://www.j-circ.or.jp/guideline/pdf/JCS2010_matsuzaki_h.pdf（2020年8月13日検索）
4）医薬品・医療用具等安全性情報
Pharmaceuticals and Medical Devices Safety Information No.185（厚生労働省医薬局）．http://www.mhlw.go.jp/houdou/2003/01/h0130-1.html（2020年8月13日検索）
5）道又元裕ほか：クリティカルケア実践の根拠．照林社，2012．
6）安倍紀一郎ほか：関連図で理解する 循環機能学と循環器疾患のしくみ．日総研出版，2005．
7）尾野敏明編：すばやく異常に気づく！重症患者の循環管理―病態を的確に把握し，次の一手がわかる！．急性・重症看護ケア2（3），総合医学社，2013．

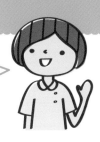

Question 4　（第106回・午後117～118）

急性心筋梗塞患者の看護

問題

この問題を解説してくれるのは

村崎 聖弥
兵庫医科大学病院
ICU副看護師長
集中ケア認定看護師

中田 諭
聖路加国際大学
急性期看護学　准教授

Aさん（60歳，男性）は，自宅近くを散歩中に突然の胸痛が出現し，救急車を要請した．救急隊到着時のバイタルサインは，呼吸数28/分，脈拍100/分，血圧80/40mmHgであった．冷汗が著明で，前胸部から左肩にかけての激痛を訴えていた．問診で狭心症の既往歴があることが分かった．入院時の検査で急性心筋梗塞と診断された．

117 このときの検査所見として適切なのはどれか．

1. 心電図のST上昇
2. 左肺呼吸音の減弱
3. クレアチンキナーゼ〈CK〉の下降
4. 胸部エックス線写真での心陰影の縮小

118 緊急心臓カテーテル検査で左冠動脈起始部に90％の閉塞を認め，緊急冠動脈バイパス術が行われた．術後5日，集中治療室から一般病棟に転棟した．Aさんは「手術も無事終わって命が助かった．リハビリテーションが大切と聞いたので，頑張って廊下を歩きますよ」と看護師に話した．術後のADL拡大は順調に進み，Aさんは病棟内での200mの歩行が許可されている．胸部症状の出現や心電図の変化は認めない．

Aさんへの心臓リハビリテーションについて適切なのはどれか．

1. 息苦しさが出現したら中止する．
2. 気分の良いときに階段昇降を勧める．
3. 衣服の着脱は家族に介助してもらう．
4. レジスタンストレーニングを中心に行う．

ココがポイント

心筋梗塞と心臓リハビリテーションのポイントをおさえよう！

専門的知識をもって迅速に判断

心臓は全身に血液を送るためのポンプ機能としてのはたらきをします．そのポンプ機能を維持するために冠動脈から酸素や栄養分を取り入れていますが，心筋梗塞により冠動脈が閉塞してしまうとポンプ機能がうまくはたらかなくなり，最悪の場合には死にいたります．

心筋梗塞患者の14％は病院に搬送される前に心停止，急性心筋梗塞による急性期死亡率（発症から30日以内の院内死亡率）は6～7％とされています．心筋梗塞の救命率を上げるために，①迅速な発見・通報，②迅速な救急隊トリアージ，③

迅速な救急室初期対応，④迅速な再灌流療法（心臓カテーテルによる治療や手術など）が必要であり，看護師としても，専門的な知識と判断能力が必要となります．

多職種で協力して心臓リハビリテーション

心臓リハビリテーションは，身体機能やQOLの改善，冠危険因子の改善，心筋梗塞の再発や心血管死亡率を低下させるなどの有益な効果をもたらします．医師や看護師だけではなく，多職種と協働し，入院早期から退院後まで介入が必要となります．

設問を読み解く

ここでは，患者さんがどのような状況にあるのか，問題文からくわしく読み解いていきます．

問題文

❶Aさん（60歳，男性）は，自宅近くを散歩中に突然の胸痛が出現し，救急車を要請した．救急隊到着時の❷バイタルサインは，呼吸数28/分，脈拍100/分，血圧80/40mmHgであった．❸冷汗が著明で，❹前胸部から左肩にかけての激痛を訴えていた．問診で❺狭心症の既往歴があることが分かった．入院時の検査で急性心筋梗塞と診断された．

118　緊急心臓カテーテル検査で❻左冠動脈起始部に90%の閉塞を認め，緊急冠動脈バイパス術が行われた．

---

❶Aさん（60歳，男性）
❺狭心症の既往歴

▼

虚血性心疾患が起こる可能性が高い

　冠危険因子として，①年齢，②性別（男性），③喫煙，④脂質異常，⑤糖尿病，⑥高血圧，⑦家族歴があげられ，3つ以上該当する場合は，虚血性心疾患の可能性が高いとされています．

　Aさんは60歳男性であり，壮年期にあります．壮年期の特徴は，各臓器の機能が加齢とともに低下し，身体の予備力が低下していきます．また，糖代謝能の低下により，体脂肪が増加し，脂質異常や肥満，高血圧，糖尿病，血管病変をきたしやすい特徴があります．

　さらに，狭心症の既往があることも注目しなければなりません．狭心症は心筋梗塞の前触れとして起こることも多く，治療後であっても再発の可能性を念頭に考えておかなければなりません．

❷バイタルサインは，呼吸数28/分，
脈拍100/分，血圧80/40mmHg
❸冷汗が著明

▼

ショックまたはショックに近い状態である

　救急隊到着時のバイタルサインは，呼吸数28回/分，脈拍100回/分，血圧80/40mmHg，冷汗を著明に認めている状況でした．呼吸回数は頻呼吸（25回/分以上），脈拍は頻脈（90〜100回/分以上），血圧は低血圧（100/60mmHg以下）であり，ショック状態，もしくはショック状態に近い状況と判断できます．

　ショック時にみられる症状として代表的なものに「ショックの5徴候」があります．ショックの5徴候は，①蒼白，②虚脱（意識障害・不穏・不安），③冷汗，④脈拍触知不能，⑤呼吸不全です．

●ショックの5徴候

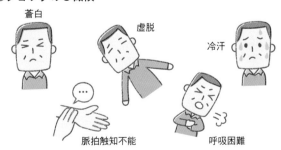

蒼白　　虚脱　　冷汗
脈拍触知不能　　呼吸困難

④前胸部から左肩にかけての激痛

▼

心筋梗塞の症状である

心筋梗塞の症状として，前胸部の強い不快感を自覚することがほとんどですが，疼痛が顎，頸部，肩，心窩部，背部，腕へ放散することもあります．ほとんどの場合は，「胸が重苦しい，圧迫される，絞められる，焼けつくような感じ」と訴えます．

しかし，高齢者や糖尿病，女性の患者さんでは，非典型的な症状を訴えることがあります．とくに高齢者では，息切れや，全身倦怠感，食欲不振，意識レベルの低下などが唯一の症状のこともあります．

⑥左冠動脈起始部に90％の閉塞

▼

死亡のリスクが高く早急な対応が必要

心臓を栄養する冠動脈は，大動脈起始部から右冠動脈（RCA）と左冠動脈（LCA）に分岐します（図1）．そして，左冠動脈は，左冠動脈主幹部（LMT）から左前下行枝（LAD）と左回旋枝（LCX）に分岐します．RCAは，心臓の心室壁の左室下壁，心室中隔後部，右室に血流を送っています（図2）．LCAのLADは左室前壁と心室中隔前部に，LCXは左室側壁と左室後壁に血流を送っています．

Aさんは，左冠動脈起始部に90％の閉塞を認めていました．LMTは左冠動脈起始部に位置するため，LMT病変となります．LMTに90％の閉塞があるということは，その先のLADとLCXへの血流が途絶えており，左心室の広範囲に心筋虚血や心筋壊死をきたしている状態であり，死亡のリスクが高く早急な再灌流療法が必要です．

●図1　冠動脈の走行

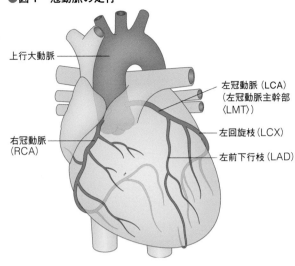

上行大動脈
左冠動脈（LCA）
（左冠動脈主幹部〈LMT〉）
右冠動脈（RCA）
左回旋枝（LCX）
左前下行枝（LAD）

●図2　心臓の部位

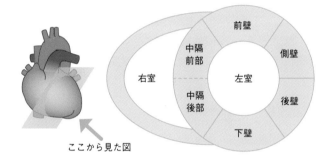

前壁
中隔前部
側壁
右室
左室
中隔後部
後壁
下壁
ここから見た図

知っておこう　**再灌流療法**

再灌流療法には血栓溶解療法や経皮的冠動脈インターベンション（PCI），冠動脈バイパス術（CABG）があります．再灌流療法には適応や方法によりメリット・デメリットがあります．

CABGの適応は，LMT病変，3枝病変（RCA，LAD，LCXすべてに病変がある），LAD近位部病変とされていますが，近年はPCIの適応が拡大しているともいわれています．

RCA：right coronary artery，右冠動脈
LCA：left coronary artery，左冠動脈
LMT：left main trunk，左冠動脈主幹部
LAD：left anterior descending，左前下行枝
LCX：left circumflex branch，左回旋枝
PCI：percutaneous coronary intervention，経皮的冠動脈インターベンション
CABG：coronary artery bypass graft，冠動脈バイパス術

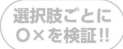

解 説 と 正 答

問題 117

このときの検査所見として適切なのはどれか.

選択肢1 心電図のST上昇 ○

急性冠症候群(心筋梗塞や狭心症)の診断には,血液検査に加え心電図所見が重要な役割を果たしています.冠動脈がプラークの破綻などにより閉塞し,心筋が虚血におちいると,心電図のST部分に変化が生じます(Key Word 参照).ST部分の上昇を認める場合は,心筋虚血が心内膜から心外膜にまで起こり(貫壁性),虚血部の冠動脈は完全閉塞している状態です(ST上昇型急性心筋梗塞).

また,ST部分の低下を認める場合には,心筋虚血が心内膜下でとどまっている状況(非貫壁型)であり,冠動脈は完全閉塞していない場合が多いとされています.

選択肢2 左肺呼吸音の減弱 ×

心筋梗塞の検査の所見として,左呼吸音の減弱は直接的な関連性は低いと考えられるため×です.片方の呼吸音が減弱する疾患として気胸(p.105 知っておこう 参照)があげられます.Aさんは散歩中に突然の胸痛が出現したことや,前胸部から左肩にかけての激痛を訴えていたことより,気胸が疑われるかもしれません.確定診断をつける前では気胸も念頭に置いて呼吸状態の観察を行う必要があります.

選択肢3 クレアチンキナーゼ〈CK〉の下降 ×

クレアチンキナーゼ〈CK〉は,筋肉細胞のエネルギー代謝に重要な役割を果たす酵素であり,心筋や骨格筋,脳に多く含まれています.その筋肉や臓器がなんらかの原因で障害されると,CKが血液内に流出し高値を示します.そのため,心筋梗塞により心筋が虚血におちいり,心筋に障害が起こるとCKは上昇します.

選択肢4 胸部エックス線写真での心陰影の縮小 ×

心筋梗塞の合併症に心不全があります(p.105 知っておこう 参照).心不全では心臓に血液が溜まった結果,心陰影の拡大や肺うっ血,肺水腫,胸水などが起こります.

正答 1

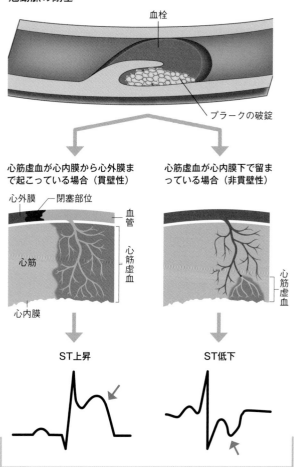

Key Word ○× 心筋梗塞による心電図変化

冠動脈の閉塞

血栓

プラークの破錠

心筋虚血が心内膜から心外膜まで起こっている場合(貫壁性)

心外膜 — 閉塞部位
血管
心筋
心筋虚血
心内膜

ST上昇

心筋虚血が心内膜下で留まっている場合(非貫壁性)

心筋虚血

ST低下

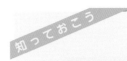

臨床実践

　CKは主にCK-BB，CK-MB，CK-MMの3つに分けられます．CK-BBは脳に，CK-MBは心筋，CK-MMは骨格筋に多く含まれます．これらの中でどれが高値を示すかを調べることで，異常のある臓器を特定することができます．そのため，Aさんは CKだけではなく，CK-MBも高値を示していると予測されます．

　また，心筋梗塞は心筋トロポニンT（心筋筋原線維の構造タンパク）の上昇が確定診断に使われています．

知っておこう　気胸

　肺を覆う胸膜が破れ，肺が虚脱してしまう病態です．

　代表的な症状として突然の胸痛，呼吸困難，乾いた咳があります．気胸は重症化すると生命を脅かすこともあるため，早期に治療を開始しなければなりません．

　気胸の診断は胸部エックス線撮影やCTの検査で行われます．

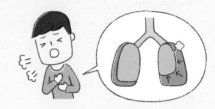

知っておこう　心筋梗塞の合併症

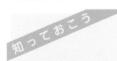

　心筋梗塞の合併症には不整脈や心不全，心原性ショックなどがあります．

●不整脈

　徐脈性不整脈・頻脈性不整脈・致死性不整脈などあらゆる不整脈が起こる危険性があります．とくに致死性不整脈（心室頻拍や心室細動など）が出現する危険性があるため，除細動器や救急カートなどを準備しておき，緊急に対処できるようにしておく必要があります．

●心不全

　心筋梗塞により心筋が障害されると，心臓の収縮力が低下してしまいます．心臓は全身に血液を拍出するポンプ機能のはたらきをしますが，心臓の収縮力が低下すると，そ

のポンプ機能がうまくはたらくことができなくなり，心臓の中に血液が溜まってしまいます（うっ血性心不全）．

　その結果，肺うっ血や肺水腫，低心拍出量症候群（LOS）などを引き起こし，呼吸困難や頻呼吸，起坐呼吸，SpO$_2$ 低下などの症状を認めます．これらの症状を含めて重症度の評価がなされます．

　重症化すると心原性ショックを招く危険性があります．心原性ショックをきたした患者さんは，きわめて死亡率が高いとされているため，必要であればスワンガンツカテーテルが挿入され，血行動態のモニタリングが行われます．

　また，心臓の収縮力を評価するために心臓の超音波検査（心エコー）が行われます．

●心陰影の拡大

正常　　　　　　　　　　　心陰影拡大（第104回午前29）

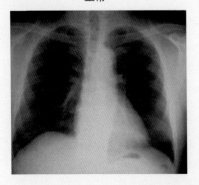

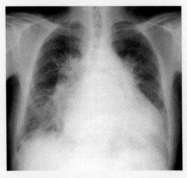

心臓が拡大し肺野の透過性が低下する

心臓が正常なときは

ポンプ機能で血液をどんどん送り出す

収縮力が低下すると

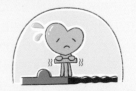

ポンプ機能がはたらかず心臓に血液がたまってしまう＝心陰影拡大

LOS：low cardiac output syndrome，低心拍出量症候群

問題 118

緊急心臓カテーテル検査で左冠動脈起始部に90％の閉塞を認め，緊急冠動脈バイパス術が行われた．術後5日，集中治療室から一般病棟に転棟した．Aさんは「手術も無事終わって命が助かった．リハビリテーションが大切と聞いたので，頑張って廊下を歩きますよ」と看護師に話した．術後のADL拡大は順調に進み，Aさんは病棟内での200mの歩行が許可されている．胸部症状の出現や心電図の変化は認めない．

Aさんへの心臓リハビリテーションについて適切なのはどれか．

選択肢1 息苦しさが出現したら中止する

心臓リハビリテーション施行中は，患者さんのバイタルサインや自覚症状を十分に観察しなければなりません（**表1**）．息苦しさなどの訴えがあれば，心臓に過度の負担がかかっていることが考えられるため，心臓リハビリテーションを中止します．

選択肢2 気分の良いときに階段昇降を勧める

AさんのADLは，病棟内での200m歩行が許可されている状況であり，心臓リハビリテーション進行表では，階段昇降は次のステージとなります．そのため，「気分の良いとき」だけではなく，運動負荷試験などの評価を十分に行い，階段昇降が行えるかの判断が必要です．しかし，「気分の良いとき」ということも心臓リハビリテーションを実施するにあたり重要な情報であり，体調の悪いときには決して無理をせず，体調に合わせた運動を行うということが大切です．

選択肢3 衣服の着脱は家族に介助してもらう

急性期における心臓リハビリテーションの目的は，食事・排泄・入浴など身の回りのことを安全に自分で行えるようにすることです．そのため，コントロール不良の疼痛や麻痺があるなどの特別な理由がなければ，自分で行うべきと考えられます．

選択肢4 レジスタンストレーニングを中心に行う

AさんのADLは，病棟内での200m歩行が許可されている状況です．レジスタンストレーニングは，日常生活で使用する負荷以上の負荷を筋に与えるので，レジスタンストレーニング中心ではなく，最低限の強度，時間，頻度から開始し，徐々に増加させることが基本です．

正答 1

Key Word
心臓リハビリテーション

開始時期

心臓リハビリテーションは，長期予後の改善効果が認められています．そのため，入院早期から開始されます．

また，心臓外科術後の患者さんは，胸骨切開を行っていることがほとんどであり，術後3か月間は上肢に過大な負荷のかかる筋力トレーニングは避けることが望ましいとされています．しかし，胸骨切開周囲の軟部組織の癒着を防ぐため，関節可動域を拡大する運動は術後24時間以内に開始したほうがよいとされています．

実施

心臓リハビリテーションは，心臓リハビリテーション進行表（**表2**）に沿って実施されます．心臓リハビリテーション進行表は各施設により作成されていることがほとんどです．

心臓リハビリテーションを開始するにあたり，①左室ポンプ機能，②心筋虚血，③不整脈，④運動耐容能を評価し，患者さんにあった運動プログラムを行い，心臓への過度の負担をさけます．患者さんの運動能力に合わせ，最低限の

強度，時間，頻度から開始し，徐々に増加させていくことが重要です．

表1のような内容を観察し，基準以内であれば，心臓リハビリテーション進行表を例に翌日さらに歩行距離や運動強度を増やしていきます．

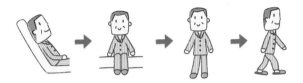

●表1 運動負荷試験の判定基準（ステップアップの基準）

①胸痛，強い息切れ，強い疲労感（Borg 指数＞13），めまい，ふらつき，下肢痛がない
②他覚的にチアノーゼ，顔面蒼白，冷汗が認められない
③頻呼吸（30 回 / 分以上）を認めない
④運動による不整脈の増加や心房細動へのリズムの変化がない
⑤運動による虚血性心電図変化がない
⑥運動による過度の血圧変化がない
⑦運動で心拍数が 30bpm 以上増加しない
⑧運動により酸素飽和度が 90％以下に低下しない

（日本循環器学会ほか：心血管疾患におけるリハビリテーションに関するガイドライン（2012年改訂版）．http://www.j-circ.or.jp/guideline/pdf/JCS2012_nohara_h.pdf（2020年7月20日閲覧），p.44, 2015.）

●表2 心臓外科術後リハビリテーション進行表の例
（日本の複数の施設を参考）

ステージ	実施日	運動内容	病棟リハビリ	排泄	その他
0	／	手足の自他動運動・受動坐位・呼吸練習	手足の自動運動・呼吸練習	ベッド上	嚥下障害の確認
I	／	端坐位	端坐位10分×__回	ベッド上	
II	／	立位・足踏み（体重測定）	立位・足踏み×__回	ポータブル	
III	／	室内歩行	室内歩行×__回	室内トイレ可	室内フリー
IV-1	／	病棟内歩行（100m）	100m歩行×__回	病棟内トイレ可	棟内フリー
IV-2	／	病棟内歩行（200〜500m）	200〜500m歩行×__回	院内トイレ可	院内フリー，運動負荷試験
V	／	階段昇降（1階分）	運動療法室へ		有酸素運動を中心とした運動療法

（日本循環器学会ほか：心血管疾患におけるリハビリテーションに関するガイドライン（2012年改訂版）．http://www.j-circ.or.jp/guideline/pdf/JCS2012_nohara_h.pdf（2020年7月20日閲覧），p.43, 2015.）

Key Word レジスタンストレーニング

レジスタンストレーニングとは，ウエイトマシンやフリーウエイト，ゴムチューブなどを使用し筋肉に抵抗を与え，筋機能を高めるトレーニング（いわゆる筋トレ）のことです．

心疾患患者においての運動プログラムは，ウォーキングや等張性運動（関節を動かし，筋の長さを変えながら行う．たとえば，腕を曲げてゴムチューブを引っ張ったり，腕を伸ばしてゴムチューブを伸ばしたりする運動）が基本となります．

また，等尺性運動（関節を動かさず，筋の長さを変えずに行う．たとえば，腕を伸ばして動かない壁を押し続けるような運動）も有効性が認められています．しかし，等尺性運動は血圧の上昇をきたしやすいため，注意が必要になります．

患者さんの状態を的確にアセスメントし，迅速に対応する力をつける

　心筋梗塞は心停止や死亡率が高く，発症から治療まで数分単位での迅速な対応がカギとなります．心筋梗塞患者を受け入れる救急外来，心臓の管理を重点的に行うCCU，心臓手術後の管理を行うICU，術後回復期から心臓リハビリテーション，社会復帰への管理を行う循環器病棟などでも，それぞれが専門的な知識を身につけ，看護師としての役割を果たす必要があります．

　そのなかで共通することは，「患者さんの状態を的確にアセスメントする能力」や，「急変時にすみやかに対応できるスキル」が必要だということです．

　このような能力やスキルを身につけていれば，看護師として自信がつき，看護の幅が広がると実感しています．さまざまなことに問題意識をもち，深く考え，柔軟な思考で物事をとらえる力を養ってください．

引用・参考文献
1）日本循環器学会ほか：ST上昇型急性心筋梗塞の診療に関するガイドライン（2013年改訂版）．循環器病の診断と治療に関するガイドライン（2012年度合同研究班報告），2013.
2）日本循環器学会ほか：心血管疾患におけるリハビリテーションに関するガイドライン（2012年改訂版）．循環器病の診断と治療に関するガイドライン（2011年度合同研究班報告），p43, 44, 2015.
3）小菅雅美：心電図でどこまでACSを読むか？．INTENSIVIST，5（1）：19〜31, 2013.
4）長山雅俊：包括的心臓リハビリテーション―ACSからの回復をどうサポートするか？．INTENSIVIST，5（1）：197〜203, 2013.
5）西川幸作ほか：ACSの手術適応 外科医の立場から―PCI，CABG，OPCABの評価とその比較．INTENSIVIST，5（1）：126〜128, 2013.
6）一般社団法人 生活習慣病予防協会：心筋梗塞
http://www.seikatsusyukanbyo.com/guide/myocardial-infarction.php（2020年7月20日閲覧）

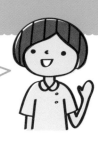

Question 5 (第103回・午前118〜120)
大動脈弁置換術後の看護

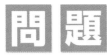 問 題

この問題を
解説して
くれるのは ▶ **雀地 洋平**
KKR札幌医療センター
集中ケア認定看護師

次の文を読み118〜120の問いに答えよ.

　Aさん(65歳, 男性)は, 大動脈弁狭窄症で大動脈弁置換術が実施された. 術後2日, Aさんは集中治療室に入室中である. Aさんは中心静脈ライン, 心嚢・縦隔ドレーン, 胸腔ドレーン, 動脈ライン, 3本の末梢静脈ライン, 膀胱留置カテーテルが挿入されている. Aさんの意識は清明で, 呼吸状態, 循環動態は安定しているが, 挿入されているライン類を気にする様子がみられる.

118 ライン類の抜去事故を予防するための看護師の対応として最も適切なのはどれか.

1. ラインを挿入している上肢をシーネで固定する.
2. 抜去できるラインはないか医師に相談する.
3. 1時間毎にAさんの状態を観察する.
4. 鎮静薬を使用する.

119 術後3日. Aさんは, 術後のバイタルサインも安定しているため, 一般病室に転室となった. 現在は末梢静脈ラインと胸腔ドレーンが挿入されている.

　Aさんのドレーン管理について正しいのはどれか.

1. ドレーンバッグは挿入部より高い位置で保持する.
2. 体位変換時は胸腔ドレーンをクランプする.
3. 持続的に陰圧となっているか観察する.
4. ドレーンのミルキングは禁忌である.

120 転室後もAさんの状態は安定しており, 歩行を開始することになった.

　安全管理対策として適切なのはどれか.

1. 胸腔ドレーン挿入中は病室内歩行とする.
2. 胸腔ドレーン挿入中に歩行する時は看護師を呼ぶように伝える.
3. 末梢静脈ライン挿入中は看護師が同伴して歩行する.
4. 不整脈が出現しても気分不快がなければ歩行を継続する.

ココが ポイント

呼吸や循環動態に加え，患者さんの状態に合わせた 安全管理の視点もふまえケアを行う

各ラインの役割と管理方法を知る

　設問では，多くのラインが挿入されています．それぞれの ラインの役割や管理方法を理解していなければ，必要な観察 点やケア方法がわかりません．観察点やケア方法がわからな ければ，異常の発見が遅れてしまい，重篤な合併症を併発し たり，新たな侵襲的処置が必要になる場合があるので，理解 を深めておきましょう．

ラインを挿入していれば 抜去事故は常に起こりうる

　抜去事故は，①ラインの管理方法や療養環境などに大きな 問題はないが，意識レベルや認知力の低下がある患者さんが 自分でラインを抜いてしまう場合と，②ラインの管理方法や 環境整備が不十分であったためラインが抜けてしまう場合の 大きく2つに分けられます．そのため，患者さんの意識レベル， 認知力，ADL，治療状況，療養環境などから，抜去事故の危 険性をアセスメントして予防策を実施する必要があります．

情報収集と アセスメント 設問を読み解く

ここでは，患者さんがどのような状況にあるのか，問題文からくわしく読み解いていきます．

問題文

　Aさん❶(65歳，男性)は，大動脈弁狭窄症で大動脈弁置換術が実施された．術後2日，Aさんは集中治療室に入室中である． 　Aさんは❷中心静脈ライン，心囊・縦隔ドレーン，胸腔ドレーン，動脈ライン，3本の末梢静脈ライン，膀胱留置カテー テルが挿入されている．Aさんの❸意識は清明で，呼吸状態，循環動態は安定しているが，挿入されている❹ライン類を 気にする様子がみられる

❶65歳，男性

▼

高齢による，認知力，環境への 適応能力の低下

　高齢になるほど認知力の低下や環境への適応能力が低下 し，せん妄のリスクが高くなります．そのため，年齢や性別 もリスクアセスメントには重要な情報になります．

❷中心静脈ライン，心囊・縦隔ドレーン， 胸腔ドレーン，動脈ライン，3本の末梢静脈ライン， 膀胱留置カテーテルが挿入されている

▼

拘束感やストレスの増強

　術後多くのドレーンやラインが挿入されている場合には， 拘束感を強く感じます．また，体動制限や挿入部の疼痛など があると，ストレスを強く感じるため，せん妄による抜去事 故の可能性が高くなると判断します．

❸意識は清明
❹ライン類を気にする様子

▼

危険行動のサイン

　意識が清明であることから，ライン類にストレスを感じていると考えられます．ライン類を気にする動作は，抜去事故の発生前によくみられる行動です．意識状態が清明でも抜去事故のリスクを考えて観察を続けます．

➡せん妄

　せん妄とは，注意力の障害や認知機能の変調を中心とした症候群（いくつかの症状が集まったもの）です．落ち着きがなくなってソワソワしたり，ラインを気にするなど1つのことに固執し続けたり，「危険なので抜かないでください」など説明をしても理解できなくなったりします．集中治療室で人工呼吸を受けている患者さんや，冠動脈バイパス術後の患者さん，高齢者などに多いといわれていますが，発生要因はさまざまです．要因を分析し，取り除く支援が重要です．

●せん妄の発生要因

- ・高齢
- ・疾患：脳神経疾患，認知症，呼吸障害，循環障害 など
- ・薬剤：アルコール，非ステロイド性抗炎症薬，抗コリン薬，抗精神病薬 など
- ・ストレス：手術などによる大きな侵襲，光や音などによる過剰な刺激，ベッド上安静やライン類による拘束感，集中治療室への入室などの環境の変化

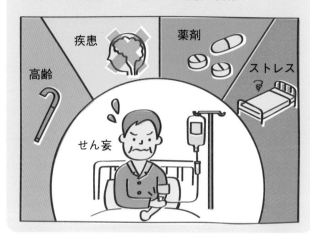

選択肢ごとに〇×を検証!! 解説と正答

問題 118

　ライン類の抜去事故を予防するための看護師の対応として最も適切なのはどれか．

選択肢1 ラインを挿入している上肢をシーネで固定する

　上肢のシーネ固定は，拘束感や圧迫感などの苦痛を増強させます．また，長時間シーネ固定を行い神経が圧迫されると，尺骨神経麻痺などの神経障害が出現する可能性があります．そのため，ラインの固定方法を工夫したり必要性を説明して，抜去事故を予防します．

選択肢2 抜去できるラインはないか医師に相談する

　ラインの挿入は，感染のリスクを高めるほか，拘束感，疼痛，ストレスなどの苦痛を増強させます．また，ラインが多いほど抜去事故の可能性は高くなり，ラインの抜去事故は治療の遅延，出血，感染などにつながります．そのため，状態をみて必要のないラインを抜去していくことは重要です．看護師の判断では実施できないため，医師に情報提供し，ラインを整理します．

選択肢3 **1時間毎にAさんの状態を観察する**

術後間もない場合は，呼吸・循環動態を含めた全身状態の変化や術後出血などの合併症が出現する可能性が高いため，継続的に患者さんの観察を行います．改めて時間設定をすることはありません．

また，意識レベルや活動状況も合わせて観察し，ライン抜去のリスクをアセスメントします．

選択肢4 **鎮静薬を使用する**

鎮静薬は，治療上安静が必要な場合や患者さんに強いストレスを与えることが予測される際などに使用します．しかし，使用薬剤や投与量によっては，さまざまな障害のリスクがあります．そのため，まずは療養環境の整備など，看護の視点から苦痛やストレスの軽減をはかることが重要です．また，苦痛やストレスの原因が疼痛である場合は，まずは鎮痛薬を使用します．

正答2

臨床実践

臨床では，患者さん自身に危険がおよぶためやむをえないと判断された場合，医師やほかの看護師と，安全面と必要性を検討したうえでシーネ固定などを実施することがあります．その際には，必ず患者さん，家族に必要性を十分に説明し同意を得ます．そして，定期的に圧迫の解除と除去が可能かどうかを検討します．

Key Word 鎮静

- 鎮静(Sedation)には，和らげる，安定させるという意味があります．鎮静の目的は，患者さんの不安感を和らげ，快適さを確保することであり，「眠らせること」ではないことを十分理解しておく必要があります．
- 過剰鎮静は，安静臥床による廃用萎縮(骨格筋の萎縮，関節拘縮など)，褥瘡形成，深部静脈血栓症などのリスクを増加させます．
- 過少鎮静は，鎮静の目的である安静や安全の確保が達成されないことに加えて，不安やストレスを増大させる可能性があります．
- 鎮静レベルをスタッフ間で共有するには，RASSなどの評価スケールを用います．

●RASS

スコア	用語	説明
+4	好戦的な	明らかに好戦的な，暴力的な，スタッフに対する差し迫った危険
+3	非常に興奮した	チューブ類またはカテーテル類を自己抜去；攻撃的な
+2	興奮した	頻繁な非意図的な運動，人工呼吸器ファイティング
+1	落ち着きのない	不安で絶えずそわそわしている，しかし動きは攻撃的でも活発でもない
0	意識清明な落ち着いている	
-1	傾眠状態	完全に清明ではないが，呼びかけに10秒以上の開眼およびアイ・コンタクトで応答する
-2	軽い鎮静状態	呼びかけに10秒未満のアイ・コンタクトで応答
-3	中等度鎮静状態	呼びかけに動きまたは開眼で応答するがアイ・コンタクトなし
-4	深い鎮静状態	呼びかけに無反応，しかし，身体刺激で動きまたは開眼
-5	昏睡	呼びかけにも身体刺激にも無反応

RASS：Richmond Agitation-Sedation Scale，リッチモンド興奮－鎮静スケール

問題 119

　術後3日．Aさんは，術後のバイタルサインも安定して
いるため，一般病室に転室となった．現在は末梢静脈ライ
ンと胸腔ドレーンが挿入されている．
　Aさんのドレーン管理について正しいのはどれか．

**選択肢1　ドレーンバッグは挿入部より
高い位置で保持する**

　胸腔ドレーンのドレーンバッグは，基本的に挿入部より低
い位置で保持します．挿入部より高い位置で保持すると，排
液が適切に排出されず，挿入の目的が達成されません．また，
ドレーンバッグの種類やドレナージ方法によっては，排液が
逆流し，呼吸状態の悪化や逆行性感染のリスクを高めるため，
不適切です．

**選択肢2　体位変換時は胸腔ドレーンを
クランプする**

　ドレーンをクランプする必要はありませんが，ドレーンバッ
グが挿入部より高くならないよう注意します．ドレーンの長
さや体位によっては，ドレーンバッグの設置場所を変える必
要がある場合もあります．そのようなときには，短時間だけ
クランプをし，ドレーンバッグの移動終了後，忘れずに解除
します．

**選択肢3　持続的に陰圧となっているか
観察する**

　胸腔ドレーンは，持続的に陰圧を保つことでドレナージを
行っています．陰圧が保てていないと，胸腔内へ排液や空気
が逆流してしまい，胸腔内の陰圧が保てずに，肺の虚脱が起
きて呼吸状態が悪化してしまいます．

**選択肢4　ドレーンのミルキングは
禁忌である**

　術後の排液は，血性で血塊が混ざっていることも多く閉塞
しやすいため，ミルキングは必要です．持続的に陰圧をかけ
ていても，排液の粘稠性が高い場合などは閉塞のリスクが高
まります．また，設問のように一般病棟に転室した患者さんは，
活動性が上がり体動が多くなります．排液の流出量，性状，
血塊の量は，体動によって変わる場合があります．そのため，
継続的にドレーン内の排液を観察し，流出状態や性状に合わ
せてミルキングの頻度を検討します．

正答 3

Key Word　胸腔ドレーンの観察ポイント

●挿入部

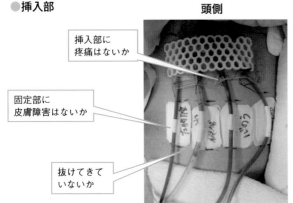

頭側

挿入部に
疼痛はないか

固定部に
皮膚障害はないか

抜けてきて
いないか

大動脈弁置換術後は心窩部付近に
4本挿入

●ドレーンバッグ

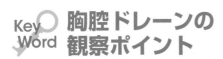

接続部位にゆ
るみ・はずれ
がないか

吸引圧は医師の
指示通りか

水封室の水量は
減っていないか

挿入部より
低く設置

●全身

・挿入されていることでの拘束感はないか

・体動制限によるストレスはないか

・肺の虚脱は起きていないか（聴診，視診，触診，X線写真）

胸腔ドレーンの陰圧の確認

胸腔ドレーンは，胸腔内にドレーンを挿入し，貯留した液体や空気を持続的に体外へ排出し，胸腔内を陰圧に保ち肺の拡張を促します．

陰圧になっているかの確認は，ドレナージ方法によって違ってきます．電動式低圧吸引器（メラサキューム®）のような機器を使用している場合には，画面上の設定圧を確認します（p.113，ドレーンバッグ参照）．ウォーターシール（水封）で管理している場合には，吸引圧制御ボトルの水量を確認します．

また，呼吸状態を聴診，視診，触診で観察して，肺の虚脱が起きていないかなどの確認もします．胸部X線写真での評価も重要です．

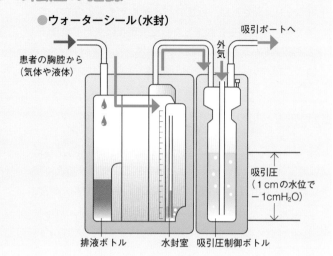

●ウォーターシール（水封）

患者の胸腔から（気体や液体）　吸引ポートへ　外気

吸引圧（1cmの水位で−1cmH₂O）

排液ボトル　水封室　吸引圧制御ボトル

問題 120

転室後もＡさんの状態は安定しており，歩行を開始することになった．

安全管理対策として適切なのはどれか．

選択肢1　胸腔ドレーン挿入中は病室内歩行とする

胸腔ドレーン挿入中であっても，状態が安定しており管理が正しく行えるのであれば歩行範囲を規制する必要はありません．歩行範囲は，ドレーン挿入の有無ではなく，大動脈弁置換術後の全身状態や歩行の安定性などによって設定されます．

選択肢2　胸腔ドレーン挿入中に歩行する時は看護師を呼ぶように伝える

ドレーン挿入中，歩行時に一番注意することは抜去事故です．抜去事故防止のためには，ドレーンが何かに引っかからない長さに束ねることや，ドレーン固定が正しくされているか確認することが重要です．

ただし，注意点を理解できる患者さんでも，自分でドレーンを管理しながら歩行することは困難です．また，歩行によってドレーンの屈曲やねじれによる閉塞などのトラブルが起こる場合もあります．事故防止とトラブルへの早期対応のために，看護師が付き添いながら指導し，抜去事故のリスクが低

いと判断した場合には1人での歩行を許可します．

選択肢3　末梢静脈ライン挿入中は看護師が同伴して歩行する

末梢静脈ラインは，ルートの固定と整理がされていれば，歩行による抜去事故はほとんどありません．また，多くの場合，上肢に挿入されるため，挿入部からルート全体を自分で目視することができます．そのため，薬剤の種類にもよりますが，注意点を指導することで挿入中の1人での歩行は可能です．

選択肢4　不整脈が出現しても気分不快がなければ歩行を継続する

不整脈出現時には，種類によって血圧変動など循環動態が悪化する可能性が高いため，歩行を中断します．

また，重篤な不整脈の前駆症状である場合もあるため，どのような不整脈が出現しているか，いつからどれくらい継続しているか，血圧の変動はないかなどを確認します．そして，気分不快などの自覚症状の有無を確認し，再度症状が出現した場合には，不整脈が出現している可能性があるため，看護師へただちに報告するように説明します．

正答**2**

この問題を通して覚えておきたいこと

多くの可能性を考えて予測をすることが大切

臨床では，いくら考えてケアを行っていても，予測していなかったことや考えていた以上のことが発生します．

その代表的な出来事として，患者さんの急変や転倒・転落があります．しかし，「予測していなかった」といっても，分析をしてみると，実はそこにつながる要因に気がついていたという場合も多くあります．そうした要因から，さまざまな事態を予測できるかどうかが安全管理のポイントです．予測ができれば，予防策を検討して実施することができます．

たとえば，本問のような状況で考えると，集中治療室という特殊な環境下で，ライン類による拘束感，疼痛，体動制限によるストレスにさらされることで，不穏行動や認知障害が出現しやすくなります．そのため意識が清明であっても，常に危険な行動などがないか観察し必要に応じて対処していきます．

その後，一般病室に転室となり，離床が始まったときには，ドレーンを挿入したままであれば，抜去事故のリスクが生じるため，対策が必要となります．

こういう視点は突然身につくものではありません．日々トレーニングして習慣化していくことが必要です．また，ほかの人と経験を共有し多くの事例を学ぶことも重要になってきます．

臨床では，危険を予測するトレーニングとして，KYT（危険予知トレーニング）や事故につながりそうな事例を共有すること（ヒヤリハット報告）に取り組んでいます．実習で臨床に出たときには，ぜひ臨床指導者やそこで働く看護師から多くの視点を学び，自分でも考えていくように努力してください．

●KYT（危険予知トレーニング）

日常業務の場面を4ラウンドに分けて危険予測をしてその対策を検討する

① その場面にどんな危険が潜んでいるか
その場面に潜んでいるあらゆる危険と，その危険の要因を発見する．その潜在危険によってどんな事故が起こりうるのか予知する．

② 危険の問題点は何か
①で発見した危険のうち，とくに重要だと考えられる危険を1つ選びだす．

③ どのような対応策が考えられるか
②で選び出した危険に対してどうするか，具体的で実行可能な対策を考える．

④ その結果どのように取り組むか
③で出した対策から「重点実施項目」を絞り込む．

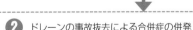

例 設問に出てきたAさんが離床を始めた場面では…

① ドレーンにつまづいて転倒する
ドレーンがひっかかって抜けてしまう
ドレーンが抜けることで出血などの合併症が併発する

② ドレーンの事故抜去による合併症の併発

③ ドレーンを整理してひっかからないようにする
ドレーンの固定方法を強化する
体動時はナースコールするように患者に依頼する
各勤務帯で患者状況とルートの固定状況を確認する
医師に抜去可能か相談する

④ ドレーンの整理と確実な固定を継続する
→指さし呼称（標語）
〜各勤務，ドレーン整理，固定状況確認よし!!〜

KYT：kiken-yochi-training，危険予知トレーニング

MEMO

Question 6 (第105回・午前100～102)

ノロウイルス腸炎の小児患者の看護

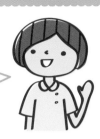

問題

この問題を解説してくれるのは

中島(鳴滝) 由佳
兵庫県立こども病院
感染管理認定看護師
院内感染管理責任者

中田 諭
聖路加国際大学
急性期看護学 准教授

A君(6歳, 男児)は, 昨日午後から今朝にかけて5回の下痢便がみられ, 体温が38.0℃であったため祖母と受診した. 経口摂取は昨日の昼食が最後である. 便の簡易検査の結果, ノロウイルスによる胃腸炎と診断され, 個室に入院した. 入院後, 末梢静脈ラインが左手背に留置され持続点滴が開始された. 両親は同様の症状があるため面会できない. 祖母が帰宅した後, A君は顔をしかめ, 側臥位で膝を腹部の方に抱えるようにしている. バイタルサインは, 体温37.5℃, 呼吸数36/分, 心拍数120/分であった.

100 このときのA君に行う看護として最も適切なのはどれか.

1. 起座位をとらせる.
2. 食事の開始を検討する.
3. 好きな玩具で遊ばせる.
4. 痛みの程度を評価する.
5. 解熱鎮痛薬を服薬させる.

101 A君は病室内のトイレで排泄をしていた. 看護師はマスク, 手袋およびエプロンを着用しA君の排泄介助を行っていると, 下着に便が付着していることに気付いた. 看護師は, すぐにA君の下着を脱がせ流水で便を洗い流した.
下着の処理の方法で正しいのはどれか.

1. 病室内のゴミ箱に捨てる.
2. 病室内でエタノールに浸す.
3. 病室内で次亜塩素酸ナトリウム溶液に浸す.
4. 病室外の汚物処理室の感染性廃棄物用の容器に捨てる.

102 入院後3日になったが両親は来院できない状況が続いている. A君は下痢が改善し体温も下がり笑顔がみられるようになった. 看護師が清拭しながらA君と話していると「僕がお母さんの言うことを聞かなかったから病気になっちゃったんだ」と話した.
このときの看護師の対応で適切なのはどれか.

1. 「お母さんが悲しむからそんなことを言ってはいけないよ」
2. 「気持ちは分かるけれど病気になったのはA君のせいではないよ」
3. 「A君の言うとおりだとすると入院している子はみんな悪い子なのかな」
4. 「お母さんの言うことを聞いていたら病気にならなかったかもしれないね」

迅速に症状や疼痛を評価し，感染対策を実践しよう！

患者さんの全身状態をアセスメントする

ノロウイルス腸炎は，噴水様の嘔吐や頻回多量な下痢便など激しい消化器症状を呈します．

脱水の状態と重篤度，バイタルサインの変化，疼痛の程度など，迅速かつタイムリーな全身状態の評価が求められます．

厳重な接触感染予防策を実践する

ノロウイルスは感染力が非常に強く，院内伝播のリスクが高いです．

適切なタイミングと方法による手指衛生，確実な防護具の着用，環境を汚染しない工夫と適切な環境整備など，厳重な接触感染予防策を実践します．

患者さんの精神面のサポートを行う

小児看護では，患者さんとともに家族も重要な存在です．

母子分離状態になった患者さんを精神的に支えることは，患者さんの安楽につながります．

情報収集とアセスメント

設問を読み解く

ここでは，患者さんがどのような状況にあるのか，問題文からくわしく読み解いていきます．

問題文

A君(6歳，男児)は，**①昨日午後から今朝にかけて5回の下痢便がみられ，②体温が38.0℃であったため**祖母と受診した．**③経口摂取は昨日の昼食が最後である．④便の簡易検査の結果，ノロウイルスによる胃腸炎と診断され，⑤個室に入院し**た．入院後，末梢静脈ラインが左手背に留置され**⑥持続点滴が開始された．⑦両親は同様の症状があるため面会できない．**祖母が帰宅した後，A君は**⑧顔をしかめ，側臥位で膝を腹部の方に抱えるようにしている．**バイタルサインは，**⑨体温**37.5℃，呼吸数36/分，心拍数120/分であった．

---

①昨日午後から今朝にかけて5回の下痢便

▼

腸炎は潜伏期間を考える

胃腸炎の問診には，同様の症状がある人との接触歴，過去1週間程度の食事の内容を含めます．A君の症状は昨日の午後から出現しています．ノロウイルスの潜伏期間は24時間から48時間ですので，2～3日前に感染したと考えられます．

	昨日の昼	昨日の午後	本日朝(受診)
5回の下痢		→	→
発熱			●
経口摂取困難	→	→	→

❶昨日午後から今朝にかけて5回の下痢便
❷体温が38.0℃
❸経口摂取は昨日の昼食が最後

▼

脱水を予測する

　下痢による水分および電解質の喪失に加え，18時間以上水分摂取ができていないことによる脱水の状態が予想できます．ウイルス性腸炎は発熱を伴わないことも多く，38℃の発熱は脱水によるものとも考えられます．

❹便の簡易検査の結果，
ノロウイルスによる胃腸炎と診断

▼

簡易検査は絶対ではない

　簡易検査とは，迅速抗原検査のことです．検査には感度，特異度があり，それがともに100％という検査はありえません．感度とは疾患に罹患している人のうち正しく陽性と出る人の割合，特異度とは疾患に罹患していない人のうち正しく陰性と出る人の割合です．

　ノロウイルスの迅速検査の感度は80～90％程度，特異度は90～95％程度です．

　今回は，検査結果からもノロウイルス陽性，症状の経過からもノロウイルス腸炎として間違いないと考えます．もし，迅速検査で陰性と出た場合でも，臨床症状を重視し感染性胃腸炎として対策を講じることが大切です．

感度
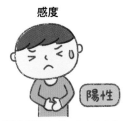
陽性
疾患に罹患している人のうち，
正しく陽性と出る人の割合

特異度
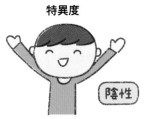
陰性
疾患に罹患していない人のうち，
正しく陰性と出る人の割合

❺個室に入院

▼

ノロウイルスは主に接触感染する

　ノロウイルスの感染力は非常に強く，10～100個のウイルスで感染します．感染している人の嘔吐物1gには100万個，下痢便1gには50億個のウイルスが含まれているといわれていることを考えると，ほんのわずかな嘔吐物や便で感染することになります．

　ノロウイルスの感染経路はさまざまですが（図1），主に接触感染します．入院中は，厳重な接触感染予防策を実践します．

　A君は個室に入院しましたが，個室管理をするだけでは感染対策にはなりません．適切な手指衛生を実施する，適切に防護具を使用する，物品を専用化するなど細やかな接触感染予防策を実践します．

●図1 ノロウイルスの感染経路と感染源

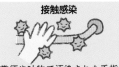
接触感染
糞便や吐物で汚染された手指

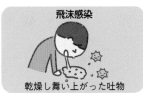
飛沫感染
乾燥し舞い上がった吐物

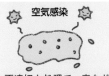
空気感染
不適切な処理で，床などに残存した便や吐物由来のウイルスを含む小粒子

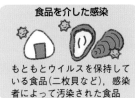
食品を介した感染
もともとウイルスを保持している食品（二枚貝など），感染者によって汚染された食品

❻持続点滴が開始

▼

脱水への対症療法である

　前述のとおり，A君は脱水状態にあります．ノロウイルスの治療薬はありませんので，脱水に対する対症療法として輸液療法を実施します．

❼両親は同様の症状があるため面会できない

▼

感染症状のある人は面会制限をする

　ノロウイルスは感染力が強いため，しばしば家庭内で伝播が起こります．面会者にはあらかじめ同様の症状がないか確認し，症状のある方の面会を制限することで院内へのノロウイルス持ち込みを防止します．

　しかし，両親が面会できないことは，A君にとってストレスとなります．祖母の面会はありますが，看護師もA君の気持ちに寄り添って看護する姿勢が大切です．

❽顔をしかめ，側臥位で膝を腹部の方に抱える

▼

腹痛を軽減する姿勢をとっている

　顔をしかめるほどの疼痛に耐えていることがわかります．腹痛は体位を整えることにより緩和する場合があります．前屈し膝を抱える姿勢は，腹壁の緊張をとるため効果的であり，A君は自然とその体勢をとることができています．

❾体温37.5℃，呼吸数36/分，心拍数120/分

▼

バイタルサインに異常がある

　6歳の幼児の標準値は，体温36.0〜37.0℃，呼吸数25回/分程度，心拍数90回/分程度です．ノロウイルス腸炎は発熱を認めないこともありますが，A君は脱水による発熱，呼吸数増加，心拍数増加をきたしていることが考えられます．

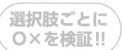

解説と正答

問題 100

　このときのA君に行う看護として最も適切なのはどれか．

選択肢1　起座位をとらせる

　腸炎による内臓痛（腹痛）のある患者さんに起座位をとらせると，内臓に荷重がかかり苦痛が増幅します．側臥位が，内臓に負担をかけない適切な体位です．

　よって，A君にとって起座位は不適切なため，×です．

選択肢2　食事の開始を検討する

　腸炎の急性期は胃腸を休めることが重要なため，固形物の摂取を避けます．嘔吐・下痢の症状が治まれば水分摂取から開始し，消化吸収の状態を評価しながら徐々に流動〜固形物の摂取を進めます．A君はまだ腹痛が強く，食事を開始でき

るとは考えられません．よって，この時期の食事開始検討は×です．

選択肢3　好きな玩具で遊ばせる

　遊びが痛みの緩和になることもあります．しかし，顔をしかめるほどの疼痛に苦しんでいるA君は，玩具で遊べるような状態ではないと考えます．よってここでは，×とします．

選択肢4　痛みの程度を評価する

　腹痛を評価し，その症状を緩和することは重要な看護です．小児看護においては，痛みの評価にフェイススケール（**図2**）を使用することも多いです．また，痛みの評価をする際は，そのほかに異常な症状がないかという視点も忘れないように

します.

選択肢5　**解熱鎮痛薬を服薬させる**

　腸炎の急性期，嘔吐・下痢がある時期の内服薬使用は，胃腸に負担をかけるため原則的に避けます．必要な場合は，医師の指示で経静脈的に解熱鎮痛薬を投与します．よって，×とします.

正答4

●図2 フェイススケール
(Wong-Baker Faces Pain Rating Scale)

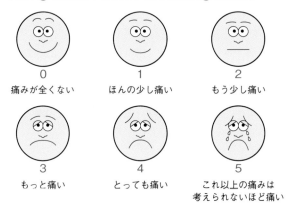

痛みの程度を患者さん自身が判断して0～5から選択することにより評価する方法で，3歳以上で使用可能

問題101

　A君は病室内のトイレで排泄をしていた．看護師はマスク，手袋およびエプロンを着用しA君の排泄介助を行っていると，下着に便が付着していることに気付いた．看護師は，すぐにA君の下着を脱がせ流水で便を洗い流した.
　下着の処理の方法で正しいのはどれか.

選択肢1　**病室内のゴミ箱に捨てる**

　下着は個人持ちであることが多いです．患者さんの持ち物を許可なく廃棄することはあり得ません．廃棄は現実的でないため，×とします.

Key Word　**起座位**

　起座位は，上半身をほぼ90°に起こした状態で，枕やクッションを抱えるようにした前かがみの姿勢のことです.
　心疾患や肺疾患などによる呼吸困難を軽減するときにとる体位です．心臓を高い位置に保ち，肺うっ血の軽減や肺活量の増加をはかり，呼吸を補助します.

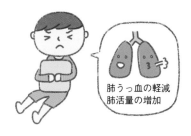

肺うっ血の軽減
肺活量の増加

臨床実践

　痛みの緩和には，体位の工夫，温罨法の使用などがありますが，精神的なアプローチも有効であるため，A君のそばに寄り添うことも重要な看護です．痛みの程度によっては，医師に報告し，鎮痛薬の投与も検討します.

選択肢2　**病室内でエタノールに浸す**

　ノロウイルスはノンエンベロープウイルス(p.123 知っておこう 参照)です．エタノールはエンベロープウイルスには有効ですが，ノロウイルスには確実な効果がありません．よって，×とします.

選択肢3　**病室内で
次亜塩素酸ナトリウム溶液に浸す**

　ノロウイルスの消毒は次亜塩素酸ナトリウム水溶液で行います．次亜塩素酸ナトリウムは有機物の存在で失活しやすいため，十分に便を洗い流しておきます．消毒に必要な濃度は，

有機物が少ないときは0.02％（200ppm），多いときは0.1％（1,000ppm），時間は1時間以上です．室外で消毒すると環境を汚染し，交差感染（医療者や患者さん，医療器具を介して感染）する可能性があるため，消毒は病室内で行います．

選択肢4 病室外の汚物処理室の感染性廃棄物用の容器に捨てる ✕

選択肢1と同様に，下着の廃棄は現実的ではありません．また，病室外に廃棄することは周囲の環境汚染につながるため，✕とします．ノロウイルス腸炎など厳重な接触感染予防策実施が必要な患者さんの個室内には感染性廃棄物容器を設置し，室内で処理を完結することが大切です．

正答 **3**

Key Word ノロウイルス腸炎の患者さんの排泄物の処理

排泄物処理時の感染対策

感染力の強いノロウイルスの伝播を防止するためには，排泄物の処理がとくに重要です．排泄の介助時は，手袋・長袖ガウンを接触感染予防策として使用します．また，排泄物から乾燥したノロウイルスが飛散して飛沫・空気感染したという報告があり，吸い込みを防止するためにマスクを着用することもあります．

これらの防護具は「使用する」ということも大切ですが，介助者自身の体や周囲の環境を汚染しないように「正しい方法で脱ぐこと，脱いだ後には流水手洗いを実施すること」も大切です．

防護具の正しい使用方法や手指衛生の方法など，感染防止に関するテクニックの習得が必要です．

汚染した下着の処理

汚染した下着は，施設ごとに決められたルールで処理します．この設問のように院内で消毒まで実施する施設もありますが，下着は個人の持ち物であることが多いので，院内では洗浄・消毒を実施せず，汚れたままポリ袋に密閉しておき，ご家庭に持ち帰って洗濯・消毒してもらう施設もあります．

院内で洗浄・消毒する場合は，処理する者や周辺環境の曝露対策を十分に講じておく必要があります．

嘔吐物処理セット

ノロウイルス腸炎の患者さんの嘔吐は突然に起こることが多いです．周囲の環境を汚染する可能性が高いため，迅速に処理が行えるように嘔吐物処理セットを用意しておくことが望ましいです．

セットには，手袋，ガウン，シールド付きマスク，ペーパータオル，次亜塩素酸ナトリウムなどの消毒薬，ビニール袋，手順書を含みます．

平時から処理方法をトレーニングしておきます．

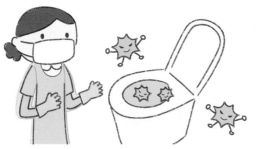
介助後には正しい方法で防護具を脱ぎ，流水手洗いをする

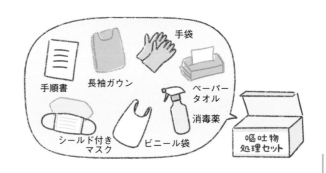

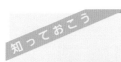

知っておこう

ノンエンベロープウイルス

・消化管に感染するウイルスは，胃酸による不活化や胆汁酸の界面活性作用などから身を守るためにエンベロープを有しません．

・エンベロープは脂肪・タンパク質・糖タンパク質からできている膜で，アルコールなどの脱脂作用のあるもので壊れやすい性質があります．

・エンベロープのあるウイルスはアルコールの消毒薬が有効ですが，エンベロープのないウイルスは一般的にアルコール抵抗性です．

問題 102

入院後3日になったが両親は来院できない状況が続いている．A君は下痢が改善し体温も下がり笑顔がみられるようになった．看護師が清拭しながらA君と話していると「僕がお母さんの言うことを聞かなかったから病気になっちゃったんだ」と話した．

このときの看護師の対応で適切なのはどれか．

選択肢1　**「お母さんが悲しむからそんなことを言ってはいけないよ」**

「言ってはいけない」という言葉は，A君にとっては自分を否定されたと思いかねません．また，お母さんが悲しむからという理由は何の根拠もありません．

選択肢2　**「気持ちは分かるけれど病気になったのはA君のせいではないよ」**

A君は，"お母さんの言うことを聞かなかったこと"と"病気になったこと"を直接的に結びつけて理解しようとしています．「気持ちはわかるけど」とA君の気持ちをいったん受容し，病気になったのはお母さんのせいでもないし，「A君のせいでもない」，誰のせいでもないのだという答えが適切です．

選択肢3　**「A君の言うとおりだとすると入院している子はみんな悪い子なのかな」**

A君自身，「悪い子」という言葉は使っていません．みんなということは自分も悪い子なのだ，とさらに落ち込んでしまう可能性があります．絶対に口にしてはいけない言葉です．

選択肢4　**「お母さんの言うことを聞いていたら病気にならなかったかもしれないね」**

この発言は，A君が勝手に思い描いている"お母さんの言うことを聞かなかったこと"と"病気になったこと"の関係性を肯定してしまうことになります．かもしれないとは言っていますが，とらえる側のA君としては，やっぱりそうなんだ……と思いかねません．

正答 **2**

この問題を通して覚えておきたいこと

異常に早期に気づくこと，感染対策をすることが大切

ノロウイルス腸炎の症状出現のしかたとその経過は非常に早いです．突然の嘔吐や激しい水様便で発症するものの，頻回な嘔吐・下痢はさほど長続きしません．発症時の早期発見と適切な対処が，その後の全身状態の早期改善に直結します．

とくに小児は，身体的な特徴や予備力のなさにより，全身状態が急激に悪化することがあります．ノロウイルス腸炎であっても，対処が遅れると致命的になることがあります．

小児看護は「気づき」が大切です．正常な状態や普段の様子を知り，「いつもと何かが違う」というサインをいち早くキャッチして対処することが大切です．

また，ノロウイルスは感染力が強いため，発症時の吐物と排泄物の処理を迅速かつ適切に行うことが伝播防止につながります．小児は他人と密接して生活するため，成人と比較して接触感染が起こりやすい状況です．症状のアセスメントと並行し，確実に感染対策を実践しましょう．

小児看護の対象は家族を含んでいます．子どもの健康状態の異常により，家族の不安も大きくなります．子どもの情報収集と並行して，家族の精神的なサポートも行います．

引用・参考文献
1) 五十嵐隆監，日本小児総合医療施設協議会（JACHRI）小児感染管理ネットワーク編：こどもの医療に携わる感染対策の専門家がまとめた小児感染対策マニュアル．p162 ～ 165，じほう，2015.
2) 国立成育医療研究センター編：ナースのための小児感染症 予防と対策．p12 ～ 19，57 ～ 62，140 ～ 145，中山書店，2010.
3) 賀来満夫ほか編：感染対策ICT ジャーナル．9（4），2014.
4) Collins SI, et al：The Visual analogue pain intensity scale：what is moderate pain in millimetres? Pain, 72：95 ～ 97, 1997.
5) 青木継稔ほか編：数値から見る小児の成長と発達－表でみる身体の基準値－．p3 ～ 5，28，46，金原出版，2005.

膵頭部癌患者の看護

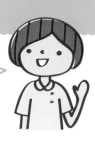

この問題を
解説して
くれるのは

宇佐美 知里
群馬大学医学部附属病院
集中ケア認定看護師

Aさん(53歳, 男性, 会社員)は, 1週前から倦怠感が強く, 尿が濃くなり, 眼の黄染もみられたため, 近くの医療機関を受診し黄疸と診断された. 総合病院の消化器内科を紹介され受診した. 時々, 便が黒いことはあったが, 腹痛はなかった. 既往歴に特記すべきことはない. 来院時のバイタルサインは, 体温36.8℃, 脈拍68/分, 血圧134/82mmHgであった. 血液検査データは, アルブミン4.2g/dL, AST〈GOT〉69IU/L, ALT〈GPT〉72IU/L, 総ビリルビン14.6mg/dL, 直接ビリルビン12.5mg/dL, アミラーゼ45IU/L, Fe 27 μg/dL, 尿素窒素16.5mg/dL, クレアチニン0.78mg/dL, 白血球9,200/μL, Hb 11.2g/dL, 血小板23万/μL, CRP 2.8mg/dLであった.

91 Aさんのアセスメントで正しいのはどれか. **2つ選べ.**

1. 脱水がある.　　　　　3. 膵炎を発症している.　　　　5. 鉄欠乏性貧血の可能性がある.

2. 閉塞性黄疸である.　　4. 急性腎不全を発症している.

92 腹部造影CTにて膵頭部癌が疑われ, 内視鏡的逆行性胆管膵管造影〈ERCP〉が行われ, 膵液細胞診と膵管擦過細胞診とが行われた. また, 内視鏡的経鼻胆道ドレナージ〈ENBD〉が行われ, ドレナージチューブが留置された. 処置後18時間, チューブからの排液は良好で, 腹痛はなく, Aさんはチューブが固定されている鼻翼の違和感を訴えている. バイタルサインは, 体温37.1℃, 脈拍76/分, 血圧128/80mmHgであった. 血液検査データは, 総ビリルビン11.2mg/dL, 直接ビリルビン8.2mg/dL, アミラーゼ96IU/L, 白血球9,800/μL, CRP 3.5mg/dLであった.

このときのAさんへの看護で正しいのはどれか.

1. 禁食が続くことを伝える.　　　　　3. 鼻翼にドレナージチューブが接触していないか確認する.

2. ベッド上安静が必要であることを伝える.　4. ドレナージチューブを持続吸引器に接続する準備をする.

93 細胞診の結果, クラスⅤで膵頭部癌と診断された. 上部消化管内視鏡検査で十二指腸に出血を伴う膵癌の浸潤を認め, 胃切除を伴う膵頭十二指腸切除術が行われた. 術後, 中心静脈栄養法〈IVH〉を行ったがインスリンの投与は必要ないと判断された. 経過は良好であり, 食事が開始された.

このときのAさんに対する説明で適切なのはどれか.

1. 便秘が起こりやすい.　　　3. カロリー制限が必要となる.

2. 脂質の制限は不要である.　4. ダンピング症状が起こりやすい.

ERCP：endoscopic retrograde cholangiopancreatography, 内視鏡的逆行性胆管膵管造影
ENBD：endoscopic nasobiliary drainage, 内視鏡的経鼻胆道ドレナージ
IVH：intravenous hyperalimentation, 中心静脈栄養法

膵臓癌という疾患の特徴を知り，看護のポイントを理解しよう！

検査値や患者背景，訴えから必要な看護を導き出す

検査の基準値を知り，正常からの逸脱を判断する能力が求められます．さらに，同じ数値でも患者背景によってその意味合いが異なるため，患者さんの身体所見の変化や訴えに耳を傾け，変化を鋭敏にとらえるよう心がけます．適切な病態の理解とアセスメントにより，必要な看護を導き出す必要があります．

症状緩和や合併症のリスク低減に努める

膵臓は，消化酵素を産生し，膵管より膵液として十二指腸に排泄する外分泌機能や，インスリンやグルカゴンなどの内分泌機能を有する臓器です．

膵臓癌では，膵臓の外分泌や内分泌機能が低下し，また隣接する胃，肝臓，胆道系，小腸などに浸潤することにより，さまざまな症状を呈します．症状の起こるメカニズムを理解し，症状の緩和や合併症のリスク低減のために，看護師として何ができるか考え行動することが必要です．

検査・治療の看護を理解し異常を早期発見する

膵臓癌患者には，種々の検査，処置や治療が選択され行われます．この設問では，膵頭十二指腸切除術，内視鏡的逆行性胆管膵管造影，内視鏡的経鼻胆道ドレナージの施行前後や施行中の看護のポイントの理解が問われています．とくに合併症に注意し，異常の早期発見・対処に努めることが重要です．

情報収集とアセスメント　設問を読み解く

ここでは，患者さんがどのような状況にあるのか，問題文からくわしく読み解いていきます．

問題文

Aさん(53歳，男性，会社員)は，1週前から倦怠感が強く，尿が濃くなり，眼の黄染もみられたため，近くの医療機関を受診し❶黄疸と診断された．総合病院の消化器内科を紹介され受診した．時々，❷便が黒いことはあったが，腹痛はなかった．既往歴に特記すべきことはない．来院時のバイタルサインは，体温36.8℃，脈拍68/分，血圧134/82mmHgであった．血液検査データは，アルブミン4.2g/dL，AST〈GOT〉69IU/L，ALT〈GPT〉72IU/L，❸総ビリルビン14.6mg/dL，直接ビリルビン12.5mg/dL，アミラーゼ45IU/L，Fe 27μg/dL，尿素窒素16.5mg/dL，クレアチニン0.78mg/dL，❹白血球9,200/μL，❺Hb 11.2g/dL，血小板23万/μL，❻CRP 2.8mg/dLであった．

92 腹部造影CTにて膵頭部癌が疑われ，❼内視鏡的逆行性胆管膵管造影〈ERCP〉が行われ，膵液細胞診と膵管擦過細胞診とが行われた．また，❽内視鏡的経鼻胆道ドレナージ〈ENBD〉が行われ，ドレナージチューブが留置された．

93 細胞診の結果，クラスⅤで膵頭部癌と診断された．上部消化管内視鏡検査で十二指腸に出血を伴う膵癌の浸潤を認め，❾胃切除を伴う膵頭十二指腸切除術が行われた．術後，❿中心静脈栄養法〈IVH〉を行ったが⓫インスリンの投与は必要ないと判断された．経過は良好であり，⓬食事が開始された．

①黄疸

▼

肝臓や胆道系の障害が想起できる

黄疸とは，血中の総ビリルビン値（直接ビリルビンと間接ビリルビンの総和）が上昇し，皮膚や粘膜が黄色に染まる状態です．血清ビリルビン値が2.0mg/dL程度以上になると肉眼的に黄疸が確認できるといわれています．

ヘモグロビンの代謝産物であるビリルビンは，アルブミンと結合して（間接ビリルビン）肝臓まで運ばれます．さらに，肝臓でグルクロン酸抱合を受けて（直接ビリルビン），胆汁として胆管を通じて十二指腸に排出されます．このビリルビンの代謝の過程で，なんらかの異常をきたすことにより血清ビリルビン値が上昇します．

黄疸の原因には，以下の4つがあります（**表1**）．

●表1　黄疸の原因

肝前性	溶血により過剰にビリルビンが産生される	
肝性	肝機能低下により間接ビリルビンの取り込みやグルクロン酸抱合が不十分となる	
肝後性（閉塞性黄疸）	肝臓で代謝された直接ビリルビンが胆汁の通過障害により血中へ逆流する	
体質性黄疸	肝細胞でのビリルビン代謝の先天的な障害	

②便が黒いことはあった
③総ビリルビン14.6mg/dL，
直接ビリルビン12.5mg/dL
④白血球9,200/μL，
⑤Hb 11.2g/dL，⑥CRP 2.8mg/dL

▼

高ビリルビン血症と軽度の炎症および貧血の所見がある

検査データのなかではとくに，ビリルビン値の上昇が顕著です．

白血球数とCRPは基準値より軽度の上昇があり，なんらかの炎症あるいは組織破壊の存在を示唆します．「白血球とCRPの上昇」＝「感染症」と考えてしまいがちですが，悪性腫瘍による組織破壊や膠原病，心筋梗塞などさまざまな病態で上昇するので，逸脱の程度とそのほかの検査データやバイタルサインとあわせてアセスメントすることが重要です．

また，Hb値は基準値より下回っており，軽度の貧血があります．さらに，「便が黒いことがあった」という記載から，消化管出血の可能性が考えられます．

⑦内視鏡的逆行性胆管膵管造影〈ERCP〉
⑧内視鏡的経鼻胆道ドレナージ〈ENBD〉

▼

ERCPおよびENBDに伴う合併症の可能性がある

以下にERCPおよびENBD（p.131 Key Word 参照）の合併症と観察項目を示します（**表2**）．これらの合併症リスクがあることを念頭に，看護ケアを行う必要があります．

●表2　ERCP・ENBDの合併症

合併症	原因	観察項目
●乳頭部穿孔，胆管穿孔	●内視鏡操作 ●腫瘍や癒着に伴う形態異常	●腹痛の有無 ●バイタルサインの変化
●出血	●内視鏡操作，生検	●腹痛の有無 ●Hb値の低下 ●バイタルサインの変化 ●便の性状，下血の有無
●アナフィラキシーショック	●造影剤や検査中の使用薬剤に対するアレルギー反応	●アレルギー歴の聴取 ●バイタルサインの変化 ●呼吸困難，狭窄音，全身紅潮，発疹，浮腫の有無
●呼吸抑制	●検査中の鎮静薬投与	●呼吸回数 ●呼吸パターン ●酸素飽和度
●急性膵炎	●造影剤や内視鏡の刺激による炎症	●腹痛・背部痛の有無 ●腹部の圧痛 ●嘔気・嘔吐の有無 ●バイタルサインの変化 ●血液検査データ（アミラーゼ，WBC，CRP）
●胆管炎，胆嚢炎	●内視鏡操作	●腹痛の有無 ●悪寒戦慄の有無 ●バイタルサインの変化 ●血液検査データ（WBC，CRP）
●誤嚥	●内視鏡の刺激による嘔吐 ●咽頭麻酔の影響	●バイタルサインの変化 ●呼吸音 ●酸素飽和度
●チューブの位置異常・脱落 ●潰瘍形成	●不適切な固定 ●チューブが引っ張られる ●チューブによる圧迫	●チューブの固定 挿入長 ●排液量・性状

❾胃切除を伴う膵頭十二指腸切除術

▼

術後合併症のリスクがある

　この術式では，胃，十二指腸，空腸の一部，胆嚢，総胆管，膵頭部をまとめて切除します．そのため，手術による侵襲は腹部手術のなかでも大きく，残りの膵臓，胆管，胃を再建するため吻合箇所が多く，合併症のリスクがあります．後出血，縫合不全，膵液瘻，胆汁瘻や胆管炎，腹腔内感染などに注意が必要です．

　術後は吻合部や横隔膜下，ウィンスロー孔などの腹腔内や，膵管や胆管内にドレーンが留置されます．各ドレーンの排液量や性状などに異常がないか観察し，合併症の早期発見に努めます．バイタルサインや検査データの変動にも着目し，患者状態をアセスメントします．また，疼痛コントロールや早期リハビリテーションの援助も重要な術後の看護ケアです．

●膵頭十二指腸切除と再建の例

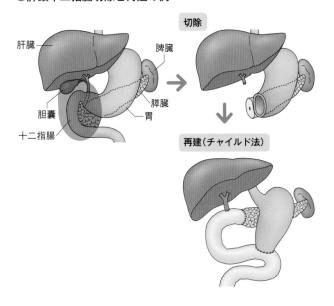

❿中心静脈栄養法〈IVH〉
⓬食事が開始

▼

徐々に経口摂取を開始する

　膵頭十二指腸切除術では，前述したように消化管吻合があるため，術後早期は禁飲食です．術後2～3日目から飲水を開始し，問題がなければ徐々に経口摂取を開始します．

　そのため術後は，中心静脈カテーテルが挿入され高カロリー輸液が投与されます．中心静脈栄養法では，必要カロリーを確実に投与することができる反面，カテーテル感染や血栓，出血，事故抜去などのリスクがあるので注意を要します．

　Aさんは経過良好で，食事が開始となったところですので，食事摂取量や排ガス・排便の有無，腹部症状，体重，検査データの観察，消化吸収しやすい食物の摂取について指導を行うなどの栄養管理が必要になります．医師，管理栄養士や薬剤師など多職種と連携して栄養サポートが行えるように調整することも必要です．

　また，周術期の絶食により嚥下機能が低下してしまうこともあるので，嚥下機能の評価や誤嚥に注意して食事摂取を促すように配慮します．

⓫インスリンの投与は必要ない

▼

内分泌機能が保たれている

　膵臓癌術後は，膵切除により膵臓の内分泌機能が低下します．インスリン分泌の減少により高血糖におちいりやすくなり，術後に糖尿病を発症し，経口血糖降下薬の内服やインスリン自己注射による血糖コントロールを生涯必要とする場合があります．術後は，中心静脈栄養を行っていることや，手術侵襲により異化ホルモンが亢進することにより，高血糖のリスクはさらに高まります．

　Aさんは，幸い血糖値の異常を認めず，インスリンを投与しなくても残存膵の内分泌機能がはたらいているということになります．

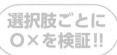

解説と正答

選択肢ごとに○×を検証!!

問題 91

Aさんのアセスメントで正しいのはどれか. **2つ選べ.**

選択肢1　脱水がある　✕

尿が濃くなったという記載があり，脱水による尿の濃縮と誤ってしまうかもしれませんが，この場合は血清ビリルビン値の上昇があることから，黄疸に伴う症状と考えられます. また脱水時は，循環血液量の減少から血圧が低下したり，少ない1回拍出量を回数で補おうとして頻脈になったりしますが，Aさんのバイタルサインとは矛盾します.

選択肢2　閉塞性黄疸である　○

胆汁の通過障害により，血清ビリルビン値が上昇することを閉塞性黄疸といいます. その際，直接ビリルビンの割合が高くなることが特徴です. 膵頭部癌では，腫瘍が胆管を閉塞することにより閉塞性黄疸を生じることがあります.

臨床実践

胆管の閉塞により胆汁の排泄が阻害されると，黄褐色の色素であるビリルビンが尿中に排泄され尿の色が茶色になることがあります.

選択肢3　膵炎を発症している　✕

膵炎では，膵臓から分泌される消化酵素であるアミラーゼ値が上昇します. Aさんはアミラーゼの上昇を認めないこと，腹痛がなかったことなどから，可能性は低くなります.

選択肢4　急性腎不全を発症している　✕

急性腎不全では，腎機能の低下により，排泄されるべき尿素窒素やクレアチニンがうまく体外に排泄されず，これらの検査データが上昇します. Aさんは尿素窒素，クレアチニンともに正常値であり，可能性は低くなります.

●表3　血液検査データの正常値

総ビリルビン	0.2 ～ 1.2mg/dL
直接ビリルビン	0.5mg/dL未満
血清アミラーゼ	60 ～ 190IU/L
血清尿素窒素	8 ～ 20mg/dL
血清クレアチニン	男性0.8 ～ 1.3mg/dL 女性0.5 ～ 0.9mg/dL
血清鉄	成人男性70 ～ 170 μ g/dL 成人女性60 ～ 150 μ g/dL

選択肢5　鉄欠乏性貧血の可能性がある　○

Aさんは，膵臓癌による消化吸収障害により鉄分の摂取が不足するリスクがあり，鉄欠乏性貧血の可能性があると考えられます.

正答 2,5

Key Word　鉄欠乏性貧血

貧血とはヘモグロビン濃度が基準値以下（成人男性では13g/dL以下，成人女性では12g/dL以下）に低下した状態をいいます. 貧血は，赤血球の産生障害や破壊亢進，急性の出血などによって起こります. ヘモグロビンは赤血球内タンパクの95％を占め，ヘモグロビンの合成には鉄（Fe）が必須です. 摂取不足などによって鉄が不足すると，鉄欠乏性貧血を生じます.

問題 92

　腹部造影CTにて膵頭部癌が疑われ，内視鏡的逆行性胆管膵管造影〈ERCP〉が行われ，膵液細胞診と膵管擦過細胞診とが行われた．また，内視鏡的経鼻胆道ドレナージ〈ENBD〉が行われ，ドレナージチューブが留置された．処置後18時間，チューブからの排液は良好で，腹痛はなく，Aさんはチューブが固定されている鼻翼の違和感を訴えている．バイタルサインは，体温37.1℃，脈拍76/分，血圧128/80mmHgであった．血液検査データは，総ビリルビン11.2mg/dL，直接ビリルビン8.2mg/dL，アミラーゼ96IU/L，白血球9,800/μL，CRP 3.5mg/dLであった．

　このときのAさんへの看護で正しいのはどれか．

選択肢1　禁食が続くことを伝える

　バイタルサインが安定し，嘔気・嘔吐や腹痛などの症状や膵炎などの合併症の徴候がなければ飲水が開始されます．その後，経過をみて医師の指示により経口摂取が開始されることがあり，必ずしも禁食が続くというわけではありません．

選択肢2　ベッド上安静が必要であることを伝える

　ERCP施行時には，苦痛緩和のため鎮静薬や鎮痛薬が使用されます．そのため，処置後は薬剤の影響により，歩行時のふらつきや意識レベルの低下に注意が必要です．医師に安静度を確認し，処置後数時間は床上安静となることがほとんどです．しかし，処置後18時間を経過してもなお，薬剤の効果が遷延する可能性は低く，現時点で必ずしもベッド上安静が必要というわけではありません．

選択肢3　鼻翼にドレナージチューブが接触していないか確認する

　看護実践のなかで，患者さんの訴えに耳を傾け病状の変化を鋭敏にとらえたり，患者さんの苦痛緩和に努めることはとても重要です．Aさんは，鼻翼の違和感を訴えているため，ENBDチューブによるなんらかの異常を呈していないか観察することは，優先度が高いといえます．とくに，鼻腔粘膜にチューブが接することで局所が圧迫され，潰瘍を形成することがあり，注意が必要です．圧迫を回避するようにテープ固定法を工夫し，定期的に貼り替えを行います．

選択肢4　ドレナージチューブを持続吸引器に接続する準備をする

　通常，ENBDは自然流出で行うため，持続吸引を行うことはありません．

正答 3

臨床実践

　ただし離床時には，付き添ったり，みまもりにより転倒のリスクを回避することや，留置したドレナージチューブが引っ張られて予定外抜去されてしまわないように援助することが必要です．

知っておこう　医療関連機器圧迫創

　最近では，カテーテルやチューブ，深部静脈血栓予防ストッキング，酸素マスク，非侵襲的陽圧換気用のマスクなど医療関連機器による圧迫が原因で発生する皮膚障害を「医療関連機器圧迫創（MDRPU）」と呼称し，注目されています．

MDRPU：medical device related pressure ulcer，医療関連機器圧迫創

Key Word ENBD

ENBDでは，Gボトル®といわれる採液ボトルを使用することが多く，胆汁の排出は患者さんの体内圧と重力により行われるため，できるだけ低い位置に設置するようにします．チューブは内腔が2つに分かれていて，ひとつは採液腔，もう一方は排出された液体と同じ体積の空気がボトル外に出る腔となっています．空気孔を塞がないよう注意することも必要です．

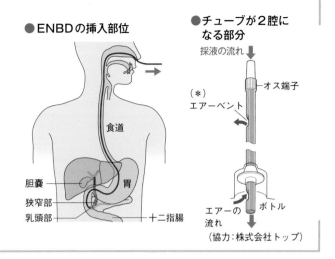

● ENBDの挿入部位

食道
胆嚢
狭窄部
乳頭部
胃
十二指腸

● チューブが2腔になる部分

採液の流れ
（*）
エアーベント
オス端子
エアーの流れ
ボトル
（協力：株式会社トップ）

問題 93

細胞診の結果，クラスⅤで膵頭部癌と診断された．上部消化管内視鏡検査で十二指腸に出血を伴う膵癌の浸潤を認め，胃切除を伴う膵頭十二指腸切除術が行われた．術後，中心静脈栄養法〈IVH〉を行ったがインスリンの投与は必要ないと判断された．経過は良好であり，食事が開始された．
このときのAさんに対する説明で適切なのはどれか．

選択肢1　便秘が起こりやすい

膵臓癌術後は，膵切除により消化液の分泌量が減少することや，上腸間膜動脈周囲の神経叢を切除・郭清する影響などにより消化吸収機能が低下し，下痢が起こりやすいといわれています．また，術後の易感染状態では，MRSA腸炎などの感染性腸炎による下痢が起こる場合もあり，注意が必要です．

選択肢2　脂質の制限は不要である

膵臓は消化酵素を産生し，膵液として十二指腸に分泌しています．膵臓が産生する消化酵素のひとつである膵リパーゼは，乳化した脂質を加水分解する作用があります．膵切除によりリパーゼの分泌が減少すると，脂質の消化吸収能が低下するので，脂質を多く含む食品の摂取を控えるよう指導します．

選択肢3　カロリー制限が必要となる

前述のとおり，脂肪が多く高カロリーな食物は避けるべきですが，良質なタンパク質の摂取や必要エネルギーの摂取は必要です．

臨床実践

膵頭十二指腸切除術では，消化管の切除・再建を行うため，術前よりも消化吸収能が低下したり，食事摂取量が減ってしまいます．術前から体重減少や消化吸収能の低下があることも多く，患者さんは低栄養状態である可能性があります．術後の回復過程では，筋力の回復やエネルギーを蓄えていくことが必要なので，適正なカロリーの摂取は必要です．

選択肢4　ダンピング症状が起こりやすい

胃は貯留した食物を胃液により消化し，幽門を介して少しずつ十二指腸に排出しています．胃切除により，術後に胃の機能が失われ，食物が急激に小腸に流れ込むことによって起こる症状（ダンピング症状）に注意が必要です．

正答4

MRSA：methicillin-resistant Staphylococcus aureus，メチシリン耐性黄色ブドウ球菌

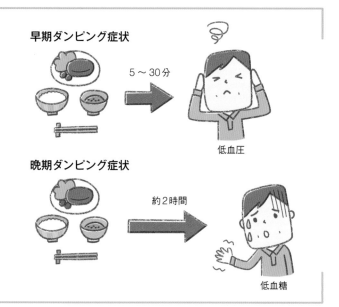

早期ダンピング症状

5〜30分

低血圧

晩期ダンピング症状

約2時間

低血糖

Key Word　ダンピング症状

ダンピング症状には，早期ダンピング症状と晩期ダンピング症状があります．

早期ダンピング症状は，食後5〜30分のうちに起こり，急激に高濃度の食物が腸内に流れ込むことによって，多量の水分が腸に集まり循環血液量が減少し，低血圧となります．

晩期ダンピング症状は，急激に小腸でグルコースが吸収されることにより血糖値が急上昇し，その結果，食後2時間ほどでインスリンの過分泌が起こり，低血糖症状を呈するものです．

この問題を通して覚えておきたいこと

膵臓癌の周術期管理に関する知識を整理し，患者アセスメントと看護実践に活かす

膵臓癌の患者さんは，診断がついたときにはすでに多くの症状を呈し，疾患による身体的苦痛を抱えています．また予後不良であることが多く，精神的にも危機的状況にあります．行われる治療，処置は苦痛を伴い合併症のリスクが高いものが多く，とくに手術療法は腹部手術のなかでも侵襲が大きく，きめ細やかな看護が求められます．疾患の特徴や治療・検査の合併症などに関する知識をもち，成り行きを予測して異常の早期発見や対応に努めることが必要です．

近年，「臨床推論」というキーワードが注目されています．これは，「臨床医が特定の状況下で，最良の判断に基づく行動を起こすことを可能にするための思考のプロセス」といわれています．検査データを解釈したり，診断を考えたりする

ことは必ずしも看護師の責務ではないかもしれません．しかし，看護行為を選択し実践する過程では，目の前の患者さんの背景からなんらかの臨床判断を下しています．つまり，看護実践は推論による思考の積み重ねであるといえます．疾患に関する知識やフィジカルイグザミネーションの技術を駆使し，患者アセスメントに活かすことにより，患者さんの健康問題の解決に結びつくような最良の看護行為を導き出すことが求められます．

今回は，膵臓癌の周術期管理に関する設問でした．疾病の特徴，検査・処置のポイント，術前・術後の観察ポイント，合併症，ドレーン管理に関すること，栄養管理における注意点など，今一度知識を整理しておきましょう．

引用・参考文献
1）河合 忠ほか編：異常値の出るメカニズム．第6版，医学書院，2013.
2）ナーシング・スキル日本版：内視鏡的逆行性胆道膵管造影（ERCP）．https://nursingskills.jp
3）小澤瀞司ほか編：標準生理学．第7版，医学書院，2009.
4）日本褥瘡学会編：ベストプラクティス 医療関連機器圧迫創傷の予防と管理．http://www.jspu.org/jpn/info/pdf/bestpractice.pdf
5）石松伸一監：実践につよくなる 看護の臨床推論 ケアを決めるプロセスと根拠．学研メディカル秀潤社，2014.

1型糖尿病の小児の看護

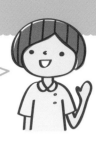

問題

この問題を
解説して
くれるのは
柏崎 純子
共立女子大学看護学部
看護学科 准教授

9歳のAちゃんは，2か月前から口渇，多飲および多尿があった．学校の健康診断で尿糖が陽性であったため，受診した．受診時の検査で，Aちゃんは，血糖398 mg/dL（食後3時間経過），HbA1c 9.3 %，動脈血pH 7.40，尿糖4＋，尿ケトン体＋で，1型糖尿病（type 1 diabetes mellitus）の疑いで入院した．

112　Aちゃんのアセスメントで正しいのはどれか．**2つ選べ**．

1. 高血糖
2. 浸透圧利尿
3. 腎機能の低下
4. ケトアシドーシス
5. グルカゴンの分泌低下

113　Aちゃんは1型糖尿病（type 1 diabetes mellitus）と診断され，インスリン注射4回法（朝・昼・夕に超速効型インスリン，就寝前に持効型インスリン）が開始された．

Aちゃんへのインスリン注射の指導で適切なのはどれか．

1. 学校では注射をしない．
2. 自己注射の習得を目指す．
3. 毎回，同一部位に注射する．
4. 注射は朝昼夕の食事の30分前に行う．

114　Aちゃんはインスリン療法を始めてからも食後2時間の血糖値が300〜400mg/dLで高いため，超速効型インスリンが増量された．また，退院後に学校で行う体育の授業を考え，80kcalの運動を15時に行うことになった．運動後，Aちゃんは悪心と手のふるえがあり，血糖値は54mg/dLであった．入院患者へ夕食が配膳されるのは18時である．

Aちゃんへの看護師の対応で優先されるのはどれか．

1. おにぎりを食べさせる．
2. 低血糖症状の教育を行う．
3. グルコースを摂取させる．
4. 夕食まで安静にするよう伝える．

※一部改変

患児の状態をアセスメントするとともに, 発達課題や今後の生活を考慮した援助を実践する

高血糖による昏睡やショックに注意が必要

1型糖尿病では, 高血糖によって脱水や意識障害をきたし, 重度の昏睡やショックなど生命の危険にさらされることがあります. そのため, 患児の身体的状態をアセスメントし, 早期に適切な対応が求められます.

生涯にわたりインスリン治療を行う

1型糖尿病では, 生涯にわたりインスリン治療を行っていかなければなりませんが, それは容易なことではありません.

インスリン注射の手技獲得に向けた援助に加え, 疾患を自分のこととしてとらえて, 前向きにつきあっていけるよう心理的援助も必要となります.

学校生活や発達課題に影響する可能性

小児期における糖尿病の発症や治療は, 低血糖ひとつをとっても失敗体験となり, 学校生活や友人関係などに影響を及ぼします. そのため, 糖尿病を持ちながら発達課題を達成していけるように, 体育の授業やおやつなど, 患児の生活に合わせた療養法を提案するとともに, 親や学校の教員などとの調整も重要です.

情報収集とアセスメント

設問を読み解く

ここでは, 患者さんがどのような状況にあるのか, 問題文からくわしく読み解いていきます.

問題文

❶9歳のAちゃんは, ❷2か月前から口渇, 多飲および多尿があった. 学校の健康診断で❸尿糖が陽性であったため, 受診した. 受診時の検査で, Aちゃんは, ❹血糖398mg/dL（食後3時間経過）, ❺HbA1c 9.3%, ❻動脈血pH7.40, ❼尿糖4＋, ❽尿ケトン体＋で, ❾1型糖尿病(type 1 diabetes mellitus)の疑いで入院した.

❶9歳

▼

糖尿病のタイプとしては 1型糖尿病が多い時期である

　糖尿病は成因によって4つに分類され，2型糖尿病が95％以上を占めますが，小児期で多いのは1型糖尿病です．

❷2か月前から口渇，多飲および多尿
❸尿糖が陽性
❹血糖398mg/dL（食後3時間経過）
❺HbA1c 9.3％

▼

高血糖の期間が判断できる

　尿糖が陽性であったことや，血糖値から，高血糖であることがわかります．さらに口渇や多飲，多尿の症状から高血糖によって，浸透圧利尿が起こったことが判断できます．

　症状が2か月前から認められることとHbA1cが高値であることで，入院からさかのぼって1～2か月間，高血糖が続いていたことが判断できます．

❹血糖398mg/dL（食後3時間経過）
❻動脈血pH7.40
❼尿糖4＋
❽尿ケトン体＋
❾1型糖尿病

▼

インスリンの作用不足によって高血糖をきたしていることが予測できる

　血糖値や尿糖の結果から高血糖であることがわかります．また，尿ケトン体が認められています．ケトン体は，インスリンの作用不足によって細胞にエネルギー源のブドウ糖が取り込まれなくなり，その代わりに脂肪を分解してエネルギーとして利用したため，生成されます．

　ケトン体が増加すると，血液は酸性に傾きます．設問ではpH7.40と低下していないため，アシドーシスにはいたっていない状態です．しかし，ケトーシス状態であったことはインスリンの欠乏状態を示し，1型糖尿病と診断されていることから，インスリン治療が必須となります．

●糖尿病の種類

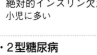

・1型糖尿病
β細胞の破壊による絶対的インスリン欠乏．小児に多い

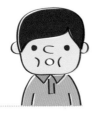

・2型糖尿病
インスリン分泌低下を主体とするものと，インスリン抵抗性が主体でインスリンの相対的不足を伴うものなどがある．中高年に多い

・そのほかの特定の機序，疾患によるもの

・妊娠糖尿病

●糖尿病ケトアシドーシスと高浸透圧性高血糖状態の特徴

		糖尿病ケトアシドーシス	高浸透圧性高血糖状態
病態		インスリン依存状態	インスリン非依存状態
誘因		インスリン注射の中止または減量，感染症，手術，妊娠	高カロリー輸液，脱水，感染症，手術，薬剤（ステロイド，利尿薬）など
発症年齢		若年者（30歳以下）が多い	高齢者が多い
前駆症状		激しい口渇，多飲，多尿，体重減少，全身倦怠感，悪心，嘔吐，腹痛，精神活動の低下	明確かつ特異的な症状に乏しい，倦怠感，頭痛，消化器症状
身体所見		脱水，アセトン臭（フルーツの香り），意識障害，クスマウル大呼吸，血圧低下，頻脈	高度な脱水，血圧低下，痙攣，振戦
検査所見	血糖	≧300mg/dL～1,000mg/dL	≧600mg/dL～1,500mg/dL
	ケトン	尿中：（＋）～（3＋）	（－）～（±）
	Na	正常～やや低下	上昇するものが多い
	浸透圧	上昇（>300mOsm/L）	著明に上昇（>350mOsm/L）
	pH	低下（<7.3）	正常～やや低下（7.3～7.4）
注意点		補液により脳浮腫や心不全，肺水腫，低カリウム血症になりやすい	

柏崎純子編：糖尿病ビジュアルナーシング．学研メディカル秀潤社，2015を参考に作成

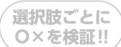
問題 112

Aちゃんのアセスメントで正しいのはどれか.**2つ選べ**.

選択肢1　高血糖

随時血糖値が200mg/dL以上の場合, 糖尿病型と判定されます. また, 一般的に血糖値が170mg/dL以上(尿糖排泄閾値)になると, 尿中にブドウ糖が排泄され, 尿糖が陽性になり, 高血糖を意味します.

HbA1cが6.5%以上の場合も糖尿病型と判定されますが, 血糖値とともに糖尿病型の場合, 糖尿病と診断されます.

選択肢2　浸透圧利尿

高血糖になると, 尿中にブドウ糖が多量に排泄されることで尿細管内の浸透圧が上昇し, 尿を等張に保つために尿細管での水の再吸収が減少して, 多尿となります.

また, 血管内のブドウ糖濃度(血糖値)が高いため, 血管の内外で等張を保とうとして, 血管の外から内側へ水分を取り込み, 血管内のブドウ糖の濃度を下げようとします.

選択肢3　腎機能の低下

腎臓の機能の指標として, 血液検査では血中尿素窒素(BUN)やクレアチニンが用いられますが, 本問では示されていません.

選択肢4　ケトアシドーシス

インスリンの作用不足によって, エネルギー源となる糖質を十分に利用できない場合, 代わりに脂肪を燃焼させてエネルギーとします. このとき, 燃えかすとしてできるのがケトン体です.

ケトン体は酸性であるため, 増加すると血液が酸性に傾いてpHが7.3未満に低下し, ケトアシドーシスの状態になりますが, 本問ではpHは7.40です.

選択肢5　グルカゴンの分泌低下

グルカゴンは, 膵臓α細胞から分泌され, 血糖値を上げるホルモンです. 糖尿病では, 膵臓β細胞から分泌されるインスリンの分泌低下によって, 高血糖をきたします.

正答 **1,2**

→ **HbA1c**(ヘモグロビンエーワンシー)

糖化ヘモグロビンともいい, 赤血球中のヘモグロビンに糖がどのくらい結合しているかを示します.

過去1〜2か月間の平均血糖値を反映するため, 慢性の高血糖状態であることが推測できます. 血糖値とともにHbA1cの値も確認することが重要です.

臨床実践

糖尿病の合併症である糖尿病腎症では, 尿中微量アルブミンや尿タンパクを指標にし, 第3期以降では浮腫や倦怠感などの症状が出現します.

●糖尿病腎症の病期と症状

病期	症状	要因
第1期〜第2期	とくになし	
第3期	浮腫	低タンパク血症
	体動時の息切れや息苦しさ	溢水(肺水腫)
	腹部膨満感	腹水貯留
第4期	倦怠感, めまい, 顔色不良	貧血
	嘔気, 嘔吐	尿毒症
	しびれ, 脱力	高カリウム血症
	筋肉の強直	低カルシウム血症

BUN：blood urea nitrogen, 血中尿素窒素

臨床実践

　ケトアシドーシスの症状では，治療が遅れれば死にいたるため，日頃からインスリンの注射忘れ予防やシックデイルールなどの教育が重要です．

●高血糖から生じるさまざまな症状

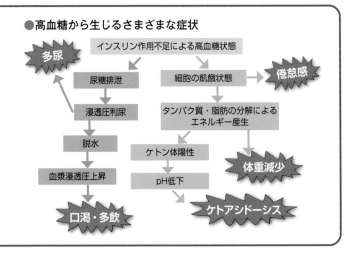

問題 113

　Aちゃんは1型糖尿病(type 1 diabetes mellitus)と診断され，インスリン注射4回法(朝・昼・夕に超速効型インスリン，就寝前に持効型インスリン)が開始された．
　Aちゃんへのインスリン注射の指導で適切なのはどれか．

選択肢1　学校では注射をしない

　1型糖尿病はインスリンの絶対的欠乏によって高血糖をきたすため，インスリン治療が不可欠です．可能なかぎり生理的インスリンの分泌動態を模倣することが重要なため，インスリンの4回注射が理想的です．

選択肢2　自己注射の習得を目指す

　子どもだからといって，インスリンの自己注射ができないと決めつけないことが大切です．
　一度に注射手技を覚えられなくとも，段階を追って注射手技を習得できるように援助していきます．キャンプなどへの参加を促し，ほかの患児が注射している姿を見せるといったモデリングによっても手技の習得が可能になります．
　両親や学校の教員への指導も必要になりますが，患児が安心して注射できる環境を整えることが重要です．

選択肢3　毎回，同一部位に注射する

　インスリン注射における副作用として，脂肪萎縮(インスリンリポアトロフィー)や脂肪肥大(インスリンリポハイパートロフィー)といった脂肪変性(インスリンリポジストロフィー)が起こります．
　いずれも同一部位に注射することが要因となり，このような脂肪変性した部位への注射は，インスリンの吸収が阻害されるため，効果が十分に出現しません．よって同一部位への注射は避ける必要があります．

選択肢4　注射は朝昼夕の食事の30分前に行う

　インスリン製剤は作用発現時間や作用持続時間が異なるため，注射のタイミングに注意する必要があります．タイミングを誤ると低血糖や高血糖をきたし，血糖値の乱れにつながります．
　超速効型インスリンは注射して約10～15分で作用が発現するため，食事の直前に注射します．

正答2

●インスリン注射の指導

　毎回，2〜3cmずらして注射することで脂肪萎縮や脂肪肥大を予防することができるため，注射手技の指導時には必ず説明しましょう．

　また，インスリンの吸収速度は，部位ごとに異なります．インスリン注射が可能な腹部，上腕，殿部，大腿部は，この順番でインスリンの吸収速度が速くなります．そのため，同一時間帯の注射は腹部なら腹部といったように，統一した部位への注射が望ましいです．

問題 114

　Aちゃんはインスリン療法を始めてからも食後2時間の血糖値が300〜400mg/dLで高いため，超速効型インスリンが増量された．また，退院後に学校で行う体育の授業を考え，80kcalの運動を15時に行うことになった．運動後，Aちゃんは悪心と手のふるえがあり，血糖値は54mg/dLであった．入院患者へ夕食が配膳（はいぜん）されるのは18時である．

　Aちゃんへの看護師の対応で優先されるのはどれか．

選択肢1　おにぎりを食べさせる

　おにぎりは糖質であり，血糖値を上昇させますが，消化や分解に時間を要します．そのため，すみやかに血糖値の上昇が求められる低血糖時の対応としては不適切です．

　運動などによって血糖値の低下が予測される場合は，補食として，あらかじめおにぎりやクッキーなどを摂取することが必要です．

選択肢2　低血糖症状の教育を行う

　低血糖時にはすみやかな血糖上昇をはかる必要があるため，低血糖時に教育するのは不適切です．

　血糖値が上昇し低血糖症状が消失したら，低血糖の要因をともに考え，予防に努めていく必要があります．

選択肢3　グルコースを摂取させる

　低血糖時には，最も速く吸収されるブドウ糖そのものを摂取することが適切です．

　砂糖やアメなどは糖分が含まれていますが，ブドウ糖への分解に時間を要します．低血糖時に摂取できるよう，ブドウ糖の携帯が必要です．粉末やタブレット，ゼリーなど，患者さんの状況に応じて選択しましょう．

　ブドウ糖がない場合はブドウ糖の含まれているジュースなどが望ましいです．

選択肢4　夕食まで安静にするよう伝える

　安静によって低血糖の改善は望めません．低血糖時はすみやかな血糖上昇のためにブドウ糖の投与が必要です．

　低血糖によって意識障害や倦怠感が出現した場合は，ブドウ糖の投与後に安静を促します．

正答 3

臨床実践

　低血糖によって意識障害がみられる場合は誤嚥のリスクがあるため，ブドウ糖の静脈注射や血糖上昇ホルモンであるグルカゴンの投与が必要となります．

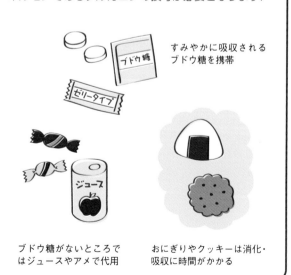

すみやかに吸収されるブドウ糖を携帯

ブドウ糖がないところではジュースやアメで代用

おにぎりやクッキーは消化・吸収に時間がかかる

Key Word 低血糖

低血糖は重度になると痙攣，意識消失，昏睡をきたすため，インスリン療法を行っている患者さんに対する低血糖の教育は大変重要です．

●低血糖の要因

①インスリンや糖尿病治療薬が多かった．
②食事量が少なかった（主食が少ない）．
③食事時間が遅くなった．
④運動量が多かった．
⑤インスリンの注射部位がいつもと異なった．
⑥アルコールを摂取した．

●低血糖の症状

血糖値

70mg/dL
60mg/dL
50mg/dL
30mg/dL

自律神経症状（交感神経症状）
冷汗，手指振戦，動悸，
生あくび，頭痛など

中枢神経症状
目のかすみ，めまい，脱力
集中力の低下，異常行動など
痙攣，意識消失，昏睡

※頻回に低血糖を起こす患者さんや，神経障害が進行している場合，低血糖の症状を自覚しない無自覚低血糖を引き起こしやすい

この問題を通して覚えておきたいこと

インスリン注射，血糖測定などは，患者さんの生活に合わせた指導が重要

1型糖尿病の多くは急性発症です．突然，糖尿病と診断され，インスリン治療が必須となった状況では，糖尿病であることを受け入れるのは難しいことです．したがって，糖尿病を自分のこととして受け止め，生活の中でインスリン注射を継続できるよう支援していきます．

小児期では身体的にも精神的にも成長過程であることを考慮し，支援していくことが重要です．両親や学校の教員とも連携をとり，学校生活が円滑に送れるようにしましょう．

1型糖尿病では食事や運動などその人の生活に合わせてインスリン注射を調整していくことが必要です．そのためには，患者さんの生活を知ること，つまり患者さんの話を聴くこと

が大切です．

また，糖尿病やインスリン注射への受け入れができていない状況では，自己注射は困難となります．受け入れ状況に合わせて，援助していくことが必要です．

そして，どんなことで血糖値が変動するのか，インスリンの種類と作用，作用時間について，また，低血糖についての知識も習得しておく必要があります．

患者さんの生活に合わせたインスリン治療につながることはもちろん，糖尿病やインスリン注射，血糖測定に関する知識や技術は，周術期や周産期などさまざまな場面で必要となります．

引用・参考文献
1）日本糖尿病学会：糖尿病治療ガイド2020－2021．文光堂，2020．
2）柏崎純子編：糖尿病ビジュアルナーシング．学研メディカル秀潤社，2015．
3）日本糖尿病療養指導士認定機構：糖尿病療養指導ガイドブック2014．メディカルレビュー社，2014．

MEMO

小児1型糖尿病患者の看護

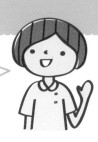

問題

この問題を
解説して
くれるのは

大原 裕子
千葉大学大学院
看護学研究科

Aちゃん(11歳, 女児)は, 両親と3人で暮らしている. 3週前から疲労感を訴え昼寝をするようになった. そのころから夜間に尿意で起きてトイレに行くようになり, 1日の尿の回数が増えた. 2日前から食欲がなくヨーグルトや水分を摂取していたが, 今朝から吐き気と嘔吐とがあり水分も摂れない状態になったため, 母親とともに受診した. 血液検査データは, 赤血球580万/μL, Hb 13.9g/dL, Ht 44%, 白血球9,500/μL, 尿素窒素31mg/dL, クレアチニン0.7mg/dL, Na 141mEq/L, K 4.8mEq/L, Cl 94mEq/L, 随時血糖900mg/dL. 動脈血ガス分析は, pH 7.21, BE − 12.3, HCO3 − 10.9mEq/L. 尿検査は, 尿糖2+, 尿ケトン体3+であった. Aちゃんは1型糖尿病の疑いで入院した.

入院時のバイタルサインは, 体温37.3℃, 呼吸数20/分, 脈拍120/分, 整, 血圧110/68mmHgであり, 点滴静脈内注射が開始された.

103 入院時のAちゃんの状態で注意すべき所見はどれか. **2つ選べ.**
1. 冷汗　　2. 浮腫　　3. 悪寒　　4. 意識障害　　5. 皮膚の弾力性の低下

104 Aちゃんは, インスリンの持続的な注入を開始し, 3日後, 血糖値が安定した. 1型糖尿病と診断が確定しインスリン自己注射を始めることになった. ペン型注入器を用いて, 毎食前に超速効型インスリンの皮下注射, 21時に持効型溶解インスリンの皮下注射を行うという指示が出ている.

Aちゃんと両親に対するインスリン自己注射の指導で適切なのはどれか. **2つ選べ.**
1. インスリンを注射する部位は前回と違う部位に行う.
2. 超速効型インスリンは単位数を変更せずに注射する.
3. 食欲がないときは食後に超速効型インスリンを注射する.
4. 血糖値が100mg/dL以下のときは持効型溶解インスリンの注射を中止する.
5. インスリンの注射をした後は針を刺した場所をよくもむ.

105 Aちゃん及び両親は, 1型糖尿病の療養生活に必要な知識や手技を順調に獲得した. 血糖値が良好にコントロールされたため, 退院に向けてAちゃんと両親, 主治医, 担当看護師および学校の関係者との間でこれからの学校生活について話し合った.
医療者から学校の関係者に伝える内容で最も適切なのはどれか.
1. 「長距離走や水泳の授業は見学させてください」
2. 「宿泊を伴う校外活動は保護者の同伴が必要です」
3. 「教室内にインスリン注射を行う場所を設けてください」
4. 「家庭科の調理実習は同級生と違う献立にしてください」
5. 「手指の震えや強い空腹感があるときはブドウ糖の補食が必要です」

1型糖尿病についての知識をもち，疾患の管理を支援しよう！

1型糖尿病の病態から看護までを理解する

1型糖尿病に関する知識を問う問題です．1型糖尿病の病態とともに，典型的な治療法と必要となる看護について理解していることが問題のポイントです．典型的な1型糖尿病の発症時の病態について理解しておきましょう．

インスリン療法の自己管理を支援する

糖尿病の治療は大きく，食事療法，運動療法，薬物療法に分けられますが，1型糖尿病ではとくにインスリンを用いた薬物療法が要になります．患者さん自身と周囲の人々がインスリン療法を正しく理解し，患者さんが自分の生活の中で上手に管理できるようにいかに支援するかが看護のポイントになります．

ライフステージを考慮した支援を行う

1型糖尿病の発症年齢は，小児～青年期に多いのが特徴です．この問題でも小児が対象となっていることから，そのライフステージを考慮した支援についても理解しておくことが大切です．

情報収集とアセスメント　設問を読み解く

ここでは，患者さんがどのような状況にあるのか，問題文からくわしく読み解いていきます．

問題文

Aちゃん(11歳，女児)は，両親と3人で暮らしている．❶3週前から疲労感を訴え昼寝をするようになった．そのころから夜間に尿意で起きてトイレに行くようになり，❷1日の尿の回数が増えた．❸2日前から食欲がなくヨーグルトや水分を摂取していたが，❹今朝から吐き気と嘔吐とがあり水分も摂れない状態になったため，母親とともに受診した．血液検査データは，赤血球580万/μL，Hb 13.9g/dL，Ht 44％，白血球9,500/μL，❺尿素窒素31mg/dL，クレアチニン0.7mg/dL，Na 141mEq/L，K 4.8mEq/L，Cl 94mEq/L，❻随時血糖900mg/dL．❼動脈血ガス分析は，pH 7.21，BE － 12.3，HCO₃⁻ 10.9mEq/L．❽尿検査は，尿糖2＋，尿ケトン体3＋であった．Aちゃんは1型糖尿病の疑いで入院した．
入院時のバイタルサインは，体温37.3℃，呼吸数20/分，脈拍120/分，整，血圧110/68mmHgであり，❾点滴静脈内注射が開始された．

104　Aちゃんは，❿インスリンの持続的な注入を開始し，3日後，血糖値が安定した．
1型糖尿病と診断が確定しインスリン自己注射を始めることになった．ペン型注入器を用いて，⓫毎食前に超速効型インスリンの皮下注射，21時に持効型溶解インスリンの皮下注射を行うという指示が出ている．

105　Aちゃん及び両親は，1型糖尿病の療養生活に必要な知識や手技を順調に獲得した．
血糖値が良好にコントロールされたため，⓬退院に向けてAちゃんと両親，主治医，担当看護師および学校の関係者との間でこれからの学校生活について話し合った．

❶3週前から疲労感
❷1日の尿の回数が増えた
❻随時血糖900mg/dL

▼

インスリンの作用不足による
症状が出現している

　糖尿病患者さんでは，高血糖状態が持続すると，口渇，多飲，多尿，体重減少，易疲労感などの特徴ある症状を呈します．

　血糖値が160mg/dLを超えると，尿中に糖が排泄され浸透圧利尿が起こり，多尿が生じます．そして，高血糖により血漿浸透圧が上昇すると，血中ブドウ糖濃度を薄めようと口渇が生じ，多飲が起こります．つまり，脱水の状態になっているということです．さらに，インスリンの作用不足がすすむと，各組織がブドウ糖をエネルギー源として効果的に利用できないため全身倦怠感が生じます[1]．

　Aちゃんもこれらによって，疲労感を訴えたり，排尿回数が増えていたと考えられます．ここに情報はありませんが，同時に口渇や多飲の症状もあったのではないかと推察することができます．

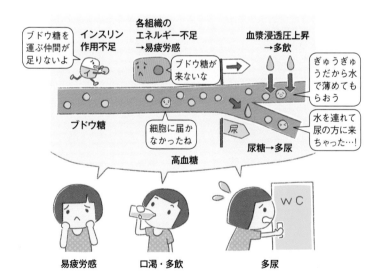

❶3週前から疲労感
❷1日の尿の回数が増えた
❸2日前から食欲がなく
❹今朝から吐き気と嘔吐
❺尿素窒素31mg/dL，クレアチニン0.7mg/dL，Na 141mEq/L，K 4.8mEq/L，Cl 94mEq/L，
❻随時血糖900mg/dL，❼動脈血ガス分析は，pH 7.21，BE − 12.3，HCO₃⁻ 10.9mEq/L，
❽尿検査は，尿糖2＋，尿ケトン体3＋

▼

糖尿病ケトアシドーシスの
症状が出現している

　1型糖尿病は，糖尿病ケトアシドーシス（DKA）として急性発症することが多いです．糖尿病ケトアシドーシスとは，極度のインスリン欠乏と，コルチゾールやインスリン拮抗ホルモンの増加により，300mg/dL以上の高血糖，高ケトン血症，pH7.3未満のアシドーシスをきたした状態です[3]．

　糖尿病ケトアシドーシスの症状は，著しい口渇，多尿，体重減少，倦怠感，意識障害などのほかに消化器症状が特徴的だとされています[2]．Aちゃんに食欲がなくなり吐き気や嘔吐があったのは，糖尿病ケトアシドーシスの症状によるものと考えられます．

　Aちゃんのデータをみていきましょう．尿中に糖が出ているので，尿糖（基準値−〜±）が2＋となっています．随時血糖値は900mg/dLですから，明らかな高血糖です．尿ケトン体は3＋と尿中にケトン体が多く排泄されています．動脈血ガス分析からはpHが7.21とこれもまた明らかなアシドーシスであることがわかります．そのほか電解質，尿素窒素（BUN）の検査値からもAちゃんの血液データはほぼ糖尿病ケトアシドーシスの所見に合致することがわかります[4,5]．

●糖尿病ケトアシドーシスの検査所見

	基準値	糖尿病性ケトアシドーシス	Aちゃんのデータ
血糖	60 〜 139mg/dL	250 〜 1,000mg/dL	900mg/dL
尿ケトン体	−	＋〜＋＋＋	＋＋＋
HCO₃⁻	24 ± 2mEq/L	18mEq/L以下	10.9mEq/L
pH	7.4 ± 0.05	7.3以下	7.21
Na	138 〜 144mEq/L	正常〜軽度低下	141mEq/L
K	3.6 〜 4.7mEq/L	軽度上昇，治療後低下	4.8mEq/L
Cl	102 〜 109mEq/L	95mEq/Lの未満のことが多い	94mEq/L
BUN	8 〜 20mg/dL	増加	31mg/dL

DKA：diabetic ketoacidosis，糖尿病ケトアシドーシス

❾点滴静脈内注射が開始

▼

脱水や血糖値，電解質の補正がされている

糖尿病ケトアシドーシスの治療として，輸液とインスリン投与によって脱水や血糖値，電解質などの補正が行われます．

初期治療ではただちに生理食塩水を用いてかなり速めの滴下スピード（500 ～ 1,000L/時）で点滴静脈内注射を開始します．開始後は患者さんの状態やデータをモニタリングしつつ，医師の指示を受けながら滴下スピードを落とし，輸液量を調節します[6]．

Ａちゃんも，この治療のために点滴静脈内注射が開始となったと考えられます．

❿インスリンの持続的な注入

▼

脱水のため，静脈注射を選択

糖尿病ケトアシドーシスの治療では，インスリンは少量持続静脈注射法が原則です．脱水により吸収が不安定であるため皮下注射は通常行われません．

また，現在インスリンはその作用の仕方によって，超速効型，速効型，中間型，混合型，配合溶解，持効型溶解の6つに分類されています．静脈注射法に用いられるインスリンの種類は原則速効型インスリンと一部の超速効型インスリンのみです．中間型インスリンや持効型溶解インスリンは静脈注射に用いてはいけません[2]．

●インスリン製剤の作用時間

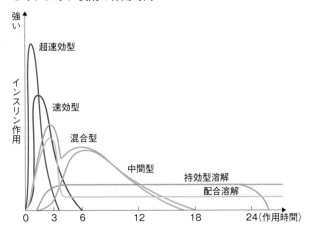

⓫毎食前に超速効型インスリンの皮下注射，21時に持効型溶解インスリンの皮下注射を行う

▼

生理的なインスリン分泌動態に近づける

Ａちゃんの場合は1型糖尿病でインスリン分泌の絶対的欠乏状態にあり，自分の膵臓からインスリンを作り出すことができない状態です．そのため，注射によって補う必要があり，注射回数も「基礎分泌」にあたる持効型溶解インスリン（**図1**，p.145 知っておこう 参照）を21時に1回と，3食の食事前に「追加分泌」にあたる超速効型インスリンを3回の，1日4回のインスリン皮下注射を行うことになっています．

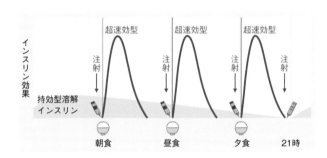

⓬退院に向けてＡちゃんと両親，主治医，担当看護師および学校の関係者との間でこれからの学校生活について話し合った

▼

糖尿病の自己管理ができるだけ普通の学校生活の中でなされるようにサポートする

Ａちゃんは小学校高学年であり，Ａちゃん自身が主体となってインスリン自己注射や血糖自己測定などを含めた自己管理を行っていける時期です．教師や家族はＡちゃんの自己管理を支える支援者となることが重要であり，医療者は，糖尿病に関する知識として，治療や必要となる療養行動，それに対する周囲の支援方法などについて学校側に説明し，学校全体の理解を得るようにします．

学童期にある1型糖尿病患児に対する支援目標は，学校生活を安全かつ普通に送り，集団生活の中で糖尿病であることによる疎外感をもたずに療養行動を主体的に行えるようにすることです[2]．

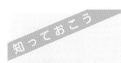

インスリン療法

正常なインスリン分泌は2種類

人間の体において血糖値の調節は，主にインスリンがその役割を果たしています．インスリン分泌の仕方は2種類あり，常に一定の量を分泌する「基礎分泌」と，食物を摂ったときの血糖上昇に合わせて分泌する「追加分泌」とがあります[7]．

つまり，この分泌の仕方にできるだけ近づけるようにインスリンを投与していくのが基本的なインスリン療法の考え方です．

インスリン製剤で正常の分泌動態に近づける

すでに述べたようにインスリンはそれぞれ作用時間が異なっています．これらのインスリンを組み合わせて正常なインスリン分泌動態に近づけていきます．

「基礎分泌」に対応するインスリンとして，作用時間の長い中間型インスリンや持効型溶解インスリンを用います．

また，「追加分泌」には，注射後比較的早めに作用が発現し作用時間が短い超速効型インスリンや速効型インスリンを用います．

そのほか，混合型や配合溶解は，最大作用時間や持続時間の異なるインスリンがあらかじめ組み合わされているので，その患者さん自身のインスリン分泌能に応じて量や注射回数を調整していくことができます．

●図1　正常なインスリン分泌動態と対応するインスリン製剤

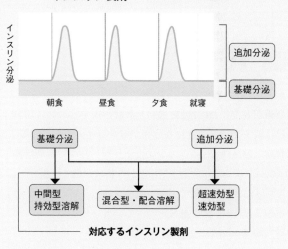

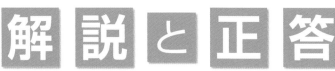

解説と正答

選択肢ごとに〇×を検証!!

問題 103

入院時のAちゃんの状態で注意すべき所見はどれか．2つ選べ．

選択肢1　冷汗

糖尿病で冷汗がみられる状態としては，低血糖（p.148 Key Word 参照）があげられます．Aちゃんは高血糖による糖尿病ケトアシドーシス状態でした．その症状は，前述した口渇，多飲，多尿や全身倦怠感などです（p.143）．冷汗について注意する必要はないでしょう．ただし，血糖を下げる治療の過程で低血糖を併発する可能性はあるため，血糖値をモニタリングしながら治療を進めていくことが必要です．

選択肢2　浮腫

入院時のAちゃんは，脱水している状態ですので全身の浮腫について注意する必要はないと思われます．ただし，脱水の治療のために大量補液をしていることから，その過程での脳浮腫や肺水腫，心不全などのリスクを考えておく必要はあるでしょう．

選択肢3　悪寒

入院時のAちゃんの状態において，悪寒をとくに注意していく必要性は見当たりませんが，悪寒やバイタルサインを含めた

全身状態の変化がないかを常に観察していくことは重要です.

選択肢4 **意識障害** ○

糖尿病ケトアシドーシスの症状の1つに昏睡があります. このことから, Aちゃんに意識障害がないかを注意していくことは必要です.

選択肢5 **皮膚の弾力性の低下** ○

入院時のAちゃんは脱水の状態のため, 皮膚の弾力性が低下することが考えられます. 血液検査などのデータとともにAちゃんの外観的な全身状態についても注意深く観察していくことが大切です.

正答 **4,5**

問題 **104**

Aちゃんは, インスリンの持続的な注入を開始し, 3日後, 血糖値が安定した. 1型糖尿病と診断が確定しインスリン自己注射を始めることになった. ペン型注入器を用いて, 毎食前に超速効型インスリンの皮下注射, 21時に持効型溶解インスリンの皮下注射を行うという指示が出ている.

Aちゃんと両親に対するインスリン自己注射の指導で適切なのはどれか. **2つ選べ.**

選択肢1 **インスリンを注射する部位は前回と違う部位に行う** ○

インスリン注射は通常皮下に行います. そして, 同じ部位に繰り返し注射することによって生じる脂肪組織の萎縮あるいは硬結を防止するために, 毎回注射部位を2〜3cmずつずらして注射するように指導する必要があります.

選択肢2 **超速効型インスリンは単位数を変更せずに注射する** ✕

超速効型インスリンは, 食事摂取時の血糖値上昇に対する「追加分泌」の役目を果たすインスリンです. よって, Aちゃんのような1型糖尿病患者さんの場合は, 自己インスリン分泌がないので, 基本的なインスリンの単位数は設定されていても, 摂取した食事の量や内容に合わせてインスリンの量(単位数)を調節することができます.

選択肢3 **食欲がないときは食後に超速効型インスリンを注射する** ○

選択肢2の解説と同じ理由から, 食欲がなくどのくらい食べられるかわからない場合には, インスリン注射をしたのにもかかわらず食事を摂取できなかったために低血糖となってしまうことを防ぐために, 摂取できた食事の量に合わせて食後に超速効型インスリンを打つことができます.

選択肢4 **血糖値が100mg/dL以下のときは持効型溶解インスリンの注射を中止する** ✕

持効型溶解インスリンは「基礎分泌」に対応するインスリンです. 基礎分泌は, 食事と関係なく分泌されるインスリンであり, 人間が起きているときも寝ている間もずっと一定量分泌され, それによって人間の血糖値を一定に保つためのインスリンです. このため一時的に血糖値が低いからといって, 持効型溶解インスリンを中止する必要はありません. 一時的に血糖値が低い場合は, 超速効型インスリン量(単位数)の調節や補食によって対応していきます.

選択肢5 **インスリンの注射をした後は針を刺した場所をよくもむ** ✕

インスリン注射は皮下注射であり, 原則として注射後刺入部位をもむ必要はありません. もむことによって吸収が早まり, 思ったよりも早くインスリンが効いてしまったり, 効き方が不安定になることもあります. 同様に入浴や運動も吸収を早めます.

正答 **1,3**

Key Word インスリンの注射部位

腹壁への注射は吸収が最も安定

　皮下注射部位としては，腹壁，肩・上腕，殿部，大腿の順に吸収が早いとされていますが，通常は吸収がもっとも安定している腹壁がすすめられています．注射する場所を変えると効き目が変わることがあるので，血糖値に変化がみられた場合には注射する場所が変わっていないか確認してみるとよいでしょう[2]．

硬結を避けるため，2〜3cm ずらして打つ

　インスリン自己注射歴の長い患者さんの中には，同じ部位に注射し続けてしまったために脂肪組織の硬結が生じ，

そして生じたあとも同じ硬結部分に注射していたためにインスリンが十分に効かなかったというケースもあります．

●図2　インスリン皮下注射部位

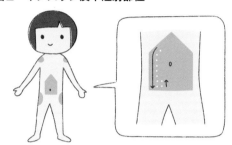

腹壁，肩・上腕，殿部，大腿などに少しずつずらしながら打つ

問題 105

　Aちゃん及び両親は，1型糖尿病の療養生活に必要な知識や手技を順調に獲得した．血糖値が良好にコントロールされたため，退院に向けてAちゃんと両親，主治医，担当看護師および学校の関係者との間でこれからの学校生活について話し合った．

　医療者から学校の関係者に伝える内容で最も適切なのはどれか．

選択肢1　「長距離走や水泳の授業は見学させてください」　✕

　あらかじめ低血糖の発生しやすい時間を予測して補食を摂るなど低血糖予防の処置を行えば，運動の制限はありません．ただし，高血糖で倦怠感や尿ケトン体が認められるような場合には運動は控えたほうがよいでしょう．

臨床実践

　運動種目別に血糖の変化がどのように現れるか，低血糖時に危険のない環境を整えられるかなどを検討しておくとよいでしょう[2,8]．

選択肢2　「宿泊を伴う校外活動は保護者の同伴が必要です」　✕

　Aちゃんはインスリン自己注射などの自己管理が可能な年齢であり，自立していく成長を見守るうえでも保護者の同伴は必要ありません．ただし，事前に主治医とスケジュールを確認しインスリン量の調整や補食について助言を受けることが重要です．

選択肢3　「教室内にインスリン注射を行う場所を設けてください」　✕

　Aちゃんが，糖尿病やインスリン注射について友人に話すことができ，友人達も協力してくれるような状況であれば，教室内でインスリン注射を行う場所を設けることは大変望ましいことです．しかし，Aちゃんがどこでなら注射できるかどうかも重要です．もし友人達に言えなかったり，からかうような友人がいたりした場合には，教室内でインスリン注射を行うようにこちらであらかじめ設定してしまうのは，Aちゃんを追いつめることになりかねません．教室内に限らず，保健室などAちゃんが安心してインスリン注射ができる場所を準備するようにします[2,8]．

選択肢4 「家庭科の調理実習は同級生と違う献立にしてください」 ✕

　肥満がなければ，食事に関する制限はありません．家庭科の調理実習だけでなく給食もＡちゃんだけお弁当にしたり別献立にしたりする必要はありません．ただし，あらかじめ食べる量や食品交換，インスリン量の調節などについて考えておきます．とはいっても特別扱いの必要はなく「みんなで一緒に食べること」を優先します[2, 8]．

選択肢5 「手指の震えや強い空腹感があるときはブドウ糖の補食が必要です」 ◯

　手指の震えや強い空腹感は低血糖症状だと考えられます．血糖値がおおよそ50 ～ 70mg/dLよりも低下してくると出現します（Key Word 参照）．低血糖症状が現れてきた場合には，ブドウ糖などを摂取して血糖値が下がりすぎることを早急に防ぐことが重要です．

臨 床 実 践
　補食の携帯や摂取すべき状況，血糖自己測定やインスリン自己注射ができる環境やタイミングをどのように提供していくかなどについてあらかじめ検討しておくことも大切です[2, 8]．

正答 5

Key Word 低血糖

　一般に血糖値がおおよそ50 ～ 70mg/dLよりも低下してくると交感神経刺激症状として，発汗や手指振戦，動悸などの症状が現れます．そしてそれよりももっと低下してくると，頭痛や目のかすみ，生あくび，傾眠などの中枢神経症状が生じ，さらに低血糖が進んだ場合には昏睡を起こすことがあります．
　低血糖の予防としては，運動前や寝る前に補食を行うこともあります．

知っておこう
糖尿病と
糖代謝異常の成因分類

　糖尿病は，インスリン作用不足による慢性の高血糖状態を主徴とする代謝疾患群です[1]．インスリンの作用不足には，インスリンが絶対的に不足していたり，インスリンの出が悪くなったり，インスリンの効きが悪くなることが含まれます．
　糖尿病は，1型，2型，その他の機序，疾患によるもの，妊娠糖尿病に分類されます．
　1型は中高年でも認められるものの，Ａちゃんのような小児から思春期にかけての発症が多いとされています．
　1型の場合，とくに急性発症1型糖尿病の発症時には血糖値が300mg/dLを超えることが多く[2]，Ａちゃんのような症状を訴えて1型糖尿病の診断にいたることが多いです．
　2型の場合，インスリンの絶対的欠乏よりもインスリンの出が悪くなったり効きが悪くなったりして相対的に不足している状態が多いことから，その発症時期が明確でないことが多く，自覚症状のないまま経過していることが多いです．

この問題を通して覚えておきたいこと

1型糖尿病患児の看護では，健康な療養行動の修得とともに，健全な心身の成長発達が阻害されないよう支援することが大切

　患児は，糖尿病になってしまったことを受け止めきれない思いをもちつつも，日々やらなければならないことがあったり，友達との関係があったり，さまざまな課題をもちます．同様に，親も自分を責めたり，子どもに過剰に干渉してしまったり，教師など学校関係者も患児を特別扱いしてしまったりと，患児の健全な成長発達を阻害する要因が多く存在します．

　確かに，1型糖尿病であると，健康な児童よりも克服すべき課題を多く抱えることになるのは事実です．しかし，1型糖尿病になったことは「不運」であっても「不幸」ではありません[9].

　学童期に1型糖尿病になっても将来自己実現している人，「血糖値が悪くなっては立て直す」を繰り返しながらであっても何とかコントロールして元気に生活している1型糖尿病患者さん達はたくさんいます．

　患児も患児の親も，1型糖尿病になったことを成長発達の糧とできるように医療者はかかわっていくことが重要です．

引用・参考文献
1）南條輝志男編：看護のための最新医学講座8 糖尿病と合併症 第2版．p26～27，中山書店，2006．
2）日本糖尿病療養指導士認定機構編著：糖尿病療養指導ガイドブック2020．メディカルレビュー社，2020．
3）日本糖尿病学会編著：糖尿病治療ガイド2020-2021．文光堂，2020．
4）奥山虎之：小児臨床検査基準値（国立成育医療研究センター）．小児科レクチャー，3（2），531～543，総合医学社，2013．
5）岡庭豊編：看護師・看護学生のためのレビューブック2016．メディックメディア，2015．
6）日本糖尿病学会編著：糖尿病診療ガイドライン2016．p449～450，南江堂，2016．
7）大原裕子監：血糖管理．看護技術がみえる2 臨床看護技術，p190～202，医療情報科学研究所編，メディックメディア，2013．
8）糖尿病リソースガイド，インスリン専用シリンジ
　　http://dm-rg.net/1/003/010803（2020年8月12日検索）
9）日本糖尿病学会編：小児・思春期糖尿病管理の手びき 改訂第2版．p145～146，南江堂，2007．
10）日本IDDMネットワーク：インスリンとともに生きる．1型糖尿病[IDDM]お役立ちマニュアル Part1，第3版，p8，2009．

MEMO

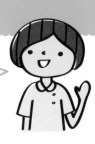

Question 10 （第105回・午前94～96）

IgA腎症

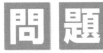

この問題を
解説して
くれるのは

森谷 知代
NTT東日本関東病院
透析看護認定看護師

Aさん（34歳, 男性）は, 運送会社で配達を担当している. 6か月前の職場の健康診断で, 血圧142/90mmHgと尿蛋白2＋, 尿潜血2＋を指摘されたが放置していた. 1週間前, 感冒様症状の後に紅茶色の尿がみられたため内科を受診した. 血清IgAが高値でIgA腎症が疑われ入院した.

94 確定診断のために必要な検査はどれか.

1. 腎生検
2. 尿細胞診
3. 腎血管造影
4. 腹部超音波検査
5. 腎シンチグラフィ

95 AさんはIgA腎症と診断され, 塩分1日6gの減塩食が開始された. 入院前は塩辛いものが好物で外食が多かったAさんは「味が薄くて食べた気がしない. 退院後も続けられるかな」と話している.

このときの対応で最も適切なのはどれか.

1.「つらいですが慣れてきます」
2.「最初に甘いものを食べてください」
3.「各食事で均等に塩分を摂取しましょう」
4.「酸味や香味を利用するとよいでしょう」
5.「市販のレトルト食品は塩分が少ないので活用するとよいです」

96 Aさんは退院後, 仕事が忙しくなり一度も受診をせずに2年が経過した. 2か月前から疲れやすくなったが, 仕事のせいだと思い放置していた. 1週間前から息切れ, 食欲不振および浮腫があり, 昨日から眠気, 悪心および嘔吐が出現したため外来を受診した. 体温36.5℃, 脈拍98/分, 血圧238/112mmHgであった. 血液検査データは, 尿素窒素100mg/dL, クレアチニン12.0mg/dL, Hb 7.1g/dL. 胸部エックス線写真で心拡大と肺うっ血とが認められ入院した. 直ちに行われるのはどれか. **2つ選べ.**

1. 輸血
2. 血液透析
3. 利尿薬の内服
4. 胸腔ドレナージ
5. 降圧薬の点滴静脈内注射

IgA腎症についての知識を身につけ支援しよう！

定期検診の受診が大切

IgA腎症は無症状で，検診を契機に発見されることが多いです．

一般的に経過は緩徐ですが，20年の経過で約40％の患者が末期腎不全となってしまうので，定期的に診察を受け，治療を継続していくことが重要です．

食事や血圧の自己管理が大切

IgA腎症の治療では，薬物療法に加え，血圧管理，減塩・脂質・血糖管理などの食事療法，体重管理，禁煙など日常生活管理が必要です．これらについて説明し，患者さん自身で管理できるよう指導を行っていくことが重要です．

情報収集とアセスメント

設問を読み解く

ここでは，患者さんがどのような状況にあるのか，問題文からくわしく読み解いていきます．

問題文

Aさん(34歳，男性)は，運送会社で配達を担当している．6か月前の職場の健康診断で，❶血圧142/90mmHgと❷尿蛋白2＋，❸尿潜血2＋を指摘されたが放置していた．1週前，❹感冒様症状の後に紅茶色の尿がみられたため内科を受診した．血清IgAが高値でIgA腎症が疑われ入院した．

95 AさんはIgA腎症と診断され，塩分1日6gの減塩食が開始された．❺入院前は塩辛いものが好物で外食が多かったAさんは❻「味が薄くて食べた気がしない．退院後も続けられるかな」と話している．

96 Aさんは退院後，仕事が忙しくなり❼一度も受診をせずに2年が経過した．2か月前から疲れやすくなったが，仕事のせいだと思い放置していた．❽1週前から息切れ，食欲不振および浮腫があり，昨日から眠気，悪心および嘔吐が出現したため外来を受診した．体温36.5℃，❾脈拍98/分，血圧238/112mmHgであった．血液検査データは，❿尿素窒素100mg/dL，クレアチニン12.0mg/dL，Hb 7.1g/dL．⓫胸部エックス線写真で心拡大と肺うっ血とが認められ入院した．

❶血圧142/90mmHg

▼

高血圧治療の対象となる

　高血圧治療の対象は診療室血圧140/90mmHg以上とされています．高血圧は早期発見，早期治療が重要です．血圧は普段生活している状態での値を重視するので，家庭血圧の測定ができるように指導します．

　「低リスク群」「中等リスク群」「高リスク群」の，臓器障害や心血管病変などの合併症を検査し，3群に分けて治療を行っていきます．

●表1　異なる測定法における高血圧基準（mmHg）

	収縮期血圧		拡張期血圧
診察室血圧	≧140	かつ/または	≧90
家庭血圧	≧135	かつ/または	≧85

❷尿蛋白2＋

▼

糸球体に障害がある可能性がある

　本来，腎臓で血液を濾過して，老廃物を尿として排泄するとき，蛋白質は体に必要な物質であるため，再吸収され，血液中に戻されます．尿に蛋白質が出ることはありません．

　しかし，糸球体に慢性糸球体腎炎などの障害があると，多量の蛋白質が濾し出されることがあります．この場合は，尿細管での再吸収が間に合わず，尿に排泄されます．＋，2＋は尿蛋白の濃度を示しています．

　また，激しい運動の直後や，高熱を伴う風邪，重症の高血圧などでも尿蛋白が出ることがあります．尿蛋白を指摘されたら，腎炎によるものなのか，一過性のものなのか，別の疾患なのかを判断する必要があります．

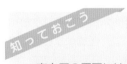

腎障害と高血圧

　高血圧の原因には，塩分と水分の調節ができなくなることや，腎臓から分泌されるレニンというホルモンの分泌異常などがあります．

　飲食から摂った余分な塩分と水分は，通常，腎臓で濾過され尿として排泄されます．しかし，腎障害が進み，濾過機能が低下すると，余分な塩分と水分は濾過されずに体内にたまります．血管内に水分が増加することで，血圧が上昇します．

　一方，レニンは血圧を上昇させる作用をもつアンジオテンシンⅡというホルモンを作るのに欠かせない物質で，これによって血圧を一定に保つ手助けをしています．

　腎障害が進むと，血圧を調整する能力が低下するため，血圧が上昇します．

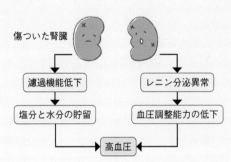

❸尿潜血２＋
❹感冒様症状の後に紅茶色の尿がみられた

▼

血尿がみられている

　尿潜血についても，通常，赤血球が尿中に排泄されることはありません．尿に赤血球が混じる場合，尿路（腎臓，尿管，膀胱，前立腺や尿道など尿の通り道）になんらかの異常が起きていると考えられます．細菌感染などの炎症，尿路結石症や尿路のがんなどがあります．感冒症状の数日後に肉眼的血尿を認めるのは，IgA腎症の典型的な症状です．

　しかし，異常がなくても，運動後や発熱後などに尿中にわずかに血液が混じってしまうことはあります．また，女性の場合，月経中には採尿時に血液が混入することがあります．

❺入院前は塩辛いものが好物で外食が多かった
❻「味が薄くて食べた気がしない．
退院後も続けられるかな」

▼

塩分制限をつらく感じている

　減塩療法は，IgA腎症の合併症を予防するうえで，とても重要な治療の１つです．食事は，これまで培（つちか）われてきた生活習慣や嗜好（しこう）が影響するため，今までの食生活などを把握して，何が問題となっているかを明確にする必要があります．

　問題文では「塩辛いものが好物で外食が多い」とあります．外食は，冷めても美味しく感じられるように，塩分を多く使用していることがほとんどです．Aさんは，元々塩辛いものが好きで，外食が多かったようですから，塩分制限食は相当つらいことと容易に想像できます．「味が薄くて食べた気がしない．退院後も続けられるかな」と不安を吐露（とろ）しています．

　Aさんの家族構成までは記載されていないので，よくわかりませんが，調理者は誰なのかを確認し，調理者がどこまで食事療法を実践することができるのかなどを把握します．また，外食時に塩分の少ない食品を選ぶ方法や食品成分表の見方を伝えるなど，無理なく継続していけるようなかかわり方が重要になります．

❼一度も受診をせずに２年が経過
❽１週前から息切れ，食欲不振および浮腫があり，
昨日から眠気，悪心および嘔吐が出現
❾脈拍98/分，血圧238/112mmHg
❿尿素窒素100mg/dL，
クレアチニン12.0mg/dL，Hb 7.1g/dL
⓫胸部エックス線写真で心拡大と
肺うっ血とが認められ

▼

末期腎不全に進行している

　IgA腎症の予後は，さまざまな研究が行われていますが，診断時の腎機能や症状により異なります．成人発症のIgA腎症では約20年で，約40％が末期腎不全にいたるという報告がされています．腎生検を行ったときは病変の活動性が低いと判断されたとしても，後に活動性が強くなることもあるので，定期的な検査（検尿，血液検査，腎生検など）を行い，病変の活動性を観察する必要があります．

　Aさんの場合，クレアチニン12.0mg/dLであることから換算するとGFR区分はG5となるので，残念ながら末期腎不全に移行してしまった症例です（**表3**，p.156 知っておこう 参照）．仕事が忙しくて受診できなかったようですが，この間に定期受診して，適切な治療を受けていれば，腎障害の進行を防ぐことができたのかもしれません．

　Aさんが腎生検を受けたときの腎機能がどれくらいあったのかは，問題文にないのでわかりませんが，おそらく受診をしなかった２年の間に進行してしまったのだと思われます．

Key Word 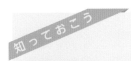 IgA腎症

IgA腎症とは

　腎臓の糸球体に，体内で抗体としてはたらく免疫グロブリンの一種，IgAという蛋白が付着してしまう慢性糸球体腎炎のことをいいます．

病態

　糸球体は血液中の老廃物を濾過して尿を作る，ザルの網目のようなものなので，この部分に余計な蛋白がくっついてしまうと，詰まりを起こして機能が低下します．

症状

　無症状であることが多く，検診を契機に発見されることが多いです．また，扁桃腺炎などに罹った後に肉眼的血尿で発見されることもあります．

経過

　IgA腎症は腎生検による糸球体の組織的変化によって診断されます．

　一般的に経過は緩徐ですが，20年の経過で約40％の患者が末期腎不全となってしまうので，定期的に診察を受け，治療を継続していくことが重要です．

治療

　根本的な治療法が得られていないため，対症療法が行われます．レニンアンジオテンシン系阻害薬，副腎皮質ステロイド薬（パルス療法も含む），免疫抑制薬，口蓋扁桃摘出術（＋ステロイドパルス療法），抗血小板薬などで治療を行います．

　また，血圧管理，減塩・脂質・血糖管理などの食事療法，体重管理，禁煙など日常生活管理について説明し，患者さん自身で管理できるよう指導を行っていくことが重要です．

知っておこう

慢性腎臓病（CKD）

定義（表2）

　慢性腎臓病とは，その字のとおり慢性に経過する腎臓の病気のことです．腎炎，糖尿病性腎症，慢性糸球体腎炎，腎硬化症などがあり，IgA腎症は慢性糸球体腎炎のなかの1つです．

　慢性腎臓病が進行して，透析療法を受ける人が増加していること，腎機能低下が脳卒中や心筋梗塞などの心血管疾患の発症，進行を増加させることがわかっています．

治療

　慢性腎臓病の治療は各ステージによって変わります（表3）．慢性腎臓病の初期には自覚症状はほとんどありません．腎障害が進行していくと，食欲不振，浮腫，貧血，夜間尿，息切れなどの症状が出現します．これが尿毒症症状といわれる症状です（図2）．

　尿毒症症状が出現すると，自分の腎臓での濾過ができなくなった証拠でもあるため，透析療法で体内にたまった余分な水分の除去と，血液の浄化をする必要があります．

●表2　CKDの定義

①②のいずれか，または両方が3か月以上持続する

①	尿異常，画像診断，血液，病理で腎障害の存在が明らか．とくに0.15g/gCr以上の蛋白尿（30mg/gCr以上のアルブミン尿）の存在が重要
②	GFR＜60mL/分/1.73m²

●図2　尿毒症の症状

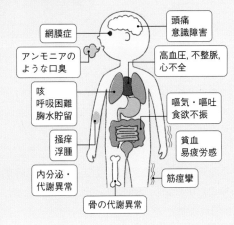

●表3　CKDの重症度分類

原疾患	蛋白尿区分		A1	A2	A3
糖尿病	尿アルブミン定量(mg/日) 尿アルブミン/Cr比(mg/gCr)		正常	微量 アルブミン尿	顕性 アルブミン尿
			30未満	30～299	300以上
高血圧・腎炎・多発性嚢胞腎・移植腎・ 不明・その他	尿蛋白定量(g/日) 尿蛋白/Cr比(g/gCr)		正常	軽度蛋白尿	高度蛋白尿
			0.15未満	0.15～0.49	0.50以上
GFR区分 (mL/分/1.73㎡)	G1	正常または高値	≧90		
	G2	正常または軽度低下	60～89		
	G3a	軽度～中等度低下	45～59		
	G3b	中等度～高度低下	30～44		
	G4	高度低下	15～29		
	G5	末期 腎不全(ESKD)	<15		

重症度は原疾患・GFR区分・蛋白尿区分を合わせたステージにより評価する．CKDの重症度は死亡，末期腎不全，心血管死亡発症のリスクを▢のステージを基準に，▢▢の順にステージが上昇するほどリスクは上昇する．

注：わが国の保険診療では，アルブミン尿の定量測定は，糖尿病または糖尿病性早期腎症であって微量アルブミン尿を疑う患者に対し，3カ月に1回に限り認められている．糖尿病において，尿定性で1+以上の明らかな尿蛋白を認める場合は尿アルブミン測定は保険で認められていないため，治療効果を評価するために定量検査を行う場合は尿蛋白定量を検討する．

（日本腎臓学会編：エビデンスに基づくCKD診療ガイドライン2018．p.3，東京医学社，2018．）

CKD：chronic kidney disease，慢性腎臓病　　　ESKD：end stage kidney disease，末期腎不全
GFR：glomerular filtration rate，糸球体濾過値

選択肢ごとに○×を検証!! 解説と正答

問題94

確定診断のために必要な検査はどれか．

選択肢1　腎生検

Aさんは，IgA腎症が疑われているので，腎生検を行い確定診断をつけます（Key Word 参照）．よって，正解です．

選択肢2　尿細胞診

尿中にある細胞を顕微鏡で観察し，がんや炎症性の疾患の検索を行う検査です．主に，膀胱がんや腎盂がん・尿管がんの診断に用いられます．

尿細胞診は，自然に排泄される尿を検査するので，患者さんの負担が少なく，何度でも検査が可能です．

IgA腎症はがんではないので，尿細胞診ではわかりません．よって，間違いです．

臨床実践

腰部に負担がかかると，腎生検した部分から再出血するリスクがあります．これを予防するために，腎生検後，数か月は重いものを持たないように生活指導を行います．Aさんは運送会社で配達の仕事をしているため，荷物の運搬をしなくてもいいように仕事内容を変更できるかなど，あらかじめ確認しておく必要があります．

選択肢3　腎血管造影

腎動脈に造影剤を注入して，腎臓の血管をエックス線撮影する検査です．腎がん，腎盂がん，腎血管腫などの腎腫瘍や，腎血管性高血圧症，腎動(静)脈血栓，副腎腫瘍などを診断します．腎臓の血管に狭窄などの異常が疑われるとき，腎臓に腫瘍が疑われるときなどに行います．IgA腎症は，腎臓の血管に病変は起こらないので，この検査を行っても意味はありません．よって，間違いです．

選択肢4　腹部超音波検査

超音波を腹部に向けて送信し，はね返ってくるエコーを画像化して，腹部の臓器の状態を調べる検査です．肝臓，胆道，膵臓，腎臓，脾臓，副腎などの臓器を観察します．また，膀胱や女性では子宮や卵巣の状態も調べられます．

IgA腎症は，腎臓の形態異常ではないので，超音波検査は必要ありません．よって，間違いです．

選択肢5　腎シンチグラフィ

放射線同位元素(RI)を体内に注入して，腎臓の変化を検出して，画像処理して判定するもので，腎核医学検査ともよばれています．

腎臓の血流や糸球体での濾過能力など，腎臓の機能をみる腎動態シンチグラフィと，腎臓の位置や大きさ，病変部位を調べるなど，腎臓の形態をみる腎静態シンチグラフィの2つのタイプがあります．慢性腎炎，腎不全，腎梗塞，腎障害などを調べるときに行います．

IgA腎症は慢性腎炎のなかの1つですので，この検査も当てはまりそうですが，疑いの段階なので，確定診断をつけるために腎生検を行うことが先決です．よって，間違いです．

正答1

Key Word　腎生検

腎臓に細い針で刺して，腎臓の一部の組織を採取し，顕微鏡で調べる検査です．蛋白尿，血尿，腎機能低下の原因となっている腎臓疾患を診断し，治療に役立てることが目的です．

腎炎にはいくつかの種類があり，腎臓の組織を調べることで，どの種類の腎炎かわかります．

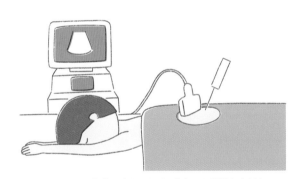

超音波ガイド下で部位を確認しながら背部から**腎臓を穿刺する**

RI：radioisotope，ラジオアイソトープ

問題 95

Aさんは IgA 腎症と診断され，塩分1日6gの減塩食が開始された．入院前は塩辛いものが好物で外食が多かったAさんは「味が薄くて食べた気がしない．退院後も続けられるかな」と話している．

このときの対応で最も適切なのはどれか．

選択肢1 「つらいですが慣れてきます」

食事は毎日続くものなので，美味しく感じられないと継続しません．塩分制限食に対する不安があるため，どのように工夫すれば慣れていくかを一緒に考え，塩分制限食に対する不安を取り除くかかわりが重要です．この言葉がけは，不安を増幅させる可能性があります．

選択肢2 「最初に甘いものを食べてください」

最初に甘いものを食べると，血糖値が上昇し，脳に栄養がいきわたることで満腹感が得られるため，食欲が落ちてしまいます．食事の最後に食べるよう説明します．

選択肢3 「各食事で均等に塩分を摂取しましょう」

塩分が1日6gしかないので，均等に塩分を使ってしまうと，食事全体の味がぼやけてしまい，美味しく感じられないので，これは間違いです．塩分を1品に絞って使用したほうが，味にメリハリがついて，美味しく食べることができます．

選択肢4 「酸味や香味を利用するとよいでしょう」

そのほかの減塩食のコツとして，出汁の味を濃くしたり，香辛料やレモンなどのかんきつ類，シソなどを使用して，味にメリハリをつけることで，できるだけ塩分を使用しなくても美味しく食べることができます．これが正解です．

選択肢5 「市販のレトルト食品は塩分が少ないので活用するとよいです」

市販のレトルト食品には，塩分が多めに使用されているものもあるので，注意が必要です．最近では，食品成分が表示されているものも多くあるので，塩分がどれくらい含まれているのかを確認して購入するよう説明します．

正答4

問題 96

Aさんは退院後，仕事が忙しくなり一度も受診をせずに2年が経過した．2か月前から疲れやすくなったが，仕事のせいだと思い放置していた．1週前から息切れ，食欲不振および浮腫があり，昨日から眠気，悪心および嘔吐が出現したため外来を受診した．体温36.5℃，脈拍98/分，血圧238/112mmHgであった．血液検査データは，尿素窒素100mg/dL，クレアチニン12.0mg/dL，Hb 7.1g/dL．胸部エックス線写真で心拡大と肺うっ血とが認められ入院した．直ちに行われるのはどれか．**2つ選べ．**

選択肢1 輸血

Aさんは外来受診時，Hb 7.1g/dLと貧血（p.159 知っておこう 参照）を認めています．脈拍が98/分と速いのは貧血によるものと思われます．しかし，問題文では，消化管出血などの記載はなく，血圧が238/112mmHgと高値のことから，出血性ではなく腎性貧血によるものと考えられます．この状態で輸血を行うと，血圧がさらに上昇してしまうため，間違いです．

選択肢2 血液透析

尿素窒素100mg/dL，クレアチニン12.0mg/dLという正常値を大幅に逸脱した血液検査データと，息切れ，食欲不振，浮腫などの尿毒症症状が出現していることから，Aさん自身の腎臓の濾過機能が正常にはたらいていないことがわかります．早急に血液透析を施行して尿毒症症状を改善する必要があるので，正解です．

臨床実践

通常，血液透析を行う場合は，体外循環を行うために，バスキュラーアクセスとよばれる内シャントなどの血管の準備をする必要があります．

Aさんは2年間受診をせずにいたので，バスキュラーアクセスの準備はないはずです．この場合,透析用留置カテーテルを内頸静脈や大腿静脈に挿入し，血液透析を行います．異物が体内に留置されるので，感染のリスクが高まります．カテーテル挿入部の観察が重要です．

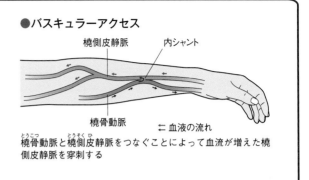

●バスキュラーアクセス

橈側皮静脈　内シャント
橈骨動脈　⇐ 血液の流れ
橈骨動脈（とうこつ）と橈側皮静脈（とうそくひ）をつなぐことによって血流が増えた橈側皮静脈を穿刺する

選択肢3　利尿薬の内服　✕

末期腎不全まで腎障害が進行すると，体内の水分の調整ができなくなり，溢水（いっすい）状態となります．胸部エックス線写真で心拡大と肺うっ血が認められ，息切れの自覚症状があり，溢水状態が重度であることがわかります．

一般的には，利尿薬の内服で尿の排泄を促しながら，血液透析の除水との併用で，体内の余分な水分を是正していきます．しかし，利尿薬は，尿の排泄機能がないと内服しても意味がありません．2.血液透析と3.利尿薬の内服が正解と思われますが，Aさんの尿の排泄機能が不明なので，判断に悩むところです．

選択肢4　胸腔ドレナージ　✕

胸腔ドレナージは，主に胸腔内に貯留した滲出液（しんしゅつえき），分泌液，血液，胸水などを排出するものです．胸部エックス線写真で心拡大と肺うっ血があり，溢水状態ではありますが，胸水が

貯留している記載はないので，胸腔ドレナージの適応ではありません．よって，間違いです．

選択肢5　降圧薬の点滴静脈内注射　○

Aさんは，定期受診をしていなかったので，降圧治療を受けていなかったうえ，外食が多く，塩辛いものが好物だったので，普段より過剰に塩分を摂取していたと思われます．そのために，受診時には驚くような高血圧値が出たのだと思います．

降圧薬の点滴静脈内注射の投与は正解なのですが，判断に迷うところではあります．生命の危機があるような状況なら，静脈内注射を開始して，早急に血圧の調整をする必要があります．しかし，通常は，血液透析での除水と，利尿薬・降圧薬の内服で血圧を調整するのが一般的です．

正答 2,5

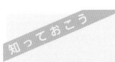

貧血

貧血の原因は，鉄欠乏性貧血，失血性貧血，自発性貧血，ビタミンB12欠乏性貧血，葉酸欠乏性貧血,再生不良性貧血，溶血性貧血などがあります．

腎性貧血は，腎臓からエリスロポエチンというホルモン

の分泌が減ることで，赤血球を作る機能が低下し，貧血となります．この場合，エリスロポエチン製剤〔ダルベポエチン アルファ（ネスプ®），エポエチン ベータ ペゴル（ミルセラ®）〕を補うことで貧血を是正します．

この問題を通して覚えておきたいこと

定期検診と自己管理が継続できるよう支援することが大切

腎障害は無症候性に進行していくので，自覚症状が出現したときには腎機能がほとんど残っていなくて，急遽透析療法を開始することも多いです．無症候性であるからこそ，定期受診での検査(血液検査，尿検査など)，血圧管理がとても重要となります．血圧は白衣性高血圧など，家庭と受診時とで値が大幅に違うことがあります．実際に生活しているときの血圧の値を指標に降圧調整を行うので，家庭血圧を測定し，記録できるよう指導が必要です．

また，食事療法は毎日のことなので，無理なく継続できるよう工夫することがポイントです．調理者や食事療法を受ける患者さんの性格や，ライフスタイルを把握することで，どこを工夫すれば患者さんのもっている力を強化できるのか，どこを補えば治療が継続できるのかがみえてくるはずです．

引用・参考文献
1) クリス・オカラハン：一目でわかる腎臓．第1版（飯野靖彦訳），メディカル・サイエンス・インターナショナル，2001.
2) 松岡由美子ほか：ナーシング・プロフェッション・シリーズ 腎不全・透析看護の実践．医歯薬出版，2010.
3) 日本高血圧学会高血圧治療ガイドライン作成委員会編：高血圧治療ガイドライン2019．日本高血圧学会，2019.
4) 丸山彰一監，厚生労働科学研究費補助金難治性疾患等制作研究事業（難治性疾患政策研究事業）難治性腎疾患に関する調査研究班編：エビデンスに基づくIgA腎症診療ガイドライン2017．東京医学社，2017.
   https://minds.jcqhc.or.jp/docs/gl_pdf/G0001004/4/iga-nephropathy.pdf（2020年7月20日検索）

熱中症から腎障害を合併した患者の看護

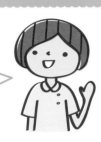

この問題を解説してくれるのは ▶

笠井 雅博
日本赤十字社和歌山医療センター
集中ケア認定看護師

中田 諭
聖路加国際大学
急性期看護学　准教授

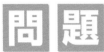

問題

　Aさん(23歳, 男性)はマラソンの途中で嘔吐し, 意識混濁状態となり救急車で搬送された. 来院時, 体温39.5℃で, 熱中症と診断された. 気管挿管と人工呼吸器管理が実施された. 膀胱留置カテーテルを挿入後に輸液療法を開始して, ICUに入室した. 表面冷却と血管内冷却によって体温は37℃台に下降した.

既往歴：特記すべきことはない.

身体所見：ICU入室時, ジャパン・コーマ・スケール〈JCS〉Ⅱ-20. 体温37.8℃, 呼吸数28/分, 脈拍110/分, 血圧94/74mmHg. 暗赤色尿を1時間で20mL認めた.

検査所見：Hb 16.8g/dL, Ht 48.6％, Na 130mEq/L, K 6.5mEq/L, Cl 100mEq/L, クレアチンキナーゼ〈CK〉48,000IU/L, 尿素窒素60mg/dL, クレアチニン2.4mg/dL, AST〈GOT〉70IU/L, ALT〈GPT〉88IU/L, 尿一般検査でミオグロビン陽性. 胸部エックス線写真および頭部CTで異常所見なし. 心電図でSTの変化はなく, 洞性頻脈を認めた.

115　このときのAさんの状態のアセスメントで適切なのはどれか. **2つ選べ.**

1. 貧血である.
2. 筋肉が傷害されている.
3. 致死性不整脈が出現しやすい.
4. 心原性ショックを起こしている.
5. 利尿薬の使用が必要な状態である.

116　Aさんは腎不全が悪化し, 持続的血液透析を1週間実施した. 入院後20日が経過し, Aさんは尿量100mL/時間以上, クレアチニン1.4mg/dLとなった. 気管チューブと膀胱留置カテーテルは抜去され, 状態は落ち着いている. ADLは拡大し, 3日後に退院することとなった.

　Aさんへの退院指導で適切なのはどれか.

1. 水分を制限する.
2. 蛋白質を制限する.
3. 積極的に運動する.
4. 生野菜を積極的に摂取する.

ココがポイント

病態の変化をふまえた管理と 患者さんに合わせた退院指導をしよう！

近年急増する熱中症患者

　熱中症とは「暑熱環境における身体適応の障害によって起こる状態の総称」です．熱中症患者は近年急増しています．その理由として，地球温暖化，高齢者の増加，熱中症に対する認識の広がりがあるといわれています．

病態変化を把握し急性期管理をする

　熱中症の症状は患者さんの状態によりさまざまです．また，

その症状は刻々と変化し，重症になれば全身への侵襲は大きくなります．看護師は経過・症状・検査データから変化する患者さんの病態を把握し，多臓器障害に移行しないよう異常の早期発見，病態に合わせた適切なケアが求められます．

発達段階に応じた退院指導を行う

　急性腎障害の発症後は慢性腎臓病に移行しないように，退院後の生活習慣指導が必要になってきます．患者さんの23歳という年齢を考慮し，生活背景を理解したうえで退院指導を行う必要があります．

情報収集とアセスメント

設問を読み解く

ここでは，患者さんがどのような状況にあるのか，問題文からくわしく読み解いていきます．

問題文

　Aさん（❶23歳，男性）は❷マラソンの途中で嘔吐し，意識混濁状態となり救急車で搬送された．来院時，❸体温39.5℃で，熱中症と診断された．気管挿管と人工呼吸器管理が実施された．膀胱留置カテーテルを挿入後に輸液療法を開始して，ICUに入室した．表面冷却と血管内冷却によって体温は37℃台に下降した．

既往歴：特記すべきことはない．

身体所見：ICU入室時，ジャパン・コーマ・スケール〈JCS〉Ⅱ-20．体温37.8℃，呼吸数28/分，❹脈拍110/分，血圧94/74mmHg．❺暗赤色尿を1時間で20mL認めた．

検査所見：❻Hb 16.8g/dL，Ht 48.6％，Na 130mEq/L，❼K 6.5mEq/L，Cl 100mEq/L，❽クレアチンキナーゼ〈CK〉48,000IU/L，❾尿素窒素60mg/dL，クレアチニン2.4mg/dL，AST〈GOT〉70IU/L，ALT〈GPT〉88IU/L，❿尿一般検査でミオグロビン陽性．胸部エックス線写真および頭部CTで異常所見なし．心電図でSTの変化はなく，洞性頻脈を認めた．

116　Aさんは腎不全が悪化し，持続的血液透析を1週間実施した．⓫入院後20日が経過し，Aさんは尿量100mL/時間以上，クレアチニン1.4mg/dLとなった．気管チューブと膀胱留置カテーテルは抜去され，状態は落ち着いている．ADLは拡大し，3日後に退院することとなった．

❷マラソンの途中
❸体温39.5℃で，熱中症と診断

▼

労作性の熱中症である

　ヒトの深部体温はおよそ37℃に保たれています．暑熱環境下に長時間いたり，激しい運動や労働など，熱の産生と放散のバランスに不均衡が生じ，破綻すると熱中症となります．

　熱中症の分類には労作性と非労作性の2種類があります（**表1**）．Aさんの場合，マラソン中に発症したため労作性であると考えられます．労作性熱中症は脱水症状を伴うことがほとんどで，横紋筋融解症や播種性血管内凝固症候群（DIC）などを合併し，重症化する可能性があります．

　発症までの経過は，疾患によっては患者さんの病態を把握するうえで大きな情報の1つとなる可能性があるため，必ず情報収集を行います．

　この事例では，意識障害が熱中症による症状であることがわかりますが，臨床では，意識障害を認め診断がついていない場合もあります．その場合には，生命にかかわる可能性が高く，経過・症状・バイタルサイン，検査データをいつも以上に観察し，急変に対応する準備を行います．

●表1　労作性熱中症と非労作性熱中症の比較

	労作性熱中症	非労作性熱中症
年齢	若者〜中年	高齢者
性差	圧倒的に男性	男女差なし
発生場所	屋外，炎天下	室内（熱波で急増）
発症までの時間	数時間内で急激発症	数日かかって徐々に悪化
筋肉運動	あり	なし
基礎疾患	なし（健康）	あり（心疾患，糖尿病，脳卒中後遺症，精神疾患，認知症など）
予後	良好	不良

（三宅康史：熱中症：発症メカニズムと最新の治療．ICUとCCU，38（7）：441〜451，医学図書出版，2014．）

❷マラソンの途中
❹脈拍110/分，血圧94/74mmHg
❻Hb 16.8g/dL，Ht 48.6％，Na 130mEq/L

▼

脱水をきたしている

　脱水とは体の水分を喪失した状態をいいます．

　水分には水と電解質が含まれています．Aさんの場合，マラソンを行っていたことで，多量の発汗により多量の水分と電解質が喪失されたと考えます．

　血液データからもHb値・Ht値が上昇しており，Na値が低値であることから，高度な脱水を認めます．また，循環血液量が減少したことにより，血圧が低下しています．それを代償するために脈拍が上昇していると考えます．脱水がさらに進行するとショックに移行するリスクがある状態です．

❸体温39.5℃で，熱中症と診断
❺暗赤色尿を1時間で20mL
❽クレアチンキナーゼ〈CK〉48,000IU/L
❿尿一般検査でミオグロビン陽性

▼

横紋筋融解症を認めている

　横紋筋融解症は，交通事故や骨折，2時間以上の筋肉の圧迫や，熱中症などで深部体温が40℃を超えることによって，筋肉の壊死，変性が生じたとき，また，マラソンなどで筋肉を酷使したときに生じます．骨格筋が傷害されて壊死，融解が生じると，ミオグロビンとよばれる筋肉の成分（蛋白）が血液中に大量に流出し，それが尿細管に詰まるなどして急性腎不全や多臓器不全が生じやすくなります．

　Aさんの場合は，尿の色，尿検査からミオグロビン尿が検出され，CKが非常に高値を示していることから，熱中症により筋肉が破壊されたことによる横紋筋融解症を認めています．

DIC：disseminated intravascular coagulation，播種性血管内凝固症候群

❺暗赤色尿を1時間で20mL
❼K6.5mEq/L
❾尿素窒素60mg/dL，クレアチニン2.4mg/dL

▼

急性腎障害（AKI）である

　AKI（p.165 参照）とは，さまざまな原因によって急激に腎機能障害をきたした状態をいいます．AKIは「腎前性」「腎性」「腎後性」の3つに分類されます（**表2**）．

　Aさんの場合は尿素窒素，クレアチニン，K値の上昇があります．また，尿量の低下もあり，AKIを認めています．その原因は，横紋筋融解症により尿細管に障害を起こした腎性であると考えます．しかし，高度の脱水状態もあり，腎前性が原因でさらにAKIが悪化するリスクも高い状態です．よって脱水症状の悪化を早期に発見し，医師に報告し，適切な輸液管理をすることが必要となってきます．循環動態が不安定な場合には，清潔，食事などの日常生活援助より，安静を優先させることもあります．

●表2　AKIの分類

分類	主な原因（症状や疾患）
腎前性	出血，下痢，嘔吐，発熱，発汗，心筋梗塞，弁膜症，敗血症
腎性	尿細管壊死，糸球体腎炎，血管炎，DIC
腎後性	骨盤内悪性腫瘍，前立腺肥大

❶23歳

▼

精神的に動揺しやすい可能性がある

　Aさんは23歳であり，身体的には成長していますが，精神的には急激な状態変化によってまだまだ動揺しやすい時期です．また，仕事や人間関係のつきあいによって食生活や生活リズムに偏りが生じている場合もあり，生活習慣を改善する必要性を感じても実行できないことがあります．

　そのため，患者さん自身がCKDへ移行するリスクを理解することと，患者さんの生活背景に合わせた退院指導が必要となってきます．

AKI：acute kidney injury，急性腎障害
CKD：chronic kidney disease，慢性腎臓病

⓫入院後20日が経過し，Aさんは尿量100mL/時間以上，クレアチニン1.4mg/dL

▼

CKDへの移行を予防する必要がある

　尿量は維持できているものの，20日が経過したにもかかわらず，クレアチニンが基準値より軽度上昇した状態です．AKIを発症するとCKDに移行するリスクがあるともいわれています．よってAさんにはCKDに移行しないように退院指導を行う必要があります．

●表3　CKDの生活指導

食事療法	・食塩摂取量を1日3g以上6g未満に制限する ・カリウム含有量の多い食品を制限する ・25〜35kcal/kg/日程度のエネルギーを摂取する ・CKDの程度に応じて蛋白質の制限を行う 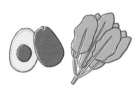食塩摂取量 1日3g以上6g未満 カリウム含有量の多い食品を制限 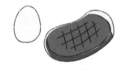 CKDの程度に応じて蛋白質を制限
運動・休養	・過労を避ける必要はあるが安静を強いる必要はない
禁煙	・CKD進行のリスクがあるため喫煙は避けるほうがよい
飲酒	・過度の飲酒は生命予後を悪くする ・高尿酸血症を合併する場合には常習的飲酒は避けるほうがよい
感染予防	・免疫力が低下しているため予防接種がすすめられる

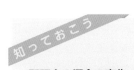

腎不全の種類

腎不全の概念の変化

腎不全とは，腎機能障害が起こり，腎臓が正常にはたらかなくなった状態です．腎不全は経過により，急性腎不全（ARF）と慢性腎不全（CRF）の2つに分類されていました．しかし，より早期に腎機能障害を疾患としてとらえ，予後改善につなげるために，急性腎障害（AKI）と慢性腎臓病（CKD）という新しい概念が広まりつつあります．

医療は時代とともに変化していくものであり，医療に携わる看護師もその変化に対応していく必要があります．

AKIとCKD

AKI
急激（48時間以内）に腎機能障害をきたした状態
①48時間以内に0.3mg/dL以上の血清Cr値の上昇
②48時間以内に血清Cr値50%以上（1.5倍以上）の上昇
③6時間以上にわたり，尿量0.5mL/kg/時未満
①～③のいずれかに該当するもの

CKD
腎臓の障害もしくは腎機能の低下が慢性的に持続した状態
①腎障害の存在が明らか（とくに蛋白尿の存在が重要）
②GFR＜60mL/分/1.73m²
①・②のいずれか，または両方が3か月以上持続する場合

解説と正答

問題115

このときのAさんの状態のアセスメントで適切なのはどれか．**2つ選べ**.

選択肢1　貧血である

貧血とは一般的に成人男性でHb 13g/dL以下，成人女性で12g/dL以下といわれています．Aさんは熱中症からの脱水により，Hb 16.8g/dL，Ht 48.6%と相対的に多血症状態※になっています．よって×です．

※多血症：血液に含まれる赤血球量が絶対的，あるいは相対的に増加した血液の状態

選択肢2　筋肉が障害されている

クレアチンキナーゼ〈CK〉とは骨格筋・心筋・平滑筋・脳に含まれており，筋肉の収縮・弛緩のときにエネルギーを供給する酵素です．血液中のCKが上昇した場合には，骨格筋・

臨床実践

AさんはHb値，Ht値は高いですが，循環血液量が減少しているため，輸液療法を実施し，脱水が改善されるまで，貧血がないともいいきれません．

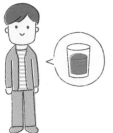

正常な状態

正常な濃度の血液と正常な循環血液量

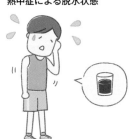

熱中症による脱水状態

多血状態で，循環血液量は減少

ARF：acute kidney failure，急性腎不全
CRF：chronic kidney failure，慢性腎不全

心筋・平滑筋・脳に傷害を受けたと考えられます．熱中症により筋肉が傷害され，CK値が48,000IU/Lに上昇しています．よって○です．

選択肢3 致死性不整脈が出現しやすい ○

K値が6.5mEq/Lと非常に高値であり，致死性不整脈が出現しやすい状態となっています．

K値が異常値を示す場合には，必ず24時間の心電図モニターを装着し，不整脈を早期に発見し，対応する必要があります．

選択肢4 心原性ショックを起こしている ✕

臨床では血圧の数値だけでなく，ショックの5徴（蒼白，冷感，虚脱，脈拍触知困難，呼吸不全）と尿量，乳酸値などを合わせて評価します．Aさんの場合，脱水により循環血液量は減少していますが，収縮期血圧が90mmHg以上を維持しており，ショックは起こしていないと考えます．また，ST変化がなく，胸部エックス線写真で異常所見がないことから，心原性ショックを起こす可能性は低いと考えます．

選択肢5 利尿薬の使用が必要な状態である ✕

尿量を増やすためには，循環血液量を増加させる輸液療法と，腎臓に作用し，水とナトリウムを排泄させる利尿薬を使用する方法があります．Aさんの場合，脱水状態により血液が不足している状態であり，尿量を増やすためには，循環血液量を増やす輸液療法が必要な状態です．

正答 2,3

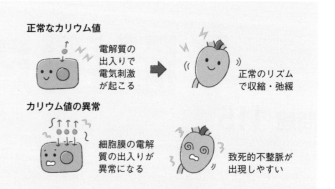

知っておこう

なぜK高値で致死的不整脈が出やすいの？

電解質（K, Na, Ca）が心臓の細胞膜を出入りすることで，電気刺激（電位）が起こり，収縮・弛緩が起こります．電解質が正常値であるときの電位を静止膜電位といいます．K値が異常値を示す場合には，細胞膜の電解質の出入りに異常をきたし，致死的不整脈が出現しやすい状態となります．

正常なカリウム値
電解質の出入りで電気刺激が起こる → 正常のリズムで収縮・弛緩

カリウム値の異常
細胞膜の電解質の出入りが異常になる → 致死的不整脈が出現しやすい

問題 116

Aさんは腎不全が悪化し，持続的血液透析を1週間実施した．入院後20日が経過し，Aさんは尿量100mL/時間以上，クレアチニン1.4mg/dLとなった．気管チューブと膀胱留置カテーテルは抜去され，状態は落ち着いている．ADLは拡大し，3日後に退院することとなった．

Aさんへの退院指導で適切なのはどれか．

選択肢1 水分を制限する ✕

尿量100mL/時間と排泄障害がないため，健常者と同様の飲水量を摂取します．腎障害がある場合には，過剰な飲水や極端な飲水制限は行いません．

選択肢2 蛋白質を制限する ○

蛋白質を制限することにより，高尿酸血症・尿蛋白を抑え，腎障害を予防します．Aさんの場合，CKDに移行していませんので，腎臓への負荷を軽減する目的で0.8～1.0g/kg体重/日の蛋白質摂取を目標にします．

選択肢3　積極的に運動する

過度な運動は推奨されておらず，積極的に運動をすすめる
必要はありません．また，過度な運動の制限も必要ありません．
Aさんの場合，マラソンが趣味であることを考慮すると，運
動量は医師と相談して決定すべきでしょう．

選択肢4　生野菜を積極的に摂取する

生野菜にはカリウムが多く含まれています．CKDが進行し
た患者さんはカリウムを制限する必要があります．Aさんの
場合，CKDに移行する可能性がある段階であるため，カリウ
ムの制限は必要ありませんが，積極的に摂取を促す必要もあ
りません．

正答2

知っておこう 急性腎障害は慢性腎臓病のリスクファクター

ガイドライン[3]では，AKI発症がCKD移行のリス
クファクターの1つであると記載されています．尿細
管の障害がAKIを発症させます．その後AKIが改善し
ても，一度ダメージを受けた腎臓の細胞の一部が正常
にはたらかなくなり，CKDに移行するといわれてい
ます．CKDへの移行は尿細管の障害の程度や頻度が
影響するため，AKIが改善するまでの時間を短くする
ことや，繰り返し起こさないことが重要となります．

この問題を通して覚えておきたいこと

熱中症は生命にかかわる状態や慢性腎臓病につながるおそれがある

今回の事例は，若い男性のマラソン中に起こった出来事で
す．日常生活でよくある場面でありながら，経過によっては
生命にかかわる状態になりうることを学ぶ必要があります．

熱中症からAKIを発症するまで刻々と変化する病態を見逃
さずに多臓器障害を避けるためには，小さい変化もとらえる
観察力，得られたデータから患者さんの病態を把握する知識，
病態に合わせた適切なケアを提供する技術が求められます．

AKIを発症するとCKDに移行する可能性があります．腎

障害が悪化すると，人工透析を導入することになり，生活環
境やパターンを変えざるをえない状況になるおそれがありま
す．腎障害を進行させない退院指導が必要です．

しかし，退院後は医療者が常に一緒にいるわけではないた
め，患者さんの生活習慣を変えることは容易ではありません．
患者さんの年齢や生活背景を把握し，理解したうえで，個別
的な指導を行うことが重要となります．

引用・参考文献
1）三宅康史：熱中症：発症メカニズムと最新の治療．ICUとCCU，38（7）：441～451，医学図書出版，2014.
2）日本救急医学会 熱中症に関する委員会：熱中症診療ガイドライン2015．日本救急医学会，2015.
　http://www.jaam.jp/html/info/2015/pdf/info- 20150413.pdf（2020年8月13日閲覧）
3）AKI（急性腎障害）診療ガイドライン作成委員会 編：AKI診療ガイドライン2016．東京医学社，2016.
4）小林修三 編：あらゆる診療科で役立つ！腎障害・透析患者を受けもったときに困らないためのQ＆A．羊土社，2014.
5）日本腎臓学会 編：CKD診療ガイド2018．東京医学社，2018.

MEMO

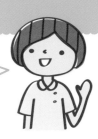

Question 12 （第105回・午後94〜96）

急性脳障害の看護

問題

この問題を解説してくれるのは

入山 亜希
順天堂大学医学部附属順天堂医院
集中ケア認定看護師

尾野 敏明
東海大学看護師キャリア支援センター
認定看護師教育課程　主任教員

Aさん（48歳，男性）は，横断歩道を歩行中に乗用車に衝突され，救命救急センターに搬送された．搬送時，呼びかけに開眼せず，四肢の筋緊張が亢進していた．呼吸数30/分，脈拍60/分，血圧142/98mmHgであった．右側頭部と右肩甲骨部の擦過傷以外に目立った外傷はなかった．

搬送時のAさんの様子を図に示す．

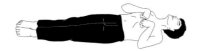

94 Aさんの状態はどれか．

1. 項部硬直
2. 除脳硬直
3. 除皮質硬直
4. 間代性けいれん
5. 強直性けいれん

95※ Aさんは，硬膜下血腫および脳挫傷と診断され，硬膜下血腫に対して開頭血腫除去術が行われた．ICUに入室後，マンニトールの投与が開始された．

このときの体位で最も適切なのはどれか．

1. 座位
2. 腹臥位
3. 側臥位
4. 仰臥位
5. Fowler〈ファウラー〉位

96 術後14日．Aさんの意識レベルはジャパン・コーマ・スケール〈JCS〉Ⅰ-2で，左上下肢に軽度の麻痺と左の視空間失認とがある．Aさんは座位を保持し，自力で食事を摂ることが可能となったが，左側の食べ物を残す様子がみられる．車椅子への移乗は看護師の介助が必要であるが，1人でベッドから降りようとする．Aさんは右利きである．

このときの適切な看護はどれか．

1. 離床センサーを設置する．
2. 右側を意識するように促す．
3. 食器をAさんの左側に配置する．
4. 残した食事は看護師が介助して口に運ぶ．
5. 視空間失認が改善してから歩行訓練を開始する．

※問題95は，厚生労働省より「選択肢に正解がないため，採点対象から除外する」と発表されました．

ICU：intensive care unit，集中治療室

急性脳障害の病態や
症状の特徴をふまえた看護を理解しよう！

神経学的所見をアセスメントする

　脳神経疾患の患者さんの看護では，主に神経学的所見を観察します．神経学的所見の観察では，生体モニターには表れにくい情報を患者さんとの会話や動作から得ることが多くあります．また意識障害や言語障害などにより，患者さん自身で症状を医療者へ伝えることが難しい場合もあります．そのため，実際にベッドサイドで看て，触れて，感じた情報からアセスメントし，問題点を明確化します．

頭蓋内圧のコントロールが
脳神経看護のポイントとなる

　急性期の頭蓋内圧コントロールは患者さんのADLやQOL

に大きく影響します．頭蓋内圧の上昇は脳循環障害から二次性脳損傷を招き脳ヘルニアへ移行するおそれがあります．そのため，頭蓋内圧が上昇する要因を理解し，頭蓋内圧の上昇をアセスメントする能力と予防する看護技術を習得する必要があります．

患者さんの病態と症状に合わせた
リスク管理をする

　脳神経疾患は障害部位や程度により症状がさまざまです．またリハビリテーションにより回復するセルフケア能力にも個人差があります．そのため，患者さんのADLの範囲を把握し，安全な生活を送るためのセルフケア能力を支援する看護が必要となります．

情報収集とアセスメント　設問を読み解く

ここでは，患者さんがどのような状況にあるのか，問題文からくわしく読み解いていきます．

> **問題文**
>
> 　Aさん（❶48歳，男性）は，横断歩道を❷歩行中に乗用車に衝突され，救命救急センターに搬送された．搬送時，❸呼びかけに開眼せず，❹四肢の筋緊張が亢進していた．❺呼吸数30/分，❻脈拍60/分，❼血圧142/98mmHgであった．❽右側頭部と右肩甲骨部の擦過傷以外に目立った外傷はなかった．

❶48歳，男性	❷歩行中に乗用車に衝突
▼	▼
壮年期である	**交通外傷である**

　患者さんの年齢は壮年期であり，家庭や社会での立場や役割があります．家族からの情報を確認し，脳障害によりすぐに仕事に戻ることが難しい場合はソーシャルワーカーに相談するなど，社会資源の活用を提案します．

　交通外傷による頭部損傷は致命傷となる可能性が高いため注意が必要です．直接的な損傷を一次性脳損傷，脳損傷による脳浮腫や頭蓋内圧の亢進に伴う脳虚血を二次性脳損傷といいます．

ADL：activity of daily living，日常生活動作　　QOL：quality of life，クオリティオブライフ

❸呼びかけに開眼せず
❹四肢の筋緊張が亢進

▼

意識障害がある

　脳損傷の臨床所見として，意識消失や意識障害，神経学的所見の異常，けいれんなどがあります．Aさんの意識状態をジャパン・コーマ・スケール（JCS）を用いて評価すると，Ⅱ-30以上の意識障害があると評価できます．意識レベルの変化は病状を評価するうえで重要なため，経時的に観察し記録することが必要です．

❺呼吸数30/分

▼

呼吸障害がある

　血腫の増大により脳圧が上昇し脳幹部が圧排されると，呼吸障害を認めます．成人の呼吸回数の正常値と比較すると，Aさんの呼吸回数は多い状態であり，回数だけでなく，呼吸パターンの変調はないか観察が必要です．低酸素は血管が拡張し頭蓋内圧の亢進を助長しますのでSpO_2の推移に注意します．

●ジャパン・コーマ・スケール（JCS）

Ⅰ	刺激しないでも覚醒している状態（1桁で表現）
0	意識清明
Ⅰ-1	だいたい清明であるが，今ひとつはっきりしない
Ⅰ-2	見当識障害がある（場所や時間，日付がわからない）
Ⅰ-3	自分の名前，生年月日が言えない
Ⅱ	刺激で覚醒するが，刺激をやめると眠り込む状態（2桁で表現）
Ⅱ-10	普通の呼びかけで容易に開眼する
Ⅱ-20	大きな声または体を揺さぶることにより開眼する
Ⅱ-30	痛み刺激を加えつつ呼びかけを繰り返すことにより開眼する
Ⅲ	刺激しても覚醒しない状態（3桁で表現）
Ⅲ-100	痛み刺激に対し，払いのける動作をする
Ⅲ-200	痛み刺激に対し，少し手足を動かしたり顔をしかめたりする
Ⅲ-300	痛み刺激に反応しない

注）R：restlessness（不穏）
　　I：incontinence（失禁）
　　A：akinetic mutism，apallic state（自発性喪失）

Key Word 硬膜下血腫

●病態

　硬膜と脳の間に血腫が形成された状態です．CT検査では三日月型の高吸収域（出血像，X線を吸収し白く写る部分）を認め，血腫は短時間のうちにゼリー状に固まって脳を圧迫します（図）．

●症状

　血腫により脳が圧排されると，頭蓋内圧が亢進します．血腫の圧迫により脳ヘルニアの状態にまで悪化すると，生命維持中枢である脳幹をも圧迫し呼吸障害などの生命危機におちいります．脳挫傷の症状として麻痺や言語障害，けいれん発作などが出現することもあります．

●硬膜下血腫

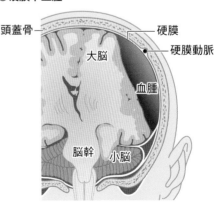

頭蓋骨／硬膜／硬膜動脈／大脳／血腫／脳幹／小脳

硬膜と脳の間に三日月型の血腫がみられる

JCS：Japan coma scale，ジャパン・コーマ・スケール

●治療

血腫を除去する場合は，局所麻酔による穿頭血腫除去術または，全身麻酔下で開頭血腫除去術を行います．頭蓋内圧が上昇している場合は，脳圧排を軽減するために外減圧術（開頭した骨片を外したままとし，皮下組織と皮膚のみで閉頭）を行うこともあります．術後は下表のような経過をたどり，頭蓋内圧亢進のサインに注意しながら神経学的所見を観察します．

●急性硬膜下血腫の開頭術後の経過の一例

	受傷〜後出血のリスク 6〜24時間	脳浮腫期 2〜5日	リハビリ期〜退院・転院 1週間〜1か月程度
安静度	ベッド上安静	車椅子〜歩行可	
治療	外科的：血腫除去 内科的：止血剤の投与	輸液による頭蓋内圧のコントロール	内服への移行
合併症	感染（ドレーン，創部），肺二次感染症，スキントラブル，せん妄など		飲食による誤嚥，転倒転落など
看護	神経学的所見・バイタルサインの観察，術後管理（輸液・体位・ドレーンなど），合併症予防，家族ケアなど		内服管理，転倒転落の防止，退院支援，退院指導など
リハビリ	床上でのROM訓練など	嚥下訓練など	離床，セルフケア能力の訓練

⑥脈拍60/分，⑦血圧142/98mmHg

▼

頭蓋内圧と血圧の変動に注意が必要

Aさんのバイタルサインからはクッシング症状（血圧上昇，脈圧の増大，徐脈）は認められませんが，脳出血の増大や浮腫により頭蓋内圧が亢進する可能性は十分に考えられます（知っておこう 参照）．

⑧右側頭部と右肩甲骨部の擦過傷

▼

頭部CTなどと合わせて損傷部を評価する

頭部外傷では衝撃が加わった部位と対角線の位置に脳挫傷や脳内出血などの脳損傷が起こる場合があります．そのため，頭部CTなどの検査結果と受傷機転や症状を統合して評価する必要があります．

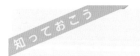

血圧の変動と頭蓋内圧

●血圧と頭蓋内圧の関係

脳には血圧の変動に対して脳血流を一定に保つ自動調節能がありますが，急性期脳出血の場合はこの自動調節能が機能せず，脳血流は変動します．

頭蓋内には脳（80%），血液（10%），髄液（10%）が存在し，頭蓋内圧もほぼ一定に保たれていますが，いずれかの体積が増大すると頭蓋内圧は亢進します．

出血や浮腫により頭蓋内の容量が増えた場合，脳血流を維持するためには増えた容量に打ち勝つ血流が必要です．脳灌流圧（CPP）は，平均血圧と頭蓋内圧の差で表されます．

【CPP＝平均動脈圧－頭蓋内圧】．

つまり，脳灌流圧を維持するためには，血圧を上げるか頭蓋内圧を下げることが必要となります．しかし血圧が上昇すると出血のリスクも増えるため，注意が必要です．

●頭蓋内圧の正常値

6〜12mmHg

●クッシング症状

頭蓋内圧が20mmHg以上になると，血圧上昇，脈圧の増大，徐脈がみられます．これをクッシング症状とよびます．

ROM：range of motion，関節可動域　　CPP：cerebral perfusion pressure，脳灌流圧

選択肢ごとに○×を検証‼ 解説と正答

問題94

Aさんの状態はどれか．

選択肢1　項部硬直

項部硬直は髄膜刺激症状の1つです．仰臥位にした患者さんの項部（後頭部から首の後ろのあたり）に手を当てて頭部を持ち上げ前屈させるようにすると，後部の前屈に抵抗を示して頭部と胸部が持ち上がります．よって×です．

正常であれば，抵抗なく下顎が前胸部につきます．痛みを伴うため，声をかけながらゆっくりと行います．

選択肢2　除脳硬直

除脳硬直は中脳や橋の損傷によることが多く，上肢・下肢ともに強く伸展します．よって×です．

選択肢3　除皮質硬直

除皮質硬直は大脳皮質と大脳白質の障害によることが多く，上肢は強く屈曲し下肢は強く伸展します．Aさんの姿勢は四肢の筋緊張が亢進しているため，除皮質硬直だといえます．

選択肢4　間代性けいれん

けいれんは脳内の神経細胞が異常な電気的興奮を起こすことによって生じます．脳障害により神経細胞が障害されると，けいれんのリスクは高くなります．

間代性けいれんは筋肉が緊張と弛緩を繰り返し，手足をバタバタさせ顎が震えるような動きをします．よって×です．

選択肢5　強直性けいれん

全身または一部の筋肉が持続的に収縮します．棒のように手足を突っ張る動きが特徴です．よって×です．

正答 3

●**髄膜刺激症状**

項部硬直：仰臥位にし，後頭部に手を当てて持ち上げようとすると項部が硬直する

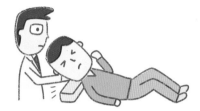

●**異常肢位**

除脳硬直：中脳や橋の損傷によることが多く，上肢・下肢ともに強く伸展する

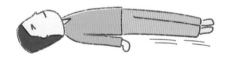

除皮質硬直：大脳皮質と大脳白質の障害によることが多く，上肢は強く屈曲，下肢は強く伸展する

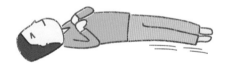

●**けいれん**

間代性けいれん：筋肉が緊張と弛緩を繰り返し，手足をばたばたさせる

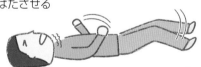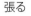

強直性けいれん：筋肉が持続的に収縮し，手足を突っ張る

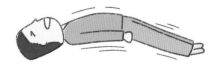

問題 **95**

　Aさんは，硬膜下血腫および脳挫傷と診断され，硬膜下血腫に対して開頭血腫除去術が行われた．ICUに入室後，マンニトールの投与が開始された．

　このときの体位で最も適切なのはどれか．

選択肢1　座位

　ガイドラインではヘッドアップ30°による頭位挙上は頭蓋内圧を下げる効果があると報告されています[1]．一方で，急激な頭位挙上は脳灌流を低下させてしまいます．

選択肢2　腹臥位

　腹臥位は胸部や腹部が圧迫され頭蓋内圧の亢進を助長してしまうおそれがあります．また開頭血腫除去術では厳重なドレーン管理や点滴などの留置物も多いため，腹臥位は適切ではありません．呼吸療法では無気肺予防として腹臥位を実施することがあります．

選択肢3　側臥位

　同一体位は褥瘡や無気肺のリスクとなります．そのため体位はヘッドアップ30°の仰臥位や側臥位を交互に調整することが望ましいでしょう．しかし体位変換の際に頸部を曲げ内頸静脈が圧迫されると，静脈還流を阻害するリスクがあります．またドレーンの圧迫による閉塞にも注意します．

選択肢4　仰臥位

　頭位を水平にした仰臥位は，脳灌流圧や流速が増すといわれています．そのため，脳卒中により虚血を疑う場合には頭位を水平にした仰臥位に管理することもあります．また循環不全におちいっている場合には，静脈還流を保持するため，頭位を水平にする場合もあります．

選択肢5　Fowler〈ファウラー〉位

　Fowler位の頭位挙上の角度は文献により異なりますが，30°〜60°挙上した体位といわれています．Fowler位では頭蓋内圧を下げる効果に加え，横隔膜や内臓が下降するので，呼吸がしやすい体位でもあります．

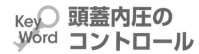

採点除外（選択肢に正解がないため）

臨床実践

　頭蓋内圧が高く，内外減圧手術を行った場合には，患側を下にすると減圧部位を圧迫してしまうリスクがあるため，患側を上にした側臥位とします．

Key Word　頭蓋内圧のコントロール

●薬剤や体位で頭蓋内圧の上昇を予防する

　Aさんが投与されたマンニトールは脳圧を下げる作用があります．

　また，脳障害の急性期は頭蓋内圧をコントロールすることが重要なため，薬剤だけでなく，頭蓋内圧の上昇を防ぐ体位を維持することが大切です．

●腹腔，胸腔，頸部の圧が上がる体位を避ける

　脳の静脈系には弁がありません．そのため腹腔，胸腔や頸部の圧が上昇し，静脈系の圧が上昇すると，脳からの静脈還流が阻害され，頭蓋内圧が亢進します．よって，頭蓋内圧亢進のある患者さんでは，腹腔，胸腔や頸部の圧が上昇するような体位を避けることが必要です．

問題 96

　術後14日．Aさんの意識レベルはジャパン・コーマ・スケール〈JCS〉I-2で，左上下肢に軽度の麻痺と左の視空間失認とがある．Aさんは座位を保持し，自力で食事を摂ることが可能となったが，左側の食べ物を残す様子がみられる．車椅子への移乗は看護師の介助が必要であるが，1人でベッドから降りようとする．Aさんは右利きである．

　このときの適切な看護はどれか．

選択肢1　離床センサーを設置する

　見当識障害のあるAさんは，麻痺やバランス感覚の低下を自覚できていない可能性があります．そのため，Aさん自身で転倒転落などのリスクを認識することが難しい状況が考えられます．Aさんは1人でベッドから降りようとする行動があり，下肢の麻痺によりバランスを崩すことで転倒するリスクが高い状況です．よって離床センサーを設置し転倒を未然に防ぐことが必要です．

選択肢2　右側を意識するように促す

　Aさんの麻痺や視空間失認は左側に認められているため，障害のある左側に注意を促す必要があります．よって×です．

選択肢3　食器をAさんの左側に配置する

　Aさんの視野は次ページの図のように左側の失認があるため，正中が右側にずれています（p.176 Key Word 参照）．そのため，左側に配置するのではなく右側への配置が望ましいでしょう．

選択肢4　残した食事は看護師が介助して口に運ぶ

　Aさんが左側の食事を残す理由は視空間失認である可能性が高いため，食器の位置を右側の視野範囲内に置くことで，食事を継続することが可能です．Aさんのセルフケアの確立を支援するためにも，残存機能を活かすリハビリを行います．

選択肢5　視空間失認が改善してから歩行訓練を開始する

　Aさんは退院に向け残存機能のリハビリが必要となり，視空間失認とも向き合いながら生活していかなければなりません．近年では，早期離床が推奨され在院日数の短縮も進んでいます．2016年の診療報酬改定でも早期リハビリテーションの重要性が述べられ，早期離床は身体機能の改善を促進するともいわれています．よって×です．

正答 1

臨床実践

　Aさんの状況をイメージしてみましょう．

　意識レベルはJCS I-2で見当識障害を認めています．左上下肢に軽度の麻痺があるため，左側に傾きやすい可能性があります．

　坐位は保持できていますが，立位ではバランスを保持できない可能性もあります．

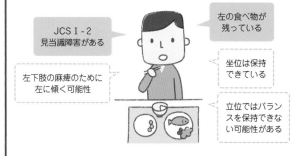

　歩行時などは左側に注意を促し，左側に障害物がないか注意が必要です．歩行訓練などのリハビリを介助する場合，左側に立つと障害物との衝突や転倒を防ぐことができます．

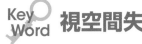

　左の視空間失認がある場合，左側には意識して注意を向けなければ気づきません．Aさんの視界は図のようであることが予測され，左側の食べ物を残す様子からも視野が狭まっていることがうかがえます．半側空間無視ともいわれます．

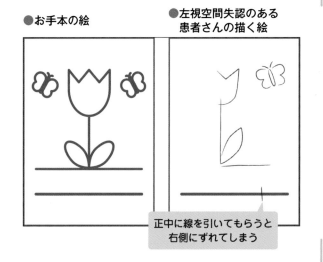

●お手本の絵

●左視空間失認のある
　患者さんの描く絵

正中に線を引いてもらうと
右側にずれてしまう

 この問題を通して覚えておきたいこと

障害部位と経過から予測される症状と看護を理解しておこう！

　脳神経疾患は障害の部位や程度によって生命危機に直結する場面も多くあります．そのため，病期による症状や治療の特徴を理解し，異常の早期発見と報告に必要なアセスメント能力を身につけておく必要があります．急性期では頭蓋内圧のコントロールなどにより二次性脳損傷を予防，軽減し，早期リハビリへの介入に取り組むことが重要です．

　また，患者さんは脳障害に伴う後遺症により，生活環境や生活パターンを変えざるを得ない状況になることがありま

す．リハビリにおいても機能回復は個々に異なるため，個別性を重視した残存機能の評価やアセスメントが大切です．とくに認知機能障害は社会復帰の阻害因子となり，QOLの低下につながります．

　患者さんが障害と向き合い，安全でその人らしい生活を送るためには，患者さんのセルフケア能力を最大限に引き出す介入が必要です．よって運動機能の維持や向上とともに，今後の社会生活を見据えた看護を考えることが大切です．

引用・参考文献
1）日本脳神経外科学会ほか監：重症頭部外傷治療・管理のガイドライン．第3版，医学書院，2013.
2）落合慈之監：脳神経疾患ビジュアルブック．学研メディカル秀潤社，2009.
3）横堀將司：頭蓋内圧モニタリングと管理．INTENSIVIST，5（3）：525〜537，2013.

小児の熱傷への看護

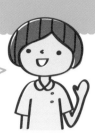

この問題を解説してくれるのは

小泉 美紀
東京都立小児総合医療センター
小児看護専門看護師 HCU主任

中田 諭
聖路加国際大学
急性期看護学　准教授

問題

次の文を読み103〜105の問いに答えよ.

Aちゃん（1歳0か月，女児）は，つかまり立ちをしようとしてテーブルの上に手をかけたところ，熱い味噌汁の入ったお碗をひっくり返して前胸部と右前腕に熱傷を負ったため母親とともに救急外来を受診した.　来院時，Aちゃんは，体温36.8℃，呼吸数36/分，心拍数120/分，血圧90/60mmHgであり，機嫌が悪く泣いている.

103　Aちゃんの前胸部と右前腕には発赤と一部に水疱がみられ，看護師が創部に軽く触れると激しく泣いた.

　Aちゃんの熱傷の受傷深度として考えられるのはどれか.

　1.　Ⅰ度

　2.　浅達性Ⅱ度

　3.　深達性Ⅱ度

　4.　Ⅲ度

104　Aちゃんは，創部の処置と経過観察のため入院した.　処置室で点滴静脈内注射と創部の処置を医師1人と看護師2人で行うことになった.　看護師がAちゃんの母親に同席するよう促すと「かわいそうで見ていられるか不安です」と話した.

　母親のつらさを受け止めた後の対応で適切なのはどれか.

　1.　「Aちゃんがかわいそうですよ」

　2.　「Aちゃんはもっとつらいですよ」

　3.　「Aちゃんが頑張る姿を見届けるべきですよ」

　4.　「Aちゃんにとってお母さんが支えになりますよ」

105　Aちゃんの創部は治癒傾向にあり，退院して外来で処置を継続することになった.　Aちゃんの母親は「子どもに痛い思いをさせてしまいました.　私が気を付けないといけませんね」と話している.

　家庭内での事故予防について，Aちゃんの母親に指導する内容として優先度が高いのはどれか.

　1.　調理の工夫

　2.　重症事故事例の提示

　3.　1歳児の行動の特徴

　4.　Aちゃんへの説明の方法

受傷部位だけでなく，全身状態や育児環境，保護者の心理にも目を向けよう！

全身状態の把握が重要

　熱傷の範囲や深さによって，観察ポイントが変わります．とくに，入院加療が必要な事例では，すぐにショック状態におちいることも考えられます．全身状態を細かく観察し，急変時にもすぐに対応できるようにしておくことが重要です．

母親の育児能力の習得を支援

　核家族化に伴い，母親が他者から育児指導を受ける機会が減少し，1人で問題を抱えることが増えています．インターネットなどで多くの情報が収集できますが，実際の育児能力の習得にはなかなか結びつかず，子どもの不慮の事故につながっています．退院後の育児や育児環境について入院中から助言していくことが重要です．

保護者（とくに母親）は自分を責めがち

　不慮の事故は保護者にも責任があります．しかし，必要以上に責任を感じている場合には，前向きに育児を継続できなくなる可能性があります．面会時には，母親の思いに添いながら訴えを傾聴し，相談にのることで，育児の不安を少しでも軽減し，再び事故を起こさないようにすることも看護の重要な役割です．

情報収集とアセスメント　設問を読み解く

ここでは，患者さんがどのような状況にあるのか，問題文からくわしく読み解いていきます．

問題文

　Aちゃん（❶1歳0か月，女児）は，❷つかまり立ちをしようとしてテーブルの上に手をかけたところ，熱い味噌汁の入ったお椀をひっくり返して前胸部と右前腕に熱傷を負ったため母親とともに❸救急外来を受診した．来院時，Aちゃんは，❹体温36.8℃，❺呼吸数36/分，❻心拍数120/分，❼血圧90/60mmHgであり，❽機嫌が悪く泣いている．

❶1歳0か月
❷つかまり立ちをしようとして
　テーブルの上に手をかけた

▼

正常な発達である

　子どもは月齢や年齢によって発達段階が大きく異なります．正常な発達段階やバイタルサインを理解しておくことは，援助を行ううえだけでなく子どもの異常を発見するためにも重要な指針となります．

　1歳0か月であるAちゃんがつかまり立ちをするためにテーブルの上に手をかけるという行動は年齢相応で正常な行動であると判断できます．

❸救急外来を受診した

母親から情報収集を行う

　救急外来を受診した際に，受傷時の対応を母親から情報収集しましょう．ただし，母親が動揺していることも多いため，母親が落ち着いて話せる状況にすることも必要になります．

　筆者の施設では，受診前に電話での問い合わせがあり，ただちに処置が必要でないと判断できた場合は，まず流水で30分冷やしてから来院するように伝えています．また，軽症の場合，帰宅時に受傷時の対応が書かれているパンフレットを渡しています．

❹体温36.8℃，❺呼吸数36/分 ❻心拍数120/分，❼血圧90/60mmHg

1歳0か月の子どもの状態として 正常範囲である

　バイタルサインは1歳児の正常値から見てすべて正常範囲内であり，現状のデータではショック状態は示されていません．広範囲な熱傷では脱水症状を示すことが多いため，急速な輸液が必要であり，バイタルサインでは心拍数の上昇，血圧の低下，尿量の低下に留意が必要となります．

●1歳児の成長発達のめやす

身体	身長は出生時（男：49.9cm，女：49.0cm）の1.5倍に，体重（男：3.16kg，女：3.05kg）は3倍になる
運動機能	ひとり立ちをする（数秒）母指と示指の指先でものをつかむ
言語	「ワンワン」「マンマ」などの発声しやすい単語を2〜3語言う（1語文）
社会性	「〜してはいけません」という禁止を理解できるわからない場合は首を振って意思表示をする
基本的生活習慣	排泄の時間がだいたい一定してくる
心拍数	100〜150回／分
血圧	収縮期血圧52〜125mmHg
呼吸数	20〜40回／分

❽機嫌が悪く泣いている

熱傷による疼痛があると考えられる

　熱傷を負ったことによる疼痛などの苦痛から，機嫌が悪く泣いていると考えられます．

　受傷時以外でも日常生活の中で不機嫌だったり，啼泣が続く場合は何かの訴えのサインです．空腹やオムツ交換以外にも全身状態を細かく観察し，不快の除去や異常の早期発見に努めましょう．熱傷ではその範囲や深さにより疼痛を伴うものが多いことから，必要であれば鎮痛薬の投与について医師と相談することも大切です．

　また，全身状態が不良な状態では啼泣することもできなくなります．顔色が悪い子どもやぐったりしている子どもは，ただちに医療的な介入が必要となりますので判断が遅れないようにしましょう．

知っておこう　子どもの不慮の事故

　子どもの熱傷（不慮の事故全般）は保護者の役割と密接なかかわりがあります．育児環境を整えることで受傷を避けることができます．保護者自身が育児環境上の危険に気づき，安全確保の方法を見つけ出すことで事故を予防できるよう，情報収集や指導を行う必要があります．

　また，子どもの受傷後は保護者の心にも傷ができます．保護者の思い（自責の念を含む）に寄り添うことも，今後の入院生活や家族関係，子どもの療育環境を整えるうえで重要となります．

　とくに子どもが重症の場合は治療が長期にわたります．保護者を責めることなく，かつ親の役割を再認識できるよう助言しましょう．

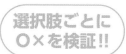

解 説 と 正 答

選択肢ごとに ○×を検証!!

問題 103

Aちゃんの前胸部と右前腕には発赤と一部に水疱がみられ，看護師が創部に軽く触れると激しく泣いた．

Aちゃんの熱傷の受傷深度として考えられるのはどれか．

選択肢1　Ⅰ度

Ⅰ度熱傷は，表皮のみの損傷です．ヒリヒリして赤くなります．

一時的に色素沈着がありますが，数日で自然に治り，瘢痕は残りません．日焼けはⅠ度熱傷です．

選択肢2　浅達性Ⅱ度

浅達性Ⅱ度熱傷(SDB)は，表皮基底層(真皮上層)までの損傷です．痛みが強く，赤くなり，水ぶくれができます．

上皮化後に，色素沈着などが起きますが，瘢痕はあまり残りません．ただし，受傷後のケアによっては，瘢痕が残ることがあります．

Aちゃんは，発赤と一部に水疱がみられることから熱傷の受傷深度は浅達性Ⅱ度と判断できます．

選択肢3　深達性Ⅱ度

深達性Ⅱ度熱傷(DDB)は，真皮深層までの損傷です．赤く腫れ，水ぶくれなどが起きますが，痛みは軽度で，水ぶくれの下の皮膚が白くなっています．

上皮化後に瘢痕が残りやすいです．

選択肢4　Ⅲ度

Ⅲ度熱傷は，皮膚全層の損傷です．痛覚が失われて痛みはなく，皮膚は壊死していることもあります．創面は白く乾燥し，水ぶくれはできません．

瘢痕ははっきりと残り，盛り上がったり，ケロイド状になることもあります．皮膚が引っ張られる感覚や，機能障害が起こる場合もあります．

正答2

臨床実践

浅達性Ⅱ度と深達性Ⅱ度は，肉眼的にはなかなか判別しにくいです．機会があれば医師の処置時に見学させてもらい，皮膚の様子を医師と一緒に観察しながら説明を聞きましょう．

SDB：superficial dermal burn，浅達性Ⅱ度熱傷
DDB：deep dermal burn，深達性Ⅱ度熱傷

Key Word 熱傷

●熱傷の受傷深度

熱傷深度	傷害組織	所見・症状	瘢痕	治癒期間の目安
Ⅰ度熱傷	表皮	紅斑，熱感	一時的	1～2週間
浅達性Ⅱ度熱傷（SDB）	表皮から真皮（浅い）	水疱，灼熱感，強度疼痛	色素沈着	1～2週間
深達性Ⅱ度熱傷（DDB）	表皮から真皮（深い）	桃色～白色水疱，軽度疼痛，知覚低下	軽度の瘢痕	1～2か月
Ⅲ度熱傷	表皮から皮下組織	壊死，羊皮紙様白色，無痛	瘢痕，ケロイドなど	2か月以上

●アルツ（Artz）の基準

アルツの基準は，熱傷の重症度を判定する基準の1つです．

軽症	外来で治療できるもの	Ⅱ度熱傷で体表面積の15％未満 Ⅲ度熱傷で2％未満
中等度	一般病院に転送し，入院加療を必要とするもの	Ⅱ度熱傷で10～20％ Ⅲ度熱傷で顔，手足を除く部位で10％未満
重症	総合病院に転送し，入院加療を必要とするもの	Ⅱ度熱傷で30％以上 Ⅲ度熱傷で10％以上 顔面・手・足の熱傷 気道熱傷の合併 骨折，電撃傷，化学損傷

●受傷面積の計算法

一般に熱傷の受傷面積は，成人の場合は9の法則が用いられますが，乳幼児ではここで紹介する5の法則がよく用いられます．

5の法則

体を5の倍数に分けて受傷面積を把握する

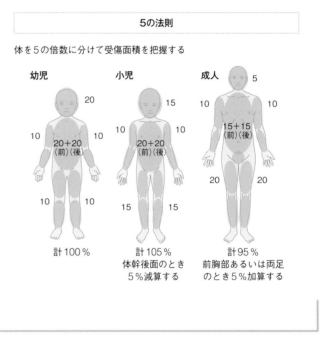

幼児　計100％

小児　計105％　体幹後面のとき5％減算する

成人　計95％　前胸部あるいは両足のとき5％加算する

問題 104

Aちゃんは，創部の処置と経過観察のため入院した．処置室で点滴静脈内注射と創部の処置を医師1人と看護師2人で行うことになった．看護師がAちゃんの母親に同席するよう促すと「かわいそうで見ていられるか不安です」と話した．

母親のつらさを受け止めた後の対応で適切なのはどれか．

選択肢1 「Aちゃんがかわいそうですよ」

選択肢2 「Aちゃんはもっとつらいですよ」

処置の場面では，看護師は，母親がAちゃんの頑張りの支援者としてかかわれるよう，援助する必要があります．Aちゃんの母親の「かわいそうで見ていられるか不安です」という言葉から，現時点では受傷に対する動揺があることや，Aちゃんに対してどのような役割を担うか十分理解していないことが考えられます．

選択肢1，2は，こうした母親の心理状況を考慮していない言葉であり，現在の状況への適応をさらに困難にし，自責の念を強くする可能性があるため不適切です．

選択肢3 「Aちゃんが頑張る姿を見届けるべきですよ」

母親の同席はAちゃんのエンパワメントにつながりますが，「べき」といった強い表現は考えを押しつけるようで，母親の思考が混乱している時期の声かけとして適切ではありません．「Aちゃんが頑張っているから一緒にいてあげましょうね」や

「お母さんもそばで一緒に頑張りましょうね」といった表現や提案のほうが望ましいでしょう.

　また, 受傷直後は保護者が動揺しているため, 処置への同席は心理状況を考慮して判断することが重要です. 子どもや母親の希望や心理的な準備状況から判断しましょう.

選択肢4 「Aちゃんにとって
お母さんが支えになりますよ」

　以前は, 処置をする際は保護者に退室してもらうことが多く, 子どもは1人でがんばらざるを得ませんでした. 近年は保護者が見守り支えることで, 子どものがんばる力を最大限に発揮できることから, 保護者や子どもの希望があれば一緒にいてもらうようになってきています. 看護師は, 子どもや保護者の置かれている状況を見極め, 子どもに最善のケアが提供されるよう働きかけることが大切です.

正答4

臨床実践

　不慮の事故後の保護者への対応は経過とともに変化します.

　事故の直後は, 当事者や家族は心理的な衝撃を受け, パニック状態におちいりやすいとされ, 事態の十分な把握や適切な対処ができなくなります. また, 保護者の自責の念も強く現れます.

　そのため看護師はまず母親の思いを十分に受け止め, 心の動揺が落ち着いたようなら, 親の役割を再認識できるような声かけに変えていきましょう. 退院指導を行う時期には個別にパンフレットを作成することも効果的です.

臨床実践

　熱傷の処置は熱傷の部位や範囲, 深さなどの創部の状態によって, 保護者にとってショックな場面になることがあります. 保護者が子どものそばで動揺すると, かえって子どもの不安につながることもあります. 処置に保護者が同席する場合は, 行う処置の概要を伝えるなど, 保護者の準備を促してからにしましょう.

CA：Child Abuse, 児童虐待
DV：domestic violence, ドメスティック・バイオレンス

知っておこう 児童虐待の定義

　サポート体制の不足などによる, 母親の育児能力の未熟化は不慮の事故のみでなく, 児童虐待(CA：Child Abuse)の増加にもつながります. 医療機関の外来で児童虐待が発見されるケースは多いので, 児童虐待やその内容についても理解をしておきましょう.

　児童虐待は以下のように4種類に分類されます.

身体的虐待	殴る, 蹴る, 投げ落とす, 激しく揺さぶる, やけどを負わせる, 溺れさせる, 首を絞める, 縄などにより一室に拘束する　など
性的虐待	子どもへの性的行為, 性的行為を見せる, 性器を触るまたは触らせる, ポルノグラフィの被写体にする　など
ネグレクト	家に閉じ込める, 食事を与えない, ひどく不潔にする, 自動車の中に放置する, 重い病気になっても病院に連れて行かない　など
心理的虐待	言葉による脅し, 無視, きょうだい間での差別的扱い, 子どもの目の前で家族に対して暴力をふるう(ドメスティック・バイオレンス：DV)　など

厚生労働省HPより
http://www.mhlw.go.jp/stf/seisakunitsuite/bunya/kodomo/kodomo_kosodate/dv/about.html

問題105

　Aちゃんの創部は治癒傾向にあり, 退院して外来で処置を継続することになった. Aちゃんの母親は「子どもに痛い思いをさせてしまいました. 私が気を付けないといけませんね」と話している.

　家庭内での事故予防について, Aちゃんの母親に指導する内容として優先度が高いのはどれか.

選択肢1 調理の工夫

　1歳児といえばもうつかまり立ちができる年齢です. 熱い物などは子どもの手の届かないところに置くことや, 決して目を離さないようにすることなど, 安全な環境について具体的な指導が重要です.

　調理を工夫することによっても事故は予防できる場合がありますが, 具体例が乏しいため優先順位は低いと考えられます.

選択肢2　重症事故事例の提示

過去に生じた重症事故事例を提示して事故防止をはかる方法がありますが，Aちゃんの母親は「子どもに痛い思いをさせた」「私が気を付けないといけない」と事故予防の重要性や母親としての役割が理解できていると考えられます．

この時期には具体的にどのような方法で事故予防をするかについて考えることができますし，重症事故事例の提示は恐怖心をあおる結果にもつながるため優先順位は低いと考えられます．

選択肢3　1歳児の行動の特徴

今回Aちゃんが熱傷を負った重要な要因の1つとして，自ら安全を確保することができず，周囲の何にでも興味を示すという1歳児の行動の特徴を理解した対策がとられていなかったことがあげられます．

子どもの事故防止については発達段階を理解したうえで行動に応じた具体的なリスクと対策を考えることが重要です．よって最も優先度が高いと考えられます．

選択肢4　Aちゃんへの説明の方法

一般に，説明した内容を正しく理解できるようになるのは3歳前後とされています．1歳児の発達段階から考えるとAちゃんに説明を行っても理解は不十分でまだ自分で安全を確保することは困難です．優先順位としては低いと判断できます．

正答3

Aちゃんの母親は「子どもに痛い思いをさせてしまいました．私が気を付けないといけませんね」と話しています．このことから，母親は入院中，子どもとともに闘病した中で，保護者の役割を再認識できたと考えられます．

臨 床 実 践

母親に自宅の様子や家族の状況を聞いてみましょう．部屋のおおよその見取り図を書いてもらうなど，今回の事例を振り返りながら母親自身が自宅の危険な場所や場面，改善点を見出すことができるように支援することが大切です．

また，退院指導を行う際には父親や祖父母など育児を行う母親をサポートする体制などについても情報収集やアセスメントをしましょう．

Key Word　子どもの発達と起こりやすい事故

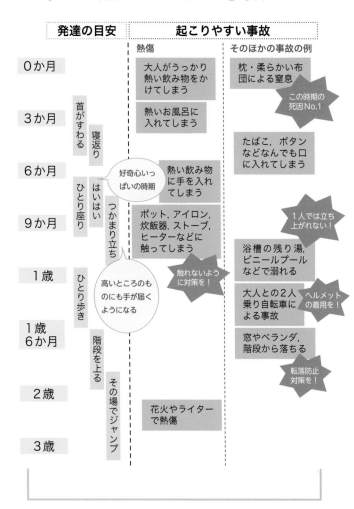

発達の目安	起こりやすい事故	
	熱傷	そのほかの事故の例
0か月	大人がうっかり熱い飲み物をかけてしまう	枕・柔らかい布団による窒息
3か月 首がすわる 寝返り	熱いお風呂に入れてしまう	この時期の死因No.1
6か月 はいはい ひとり座り	好奇心いっぱいの時期 熱い飲み物に手を入れてしまう	たばこ，ボタンなどなんでも口に入れてしまう
9か月 つかまり立ち	ポット，アイロン，炊飯器，ストーブ，ヒーターなどに触ってしまう	1人では立ち上がれない！ 浴槽の残り湯，ビニールプールなどで溺れる
1歳 ひとり歩き	高いところのものにも手が届くようになる 触れないように対策を！	大人との2人乗り自転車による事故 ヘルメットの着用を！
1歳6か月 階段を上る		窓やベランダ，階段から落ちる 転落防止対策を！
2歳 その場でジャンプ	花火やライターで熱傷	
3歳		

受傷した子どもの全身状態を細かく観察し，保護者の心理状態および育児環境に個別に対応する

　臨床に出ると，何らかの疾患を持つ子どもとかかわることになります．異常を早期発見するためには，それぞれの年齢に沿った成長・発達の正常値（バイタルサインなど）を知っておくことが重要です．さらに，私たち看護師は，その患児の個別の正常値を知ったうえで毎日ベッドサイドに向かいます．ぜひ，学生のうちに，正常な子どものフィジカルアセスメントを学んでおきましょう．

　また，とくに不慮の事故では保護者の心理状態に寄り添うことが大切です．重症の熱傷の場合は治療が長期にわたります．筆者の施設では外来受診時にも保護者の話を聞ける環境を提供しています．育児環境については，看護職だけでなく

さまざまな社会資源やMSW，臨床心理士などのコメディカルの協力を得ることも可能です．自治体や施設によってさまざまなので常に保護者に情報提供できるようにしておきましょう．

●熱傷を負った子どもの看護のポイント

❶子どもの成長・発達に関する正常値を知る
❷熱傷の重症度の定義を知る
❸子どもの育児環境を知る
❹保護者の心理状態に寄り添う

引用・参考文献
1）厚生労働省：「児童虐待の定義と現状」
　　http://www.mhlw.go.jp/stf/seisakunitsuite/bunya/kodomo/kodomo_kosodate/dv/about.html（2020年8月検索）
2）奈良間美保ほか：系統看護学講座専門分野Ⅱ 小児看護学［2］小児臨床看護各論. 医学書院，2011.
3）小野田千枝子監，土井まつ子ほか編：こどものフィジカル・アセスメント. 金原出版，2001.
4）細井千晴ほか：こどもの「不慮の事故」への対応. 小児看護，36（6），2013.
5）山中龍宏：子どもの発達と起こりやすい事故. 国民生活，3：1〜4，2012.
6）田中哲郎：保育園における事故防止と安全管理. 日本小児医事出版社，2011.

MSW：medical social worker，医療ソーシャルワーカー

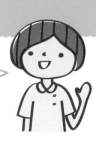

Question 14　(第103回追試・午前100〜102)

疥癬患者の看護
（かいせん）

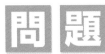

問　題

この問題を
解説して
くれるのは

安部 正敏
医療法人社団廣仁会 札幌皮膚科クリニック院長
医療法人社団廣仁会 褥瘡・創傷治癒研究所

次の文を読み100〜102の問いに答えよ.

　Aさん（85歳，男性）は，80歳の妻と2人で暮らしている．Aさんは，脳梗塞を発症し要介護4の認定を受けて介護療養型医療施設に入院していたが，在宅療養の強い希望があり，退院することになった．訪問看護，訪問介護および通所介護を利用することになっている.

100　初回訪問時に，訪問看護師はAさんの手関節，下腹部および大腿内側に赤い丘疹と小水疱を，指間には線状疹を認めた.

　疾患として考えられるのはどれか.

1. 疥癬
2. 白癬
3. 伝染性紅斑
4. 単純ヘルペス

101　訪問看護師が妻に対して行う皮疹に関する生活指導で適切でないのはどれか.

1. 毎日室内を清掃する.
2. 治るまで来客を避ける.
3. Aさんの衣類の洗濯は妻の洗濯物と分けて行う.
4. ベッドの周囲を次亜塩素酸ナトリウム液で消毒する.

102　Aさんを訪問する時に訪問看護師がこの感染の媒介者とならないための対応で適切なのはどれか.

1. 訪問終了時に含嗽をする.
2. 療養者に接する時はマスクをつける.
3. 療養者に接する時はガウンを着用する.
4. 療養者に接する時はゴーグルを装着する.

ココがポイント

瘙痒の訴えには必ず疥癬を疑い, 感染を防止する

疥癬は感染力が強く, 集団発生する

疥癬は, 国内の養護施設, 介護施設, 長期療養型施設, 長期入院患者のいる病院などでときに集団発生し, 患者のみならず医療従事者, 介護者それに職員にまで蔓延し重大な問題となります.

とくに在宅をはじめとする高齢者看護において, 瘙痒は極めてありふれた訴えですが, 「どうせ皮脂欠乏性湿疹だろう」とか「皮膚瘙痒症に違いない」という過信は禁物であり, 瘙痒を訴える患者さんに対しては常に疥癬を念頭に置いてケアを行わなければなりません.

看護師がゲートキーパーとして蔓延を防ぐ!

疥癬の特徴的な臨床症状と生活史, 治療とケア方法を熟知しなければ, 患者さんや家族だけではなく, あなた自身やあなたの家族にも感染してしまいます.

実際, 皮膚科医である著者も外来診療で疥癬患者さんに遭遇しますが, その家族に看護師や介護士などの医療従事者が極めて多いのが実情です.

看護師が感染防止法や生活指導を正しく行えば, 疥癬は, 決して恐れるべき疾患ではありません. 何よりゲートキーパーである看護師は, 誰よりも早く疥癬を疑うことで感染を蔓延させない救世主となるのです.

情報収集とアセスメント

設問を読み解く

ここでは, 患者さんがどのような状況にあるのか, 問題文からくわしく読み解いていきます.

問題文

Aさん(85歳, 男性)は, ❶80歳の妻と2人で暮らしている. Aさんは, ❷脳梗塞を発症し要介護4の認定を受けて介護療養型医療施設に入院していたが, 在宅療養の強い希望があり, 退院することになった. 訪問看護, 訪問介護および通所介護を利用することになっている.

初回訪問時に, 訪問看護師はAさんの❸手関節, 下腹部および大腿内側に赤い丘疹と小水疱を, 指間には線状疹を認めた.

❶80歳の妻と2人で暮らしている
❷脳梗塞を発症し要介護4の認定を受けて介護療養型医療施設に入院していたが，在宅療養の強い希望があり，退院することになった

▼

入浴や清掃が十分に行われていない可能性がある

　Aさんは脳梗塞により介護療養型医療施設に入院した既往があり，さらに帰宅後は高齢者の2人暮らしです．

　おそらく，入浴頻度も少なく，室内清掃も十分には行われていないものと考えられます．

❸手関節，下腹部および大腿内側に赤い丘疹と小水疱を，指間には線状疹を認めた

▼

疥癬に特徴的な臨床所見

　疥癬を疑わせる十分な臨床所見といえます．ただし，瘙痒の記載がないのが気になりますが，臨床所見を重視し，あえて記載しなかったのかもしれません．臨床現場では，当たり前ですが，瘙痒の有無は必ず確認しましょう．

　中でも，疥癬の特徴は夜間にかゆみが増強することです．「寝る時にかゆくないですか？」は，必ず問診すべきキーワードです．

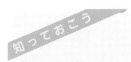

疥癬の治療

　今回の設問では，治療には言及されていませんが，無用な感染拡大を防止する観点からも，すみやかに皮膚科専門医を受診させ，治療を受けさせることが重要です．

　近年，疥癬に著効する内服薬としてイベルメクチンが広く使用されるようになり，治療は格段に進歩しました．（イベルメクチンは，2015年のノーベル医学・生理学賞に輝いた北里大特別栄誉教授の大村智先生が発見されたものです！）

　疥癬は鱗屑を採取し，顕微鏡で疥癬虫や虫卵を確認する

ことで確定診断が可能です．早期に受診して内服薬を開始し，完治を目指すべきです．

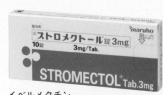
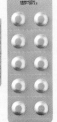

イベルメクチン
（マルホ：ストロメクトール®錠3mg）

解説と正答

選択肢ごとに○×を検証!!

問題100

　初回訪問時に，訪問看護師はAさんの手関節，下腹部および大腿内側に赤い丘疹と小水疱を，指間には線状疹を認めた．

　疾患として考えられるのはどれか．

選択肢1　疥癬

　疥癬虫は原虫であり，皮膚の最外層である表皮の角層に生息し，角層内にトンネルを掘りながら産卵し増殖します（p.188 Key Word 参照）．

　疥癬トンネルは指間に多く，疥癬に対し免疫学的機序で炎

症が起こることで，紅色の丘疹がみられます．初期には皮膚の柔らかい部分に分布するのが特徴で，外陰部は好発部位です．問題文に最も合致します．

選択肢2　白癬

白癬は真菌であり，こちらも角層に生息します．ただし，角層表面において周囲に拡大していくため，線状ではなく環状の鱗屑を呈します．

また，水疱や膿疱を呈することがありますが，赤い丘疹はみられません．

選択肢3　伝染性紅斑

伝染性紅斑は，パルボウイルス科エリスロウイルス属に属するB19ウイルスによる感染症です．頬に平手打ち様紅斑が

出現するため，通称「リンゴ病」とよばれます．大腿や腕にレース状の紅斑が出現しますが，線状疹（線状の鱗屑）や小水疱，丘疹はみられません．

選択肢4　単純ヘルペス

単純ヘルペスは単純ヘルペスウイルスによる感染症で，口唇部周囲と外陰部に出現します．両者は原因ウイルスが異なることが多く，陰部ヘルペスは性感染症です．

いずれも小水疱として生じますが，線状疹（線状の鱗屑）を伴うことはありません．また，手関節，下腹部，大腿部は好発部位ではありません．

正答1

Key Word　疥癬

疥癬は，ヒトを固有宿主とするヒトヒゼンダニによる感染症です．指間や外陰部など，皮膚の柔らかい部分に粟粒大の紅色丘疹や漿液性丘疹が多発し，しだいに小水疱や小膿疱が多発します．

高齢者ではときに紫斑や痂皮を生じ，湿疹化する場合も多くみられます．そのため，高齢者の湿疹病変では，必ず本症を疑うことが重要です．

【特徴的な所見】
・手掌に疥癬トンネル，水尾徴候（図1）
・外陰部に紅色の丘疹

【診断】
・上記の臨床症状を確認したら，同部の膿疱や鱗屑を試料としKOH*法による直接検顕を行い，虫体や虫卵を確認（図2）

●図1　疥癬の手掌の臨床所見

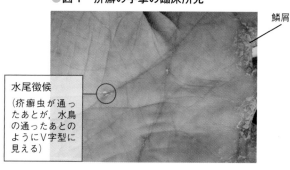

鱗屑

水尾徴候
（疥癬虫が通ったあとが，水鳥の通ったあとのようにV字型に見える）

●図2　疥癬虫（KOH法による直接検顕所見）

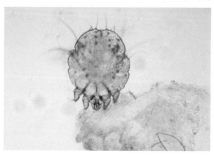

＊KOH法：水酸化カリウム（KOH）溶液で皮膚等の組織を融解し，真菌を検出する方法．

問題 101

訪問看護師が妻に対して行う皮疹に関する生活指導で適切でないのはどれか．

鱗屑とともに脱落した疥癬虫は，湿度90％の環境下で温度12℃程度では，最長14日生存するといわれています．一方，25℃では3日程度しか生存できません．

選択肢1　毎日室内を清掃する

疥癬虫は皮膚の鱗屑とともに脱落し，容易に拡散します．感染力は極めて強力であるため，室内の清掃は必須です．隅々までほこりを除去するように努めましょう．

掃除機は排気で落屑を撒き散らすおそれがあるため，フィルター付きの掃除機を用います．

● 疥癬の予防策

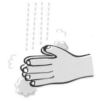

処置ごとに手洗いを行う

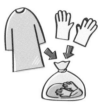

予防衣・手袋の着用（使用後は落屑が飛び散らないようにポリ袋などに入れる）

選択肢2　治るまで来客を避ける

来客があれば不用意に感染を蔓延させてしまうため，言語道断です．

居室はモップ・粘着シート，フィルターつき掃除機で清掃する

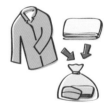

洗濯物は落屑が飛び散らないようにポリ袋などに入れて運搬する

選択肢3　Aさんの衣類の洗濯は妻の洗濯物と分けて行う

衣類を介して感染が蔓延することもあるため，患者さんが使用する衣類や寝具の洗濯は，患者さん本人のもののみで行うべきです．

疥癬虫は乾燥や熱に弱く，50℃ 10分程度で死滅します．このため，患者さんの衣類を乾燥機にかけるなどの対策も有効です．

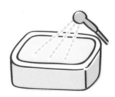

入浴は最後とし，浴槽や流しは水で流す

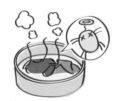

洗濯前に50℃で10分間熱処理を行うか，洗濯後に乾燥機を使用する

選択肢4　ベッドの周囲を次亜塩素酸ナトリウム液で消毒する

次亜塩素酸ナトリウムは，微生物やウイルスに有効であるものの，原虫には効果がありませんので不適です．

殺虫剤の有効性は懐疑的で，とにかくこまめな清掃などで物理的に排除することが重要です．

正答4

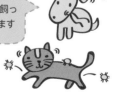

ペットを介して感染が拡大することもあるため，室内犬や猫を飼っている家庭では十分に注意します

問題 102

　Aさんを訪問する時に訪問看護師がこの感染の媒介者とならないための対応で適切なのはどれか.

選択肢1　**訪問終了時に含嗽をする**

　疥癬虫は皮膚表面に寄生し，産卵しながら増殖するため，含嗽は関係ありません. ウイルス性疾患では励行すべきでしょう.

選択肢2　**療養者に接する時はマスクをつける**

選択肢4　**療養者に接する時はゴーグルを装着する**

　選択肢1と同様の理由から，マスクやゴーグルを着用するのも意味がありません.

選択肢3　**療養者に接する時はガウンを着用する**

　ガウンの着用は感染の媒介者とならないために必須です. ガウンは毎回交換する必要があります.

　また，ケアを行う際にはディスポーザブル手袋を使用し，終わったあとは必ず手を十分に洗ってください.

　疥癬虫は皮膚の最外層の角層に生息するので，物理的に角層を剥離すればそれだけ感染のリスクは軽減されます.

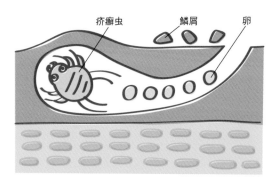

正答 **3**

臨床実践

　在宅現場において，体位変換など短時間の接触ではガウン・手袋の交換は不要ですが，感染力が極めて強い角化型疥癬では短時間でも必ず交換します.

　万が一，あなたにかゆい皮疹が現れたら，躊躇せず皮膚科専門医を受診すべきです.

知っておこう　角化型疥癬

　免疫不全患者さんなどには，鱗屑が蠣殻状に厚く堆積する「角化型疥癬」が発生することがあり注意が必要です.

　角化型疥癬は，通常の疥癬と同様に疥癬虫によって発症しますが，通常疥癬では寄生数が1,000匹以下であるのに対して，角化型疥癬では100〜200万匹になり，極めて高い感染力を持ちます.

　そのため，個室隔離や，入室時のガウン・手袋の着用などの対策が必要です.

●蠣殻状の鱗屑（爪）

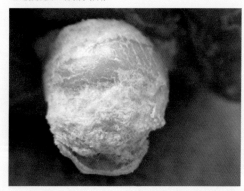

この問題を通して覚えておきたいこと

皮膚症状のアセスメント力をみがき，疥癬を見逃さない！

　疥癬は特徴的な皮膚症状がみられるため，文字にすると診断が容易そうに思えますが，実際の患者さんでは掻破痕（そうはこん）などの二次的皮疹が共存するため，慣れないうちは見逃してしまうことが多い疾患です．

　とにかく，集団生活をしている高齢者で，入浴回数が少ない患者さんが瘙痒を訴えた場合，必ず「疥癬」を疑ってみることが重要です．

　皮膚科医の診断がたとえ「皮脂欠乏性湿疹」であっても，「疥癬」を疑っておけば，馬鹿のひとつ覚えではなく，"優秀な"看護師のスキルとなること請け合いです．

　経験を重ねると，皮膚症状をアセスメントすることでさまざまな疾患を疑うことができるようになります．そうなったあなたは，皮膚トラブルが多い高齢者患者さんにとって，まさに救世主となるのです．

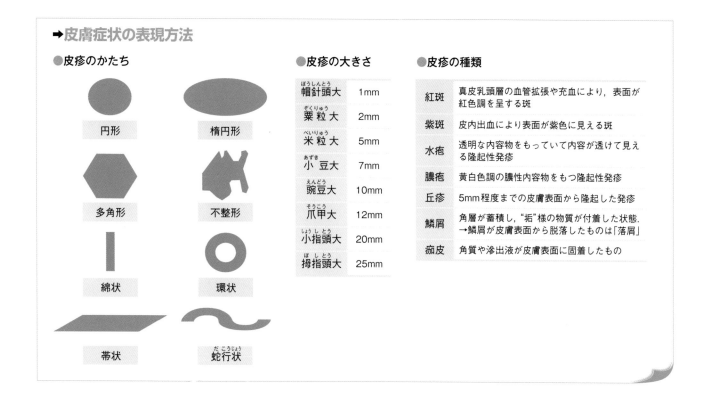

➡ 皮膚症状の表現方法

●皮疹のかたち

円形 / 楕円形 / 多角形 / 不整形 / 綿状 / 環状 / 帯状 / 蛇行状（だこうじょう）

●皮疹の大きさ

帽針頭大（ぼうしんとう）	1mm
粟粒大（ぞくりゅう）	2mm
米粒大（べいりゅう）	5mm
小豆大（あずき）	7mm
豌豆大（えんどう）	10mm
爪甲大（そうこう）	12mm
小指頭大（しょうしとう）	20mm
拇指頭大（ぼしとう）	25mm

●皮疹の種類

紅斑	真皮乳頭層の血管拡張や充血により，表面が紅色調を呈する斑
紫斑	皮内出血により表面が紫色に見える斑
水疱	透明な内容物をもっていて内容が透けて見える隆起性発疹
膿疱	黄白色調の膿性内容物をもつ隆起性発疹
丘疹	5mm程度までの皮膚表面から隆起した発疹
鱗屑	角層が蓄積し，"垢"様の物質が付着した状態．→鱗屑が皮膚表面から脱落したものは「落屑」
痂皮	角質や滲出液が皮膚表面に固着したもの

引用・参考文献
1）安部正敏：たった20項目で学べる皮膚疾患．学研メディカル秀潤社，2015．
2）安部正敏：皮膚の見方ナビカード．学研メディカル秀潤社，2011．
3）日本皮膚科学会疥癬診療ガイドライン策定委員会：疥癬診療ガイドライン 第3版．日皮会誌，125（11）：2023～2048，2015．

MEMO

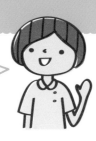

Question 15 （第102回・午後109〜111）

褥瘡のある患者の看護

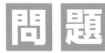 **問題**

この問題を
解説して
くれるのは

多田 千和子
京都橘大学 看護教育研修センター
准教授/皮膚・排泄ケア認定看護師

貝谷 敏子
札幌市立大学看護学部
老年看護学 教授

次の文を読み109〜111の問いに答えよ.

Aさん（85歳，男性）は，5年前に発症した右脳梗塞（cerebral infarction）の後遺症のため，左半身麻痺がある．現在，療養病床に入院中である．右膝関節の軽度拘縮のため，ベッド上で過ごすことが多く，自力で体位変換をすることができない．全身の発汗が多く，便失禁と尿失禁とがあり，1日5回以上のオムツ交換を行っている．仙骨部に褥瘡を認め，創底の直径は5cm，創面は黄色，皮下脂肪組織までの欠損がある．毎日1回の褥瘡処置を行っている．現在のAさんは身長162cm，体重48kgである.

109 Aさんの褥瘡の深達度はどれか.

1. ステージⅠ
2. ステージⅡ
3. ステージⅢ
4. ステージⅣ

110 2週後，Aさんの褥瘡は創面に肉芽組織と柔らかい壊死組織があり，周囲に新しい直径5mmの水疱ができていた.
このときのケア方法として適切なのはどれか.

1. 水疱はつぶす.
2. 壊死組織は取り除かない.
3. 微温湯で創面を洗浄する.
4. 洗浄後は創面を乾燥させる.

111 肛門周囲の皮膚は湿潤しており暗赤色であった.
看護師の対応で適切なのはどれか.

1. 殿部をアルカリ性石鹸で洗浄する.
2. 肛門周囲の皮膚に保護オイルを塗布する.
3. 肛門周囲の皮膚をマッサージする.
4. ベッドにウレタンマットレスを敷く.

ココがポイント

褥瘡発生のリスクの評価や，褥瘡の状態を把握し，適切なケアを行う

褥瘡の状態を正確に把握しよう

　褥瘡の状態は深達度をはじめ，さまざまな視点から観察して把握することが必要です．

　創傷治癒過程を理解し，自然治癒力を助けるための創傷ケアの根拠を学ぶことで，必要なケア方法を導きます．

褥瘡発生の危険性をアセスメントし，予防につなげよう

　褥瘡が発生する人には発生しやすい要因があります．褥瘡発生の危険性があるか，患者さん1人ひとりをアセスメントし，必要な人には予防のためのケアを行い，褥瘡を未然に防ぐことが求められます．

　褥瘡が発生した場合でも，なぜ褥瘡が発生したのか日常生活や疾患，栄養状態などあらゆる面からアセスメントし，発生要因を取り除くことで治癒へとつながります．

情報収集とアセスメント

設問を読み解く

ここでは，患者さんがどのような状況にあるのか，問題文からくわしく読み解いていきます．

問題文

　Aさん（85歳，男性）は，5年前に発症した❶右脳梗塞（cerebral infarction）の後遺症のため，左半身麻痺がある．現在，療養病床に入院中である．❷右膝関節の軽度拘縮のため，ベッド上で過ごすことが多く，❸自力で体位変換をすることができない．❹全身の発汗が多く，便失禁と尿失禁とがあり，1日5回以上のオムツ交換を行っている．仙骨部に褥瘡を認め，創底の直径は5cm，創面は黄色，皮下脂肪組織までの欠損がある．毎日1回の褥瘡処置を行っている．現在のAさんは❺身長162cm，体重48kgである．

❶右脳梗塞の後遺症のため，左半身麻痺がある

▼

知覚に問題がある

　麻痺している部位の知覚に異常があることが考えられます．圧迫による痛みや不快感に対して適切に対処できない状況です．

❷右膝関節の軽度拘縮のため，ベッド上で過ごすことが多く

▼

活動性が低下している

　麻痺や右膝関節の拘縮のため行動が制限されています．また膝関節の拘縮は殿部局所にかかる体圧を高めることになり，褥瘡発生の要因となります．

❶右脳梗塞の後遺症のため，左半身麻痺がある
❸自力で体位変換をすることができない

▼

可動性が低下している

半身麻痺により動きに障害があります．褥瘡を予防するために有効な動きや，寝心地をよくするために体位を変える能力が低下しています．

❹全身の発汗が多く，便失禁と尿失禁とがあり，
1日5回以上のオムツ交換を行っている

▼

皮膚が湿潤している

湿潤すると，皮膚は浸軟し，耐久性が低下して容易に損傷してしまいます．

❺身長162cm，体重48kg

▼

BMI18.3で低体重（やせ）である

Aさんは低体重で栄養状態が低下している可能性があります．栄養状態の低下は活動性の低下や運動障害を引き起こし，ベッド上で過ごす時間が長くなります．また皮下脂肪が少ないため骨突出が著しくなり褥瘡好発部位に体圧が集中します．皮膚そのものの耐久性も低下するため損傷しやすくなります．さらに，創傷治癒には十分な栄養が必要なので，栄養状態が低下している人の創傷は治りにくくなります．

このように，Aさんの状態には褥瘡が発生する要因が多数あることがわかります．

●褥瘡発生リスクのアセスメント

褥瘡ケアの基本は予防であり，褥瘡発生リスクの高い人には予防策を講じることが重要です．

臨床では，ベッド上で過ごすことが多く，日常生活自立度が低い患者さんに対して，褥瘡発生の危険性を評価します．

褥瘡発生リスクアセスメントツールには，ブレーデンスケール，K式スケール，OHスケール，厚生労働省危険因子の評価などがあり，対象となる患者さんの特性によってスケールを使い分けることができます．一般的にはブレーデンスケールが用いられています．

これらのスケールを活用して，個々の患者さんの褥瘡発生の危険性を科学的にアセスメントし，危険がある場合は看護計画を立案して介入します．患者さんの生活と照らし合わせ，体圧管理やリハビリテーション，スキンケア，栄養管理が必要になります．

> **➡ブレーデンスケール**
> ・看護師が観察・評価できる6項目（知覚の認知，湿潤，活動性，可動性，栄養状態，摩擦とずれ）について4段階で評点化
> ・合計点数が低いほど危険が高い
> ・日本では比較的看護力の大きい病院では14点，看護力の小さい施設では17点が褥瘡発生危険の目安とされている

●褥瘡発生の要因

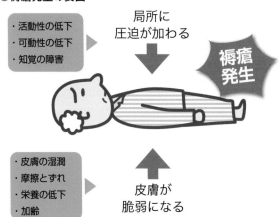

・活動性の低下
・可動性の低下
・知覚の障害
▶ 局所に圧迫が加わる
褥瘡発生

・皮膚の湿潤
・摩擦とずれ
・栄養の低下
・加齢
▶ 皮膚が脆弱になる

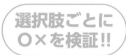

解説と正答

問題 109

Aさんの褥瘡の深達度はどれか.

選択肢1 ステージⅠ

褥瘡の深達度を評価するNPUAPの分類で，ステージⅠは通常，骨突出部に限局する消退しない発赤を伴う損傷のない皮膚をいいます.

選択肢2 ステージⅡ

真皮内にとどまる損傷や，水疱をいいます.

選択肢3 ステージⅢ

皮膚の構造は，上層から表皮，真皮，皮下脂肪組織の3層に分けられますが，ステージⅢは，皮下脂肪組織層にいたる損傷をいいます. Aさんは，皮下脂肪組織までの欠損があることから，ステージⅢであることがわかります.

選択肢4 ステージⅣ

損傷が皮下脂肪組織を超え，筋や腱，関節包まで及ぶ損傷をいいます.

正答3

臨床実践

褥瘡ケアを行うためには，創傷を正しく判断し，創傷の状態に合わせたケアを行う必要があります. その際，褥瘡の状態は損傷の深さだけではなく，さまざまな観察ポイントから総合的に判断することが重要です.

日本の臨床現場ではDESIGN-R®（デザイン-アール）が使われています. DESIGN-R®は日本褥瘡学会によって作成された評価スケールです. 通常1週間に1回評価し，ケアが適切かどうかを判断していきます.

→DESIGN-R®

・深さ(Depth)，滲出液(Exudate)，大きさ(Size)，炎症／感染(Inflammation／Infection)，肉芽組織(Granulation)，壊死組織(Necrotic tissue)，ポケット(Pocket)の7項目を観察
・深さの項目を除いた6項目で点数化して0～66点の合計点を出す
・褥瘡の重症度と，褥瘡が経過を追って改善しているかを評価できる
・複数の患者さんの褥瘡の重症度を比較することも可能

DESIGN-R：Depth, Exudate, Size, Inflammation/infection, Granulation, Necrotic tissue, Pocket-Rating，褥瘡状態評価法
DTI：deep tissue injury，深部組織損傷

Key Word ○ NPUAPの 深達度分類

DTI 疑い

・圧力および／または剪断力（せんだんりょく）で生じる皮下軟部組織の損傷による限局性の紫色，または栗色の皮膚変色，または血疱

ステージⅠ

・通常，骨突出部位に限局する消退しない発赤を伴う損傷のない皮膚
・暗色部位は明白に消退せず，その色は周囲の皮膚と異なることがある

ステージⅡ

・真皮の部分欠損は，スラフ（黄色壊死組織）を伴わない赤色，または薄赤色の創底（かいよう）をもつ浅い開放潰瘍として現れる
・破損していない，または開放した／破裂した血清が充満した水疱として現れることがある

ステージⅢ

・全層組織欠損
・皮下脂肪は確認できるが，骨，腱（けん），筋肉は露出していないことがある
・スラフが存在することがあるが，組織欠損の深度が判別できないほどではない
・ポケットや瘻孔（ろうこう）が存在することがある

ステージⅣ

・骨，腱，筋肉の露出を伴う全層組織欠損
・黄色，または黒色壊死が創底に存在することがある
・ポケットや瘻孔を伴うことが多い

判定不能

・創底で潰瘍の底面がスラフ（黄色，黄褐色，灰色，または茶色）および／またはエスカー（黄褐色，茶色，または黒色）で覆われている全層組織欠損

（模型製作：二ノ宮裕子）

問題 **110**

　2週後，Aさんの褥瘡は創面に肉芽組織と柔らかい壊死組織があり，周囲に新しい直径5mmの水疱ができていた．このときのケア方法として適切なのはどれか．

選択肢1　水疱はつぶす

　水疱内の滲出液には創傷治癒に必要な物質が含まれているため，破らないで治すのが基本です．また破ることで感染のリスクが高くなったり，創面が乾燥し治癒が遅くなることがあります．

選択肢2　壊死組織は取り除かない

　壊死組織は創にとっては異物であり，創内に残存することで治癒が遅れたり，感染の原因となることがあります．そのため，適宜壊死組織を取り除くことが必要です．

選択肢3　微温湯で創面を洗浄する

　創傷は，感染源となる異物や壊死組織を取り除くため，十分な量の水や生理食塩水で洗い流すことが必要です．

選択肢4　洗浄後は創面を乾燥させる

　創面が乾燥すると創を治癒するための細胞が遊走できず治癒が進まなくなります．
　また，乾燥により細胞が死んで痂疲（か）（かさぶた）を形成し，痂疲の下で湿潤環境を保とうとするため，損傷部位はより深くなります．

正答 3

Key Word 創傷治癒過程とケア

創傷治癒を促すためには，どのように創が治癒していくか理解することが必要です．
患者さんの創が治癒過程のどの段階にあるのか判断し，必要なケアを行っていきます．

> 創と創周囲の皮膚を洗浄し清潔を保つことは，炎症期だけではなく，すべての段階で必要なケアです

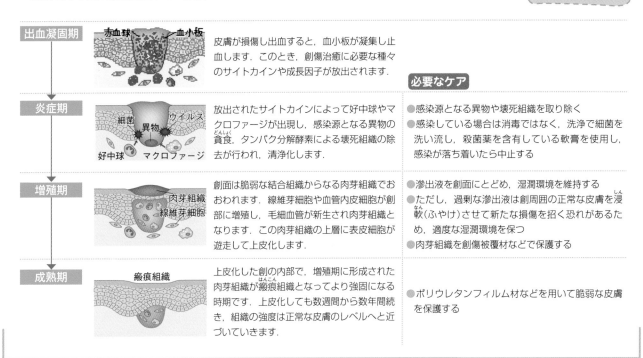

		必要なケア
出血凝固期	皮膚が損傷し出血すると，血小板が凝集し止血します．このとき，創傷治癒に必要な種々のサイトカインや成長因子が放出されます．	
炎症期	放出されたサイトカインによって好中球やマクロファージが出現し，感染源となる異物の貪食，タンパク分解酵素による壊死組織の除去が行われ，清浄化します．	●感染源となる異物や壊死組織を取り除く ●感染している場合は消毒ではなく，洗浄で細菌を洗い流し，殺菌薬を含有している軟膏を使用し，感染が落ち着いたら中止する
増殖期	創面は脆弱な結合組織からなる肉芽組織でおおわれます．線維芽細胞や血管内皮細胞が創部に増殖し，毛細血管が新生され肉芽組織となります．この肉芽組織の上層に表皮細胞が遊走して上皮化します．	●滲出液を創面にとどめ，湿潤環境を維持する ●ただし，過剰な滲出液は創周囲の正常な皮膚を浸軟（ふやけ）させて新たな損傷を招く恐れがあるため，適度な湿潤環境を保つ ●肉芽組織を創傷被覆材などで保護する
成熟期	上皮化した創の内部で，増殖期に形成された肉芽組織が瘢痕組織となってより強固になる時期です．上皮化しても数週間から数年間続き，組織の強度は正常な皮膚のレベルへと近づいていきます．	●ポリウレタンフィルム材などを用いて脆弱な皮膚を保護する

問題 111

肛門周囲の皮膚は湿潤しており暗赤色であった．
看護師の対応で適切なのはどれか．

選択肢1　殿部をアルカリ性石鹸で洗浄する

損傷しやすい皮膚や脆弱な皮膚は，皮膚のpHと同じ弱酸性の石鹸を使用することが望ましいです．

選択肢2　肛門周囲の皮膚に保護オイルを塗布する

便や尿の刺激から皮膚を保護する目的で行います．
褥瘡が発生する高齢者は，便失禁や尿失禁を起こしていることが多く，排泄物による刺激によって肛門の周囲や褥瘡好発部位の仙骨部に皮膚障害を起こすことがあります．

選択肢3　肛門周囲の皮膚をマッサージする

脆弱な皮膚に摩擦刺激を加えると皮膚は損傷します．
褥瘡付近のマッサージは，皮膚の過伸展により血流が低下すること，摩擦とずれを起こして皮膚損傷やポケット形成の原因となることから禁忌とされています．

選択肢4　ベッドにウレタンマットレスを敷く

肛門周囲皮膚障害の原因は排泄物の刺激であり，まずは原因の刺激を取り除くケアが必要です．

また，体圧分散寝具は褥瘡予防に非常に有用ですが，やわらかすぎるマットレスは動きを制限してしまい，拘縮など褥瘡以外の廃用症候群を招く原因にもなります．患者さんの状態を総合的に判断し，どのような体圧分散寝具が適しているか選択しなければいけません．

正答2

知っておこう
IAD
(Incontinence-Associated Dermatitis：失禁関連皮膚炎)

IADは，尿または便（あるいは両方）が皮膚に接触することにより生じる皮膚炎です．肛門周囲や会陰部，臀裂部，臀部など失禁による尿や便が付着する部位に，紅斑やびらん，潰瘍を形成します．IADは痛みや強い不快感を伴いますので，なにより予防が大切です．

臨床実践

●IAD予防のための肛門周囲のスキンケア

時間が経って分解された尿や，消化酵素の含まれた下痢便はアルカリ性です．これらの尿や便は皮膚にとって化学的刺激となり，皮膚のバリア機能が破綻します．また，皮膚が浸軟（ふやけること）すると，拭き取りなどの物理的刺激で容易に損傷してしまいます．こうした失禁による皮膚炎を予防するためには，より愛護的にスキンケアを行う必要があります．

○
① 弱酸性など刺激の少ない洗浄薬を用い，洗浄薬成分が残らないよう十分に洗い流す
② ゴシゴシこすらず，押さえるように拭き取るなど優しく汚れや水分を除去する
③ 撥水性のクリームやオイル，スプレー剤を使用して，排泄物が皮膚に付着することを予防する

×
・漏れるからオムツを何枚も重ねて使用する
・通気性のない撥水シーツを体の下に敷く
　→蒸れを起こし肛門周囲の皮膚障害や褥瘡の要因となります

●皮膚の観察

スキンケアの基本は皮膚の観察です．とくに褥瘡の好発部位である骨突出部は，清潔ケアや体位変換時などこまめに観察することが重要です．また，全身の皮膚の観察も1日1回は行い，褥瘡発生の初期徴候である発赤を見逃さないようにしましょう．

●褥瘡の好発部位

最も多いのは仙骨部，次に多いのは踵部です．

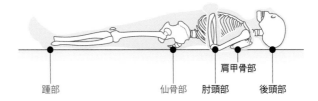

踵部　　仙骨部　肘頭部　肩甲骨部　後頭部

褥瘡が発生するリスクを評価し予防することと，適切な創傷ケアを行うことが大切

褥瘡ケアの基本は予防にあります．褥瘡発生のリスクが高い患者さんを見極め，必要な予防ケアを行っていくことが重要です．このとき適切なケア介入ができなければ，褥瘡が発生してしまいます．

褥瘡が発生した場合は，創傷の状態を観察し，治癒のために必要なケアは何かを常に考える必要があります．

創傷の状態が変化したら必要な褥瘡ケアも変化します．一度使用した創傷被覆材や医師から処方された軟膏を漫然と使い続けるのではなく，創傷の状態を観察しながら現在行われているケアが適切かどうかを考えていきましょう．

また褥瘡は創傷治癒理論に沿ったケアを行っていたとしても，外力の影響が取り除かれず，創部に圧迫や摩擦やずれといった力が加わっていれば治癒は望めません．日常生活のあらゆる面から見直しを行い，体圧分散のケアを行うこと，全身状態や栄養状態の改善に努めることも必須です．

現在は褥瘡ケアは「医療チームが協働して行う」と認識されています．そのなかでも，患者さんの療養生活を支える看護師の役割は大きいといえます．褥瘡に対する正しい知識を持ってケアに取り組んでいきましょう．

引用・参考文献
1）真田弘美ほか：老年看護学技術−看護学テキストシリーズNiCE 最後までその人らしく生きることを支援する．p211〜244，南江堂，2011.
2）日本褥瘡学会学術教育委員会ガイドラン改訂委員会：褥瘡予防・管理ガイドライン（第3版）．日本褥瘡学会誌，14（2）：165〜226，2012.
3）真田弘美ほか編著：NEW褥瘡のすべてがわかる．永井書店，2012

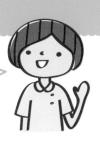

統合失調症患者の看護

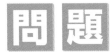

この問題を
解説して
くれるのは

東谷 敬介
札幌市病院局市立札幌病院
精神看護専門看護師

　Aさん（28歳，女性）は，両親と3人で暮らしている．24歳のときに統合失調症を発症し治療を開始している．Aさんは大学卒業後に一度就職したが，発症後に退職し，現在も無職である．2週間前から元気がなく，自室に引きこもって独り言を言っているのが目立つようになったため，両親同伴で外来を受診した．両親からは，1年前から便秘が続き，Aさんが薬の副作用（有害事象）を気にするようになったという話があった．

106　Aさんへの対応で最も適切なのはどれか．

1.「薬は飲まないといけません」
2.「薬には副作用があるものですよ」
3.「便秘は副作用ではありませんよ」
4.「便秘の対処方法を一緒に考えましょう」

107　診察では幻聴の悪化が認められたため，薬物治療の見直しが行われた．その後，定期的に両親同伴で外来通院を続けた．3か月後，幻聴は改善傾向を示し，規則正しい生活ができるようになった．外来の診察で，悪化した原因を改めて振り返ったところ，Aさんは「半年前から家族に分からないように薬をトイレに捨てていた」と話した．診察後，Aさんからそれを聞いた両親が，医師や看護師の目の前でAさんを大きな声で叱ると，Aさんの表情は険しくなった．

　Aさんの両親に勧めるものとして適切なのはどれか．

1.　心理教育
2.　内観療法
3.　自律訓練法
4.　精神分析法

108　さらに3か月後，家事の手伝いができるようになり，家庭内で落ち着いた日常生活を送れるようになった．Aさんは「自分のことは自分でできるようになって将来はまた働きたい」と話すようになり，社会復帰に向けて社会資源の利用を検討することになった．

　この時点でAさんに紹介する社会資源で適切なのはどれか．

1.　就労移行支援
2.　地域活動支援センター
3.　居宅介護〈ホームヘルプ〉
4.　短期入所〈ショートステイ〉
5.　共同生活援助〈グループホーム〉

再燃した統合失調症患者さんの病態や 思いに沿った看護をしよう！

統合失調症患者さんの病期や 症状の特徴をとらえる

統合失調症は，ほかの疾患と同じように病期があります．その病期や症状などの特徴をふまえた看護を行う必要があります．今回は再燃した統合失調症患者さんへの看護であり，どのようなことが原因で症状が悪化してしまったのか，社会復帰するためにはどのような看護を実践したらよいのか，一連の流れを学びます．

患者さんの「内服したくない」 思いをさぐる

患者さんが，内服したくない理由は何でしょうか？　統合失調症の症状でしょうか？　臨床でもさまざまな理由から内服したくないと思う患者さんはいます．本人の思いを大切にしながら，治療を受けられるように看護していくことが大切です．

社会資源について考える

患者さんの希望をかなえるために，さまざまな社会資源を活用することも多いです．社会資源は法律なども関連していて複雑なので，整理して覚えておく必要があります．

設問を読み解く

ここでは，患者さんがどのような状況にあるのか，問題文からくわしく読み解いていきます．

問題文

Aさん（❶28歳，女性）は，両親と3人で暮らしている．❷24歳のときに統合失調症を発症し治療を開始している．Aさんは大学卒業後に一度就職したが，発症後に退職し，現在も無職である．❸2週間前から元気がなく，自室に引きこもって独り言を言っているのが目立つようになったため，両親同伴で外来を受診した．両親からは，❹1年前から便秘が続き，Aさんが薬の副作用（有害事象）を気にするようになったという話があった．

❶ 28歳, 女性
❷ 24歳のときに統合失調症を発症

▼

青年期の発症

Aさんは, 24歳のときに統合失調症を発症しています. 発症してから28歳にいたる4年間の経過についてはくわしく書かれていませんが, 問題文からはおそらくこの1年は自宅で薬物療法を続けており, 病期としては寛解期であったと推測できます. しかし, 今回再燃（よくなりかけていた症状がぶり返す）してしまい, 急性期にあるといえます（表1）.

● 表1　統合失調症の経過と特徴

時期	特徴	
前駆期	気分の落ち込み, 身体症状, 不安・不眠, 集中力の低下など	
急性期	幻覚・妄想・興奮などの陽性症状の出現	
臨界期	意欲減退, 感情の平板化, 引きこもり, 抑うつ症状などの陰性症状. 消耗感, 集中困難感, 身体的症状や自律神経症状, 薬物の副作用などがでやすい	
寛解期	活動性の回復, 症状コントロール, 社会復帰. 自律神経機能も穏やかに回復. 消耗感や集中困難も消失. 現実的になってくることで, 社会復帰に向けての不安や焦りから, 再発の危険	

→MSE

MSE (Mental Status Examination)は, ドイツの精神科医ヤスパースが, 対象者にみられる精神症状を観察するために整理したモデルがもとになっています. 外観, 意識, 記憶, 認知, 感情, 意欲, 思考, 知覚, 自我などの枠組みに沿って整理していきます.

統合失調症の発症時期

統合失調症は, 人口の約1%に発症し, 思春期に発症することが多いといわれていますが, 30〜40歳代になってからの発症もあります.

統合失調症の症状の1つに認知機能障害があり, 対人関係や仕事や学業など社会生活に影響を与えます. 発症した時期によっては, 社会的スキルを獲得できなかったり, その時期の発達課題が達成されなかったりすることもあります.

臨床では, 目の前にいる患者さんがどのような人生を送ってきたのかなどの情報を収集しながら, 患者さんが置かれている背景を考えることが大切です.

❸ 2週間前から元気がなく,
自室に引きこもって独り言を言っている

▼

統合失調症の再燃である

Aさんの様子から, 統合失調症が再燃していることがわかります.

統合失調症の症状には, 一般的に「陽性症状」「陰性症状」「認知機能障害」の3つがあります（表2）.

元気がなく, 自室に引きこもるという状況は, 陰性症状の「意欲の低下（無為）」や「自閉」が考えられます. 独り言は, 「独語」とよばれるものであり, 陽性症状である幻聴がある可能性も予測されます. ほかにも幻聴に命令されて引きこもっている可能性や, 注察妄想（誰かに見られているという妄想）により, 部屋から出てこられないことも考えられます. このように, Aさんの行動の背景にはさまざまな要因が影響していることが予想されます.

MSEなどを用いて系統的に情報収集を行い, 患者さんを多面的にとらえましょう. その過程で, 原因追及にとらわれすぎてしまうこともありますが, 実際に, Aさんがどのようなことに困っているのかなどの思いを確認していく必要があります.

●表2 統合失調症の主な症状

1. 陽性症状

①幻覚

幻聴	神の声，宇宙人の声，架空の人物の声，あるいは親や友人，自分の声で，被害的な内容が多い. 例)「死ね，バカ，と聞こえる」
体感幻覚	臓器や皮膚を対象とした幻覚. 例)「内臓が溶かされてしまった」
幻視	視覚における幻覚. 例)「虫が見える」

②妄想

被害妄想	誰かが悪口を言っている，嫌がらせをしていると感じる
注察妄想	誰かに見られたり，監視されていると感じる
被毒妄想	食べ物や飲み物に毒が入っていると感じる
誇大妄想	自分は世界を支配できるような特別な人物であると感じる

③思考の障害

滅裂思考	思考の進行にあたってまとまりがなく，大体わかるが話のまとまりが悪いものを「連合弛緩」といい，重症になると無関係な言葉の羅列のみになり，「言葉のサラダ」とよばれる
思考途絶	思考の進行が急に中断され，思考が停止するもの. 幻覚により止まったり，ただ自然に止まるなどの体験をすることがある

2. 陰性症状

感情鈍麻	周囲からの刺激に対して自然な感情反応が起こらない状態. 喜怒哀楽が乏しくなり，自分の体の状態にも無関心となってしまう
無為	自発性，能動性が低下する. 身だしなみにもだらしなくなり，終日何もせず無気力な生活態度となる
自閉	外側との接触を失い，自分だけの世界に閉じこもった状態

3. 認知機能の障害

注意機能	注意を向ける範囲がせまくなったり，集中力が低下する
実行機能	計画的な行動や，同時に複数のことを処理することが難しくなる
社会的認知機能	自分中心の考えとなってしまい，他人への共感や気配りが難しくなる

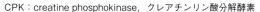

❹1年前から便秘が続き，Aさんが薬の副作用（有害事象）を気にする

▼

副作用としての便秘の可能性がある

統合失調症の治療は，精神療法や薬物療法があります. 薬物療法による副作用があると，自らの判断で内服を中断してしまう患者さんも少なくありません.

Aさんの便秘は抗精神病薬で起こりやすい副作用の1つです. 今回のAさんは，便秘を薬の副作用と認識して自ら表現できましたが，患者さんによっては，自ら訴えることができなかったり，ほかの表現をする人もいます（たとえば，便秘と認識しておらず，腹痛を「お腹に機械を埋め込まれたせいだ」と妄想として訴えることもあります）.

看護師としては，実際に腹部の視診や聴診，触診などのフィジカルアセスメントを行うとともに，代表的な抗精神病薬の副作用を知っておく必要があります（**表3**）.

●表3 抗精神病薬の主な副作用

抗精神病薬に特徴的な副作用（錐体外路症状）	・アカシジア ・ジスキネジア ・ジストニア ・パーキンソン症状
代謝に影響する副作用	・糖尿病，高血圧，体重増加
薬の効果に随伴する副作用	・眠気，だるさ，口の渇き，便秘
ホルモンへの影響	・無月経，乳汁分泌，性欲低下
悪性症候群	・発熱（37.5℃以上），筋強剛，CPK高値，意識障害など ・抗精神病薬服用者の1％前後に起こりうる

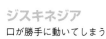

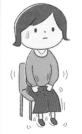

アカシジア

そわそわしてじっと座っていられない

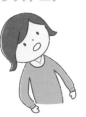

ジストニア

筋肉の一部がこわばる

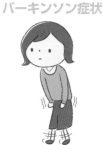

パーキンソン症状

前かがみで歩きにくい，表情が乏しい，震える，よだれが出る

ジスキネジア

口が勝手に動いてしまう

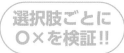

解説と正答

問題106

Aさんへの対応で最も適切なのはどれか.

選択肢1 「薬は飲まないといけません」

Aさんにとって薬物療法は大切な治療ですが，やみくもに説得をしても根本的な解決になりません．患者さんが薬を飲みたくない理由をかかわりのなかから明確にしていく必要があります．患者さんが何を大切にしているのか（価値観や信念など），どのような生活を送っているのかを対話のなかで明らかにしましょう．

臨床実践

臨床では，患者さんの思考の混乱が強いときなどは，「お薬を飲みましょう」と端的な表現で内服を促すことが効果的なこともあります．患者さんが現在どのような病期であり，どういったかかわりが最善なのかを常に考えていくことが大切です．

選択肢2 「薬には副作用があるものですよ」

このような事実を伝えたところで,患者さんにとっては,「わかってもらえない」という思いだけが残ってしまいます．患者さんとの関係性ができるまでは，このような声かけは避けたほうがよいでしょう．

臨床実践

患者さんとの関係性ができたのち，教育的な介入として「薬にはこのような副作用があります．Aさんは，副作用はでていませんか？」と副作用を話題にすることは必要です．

選択肢3 「便秘は副作用ではありませんよ」

便秘は副作用の1つとして考えられるので，×になります．このように，事実ではないことを伝えて説得し，内服できるようになったとしても，内服を中断するリスクが高いばかりか，医療者への不信感につながるため，避けるべき対応となります．

臨床実践

今回の設問では便秘＝薬の副作用となっていますが，臨床では便秘の原因として，抗精神病薬の副作用だけではなく，自閉的な生活による運動量の低下や，水分摂取量が少ないこと，身体的疾患の可能性なども考慮しなくてはいけません．

選択肢4 「便秘の対処方法を一緒に考えましょう」

患者さんの困りごとに焦点を当てて一緒に考えるという姿勢によって，患者さんとの信頼関係を構築することができます．医療者に対して，便秘に限らず，困ったときに相談できる人という認識をもってもらうことが，長期的にも患者さんの助けとなります．

対処行動を考えるにあたっても，統合失調症の患者さんの場合，認知機能の低下により対処行動の理解が難しかったり，実行機能の障害により実際に行動することが困難だったりします．1つひとつ確認しながら，具体的でわかりやすい目標を立てていくことが大切です．

正答4

Key Word 精神療法

精神療法にはさまざまな種類があります．言葉の意味がわからないと解答できない設問もあるので，簡単にどのようなことを行うのか，おさえておきましょう．

心理教育	・専門家が，非専門家である問題や困難を抱えた人（患者さんや，家族など）に対して，疾患的知識や治療にまつわる情報や対処の方法などを伝える教育的側面を含んだ行為 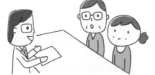
内観療法	・日本独自の精神療法 ・身近な家族や教師などとの過去のかかわりで，お世話になったこと，相手に対して自分が返したこと，迷惑をかけたことについて，繰り返しひたすら思い出すことによって自分や周囲の人々への理解を深めることにより，温かい気持ちになり，人間への信頼を回復し，自己の責任を自覚し，意欲的に行動してもらう
自律訓練法	・一種の自己催眠の1つ ・自分で全身をリラックスさせ，生理的な身体機能の調整を行う方法 ・一定の方式に従って訓練を行う（たとえば，「気持ちが落ち着いている」などと唱える）． おちついている… おちついている…
精神分析法（療法）	・フロイト（オーストリアの精神医学者）によって創始された療法 ・治療者自身の訓練も相当必要であり，治療にも時間がかかる ・患者に寝椅子に横になってもらい，思い浮かんだことをすべて口にすること（自由連想法）を求め，治療者はそれに対して傾聴・連想し続け，ときに気づいたことを患者に伝える ・最も深いレベルで自分を見つめ直し，人生について新しい理解を得ることができるといわれる 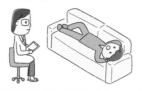

問題 107

　診察では幻聴の悪化が認められたため，薬物治療の見直しが行われた．その後，定期的に両親同伴で外来通院を続けた．3か月後，幻聴は改善傾向を示し，規則正しい生活ができるようになった．外来の診察で，悪化した原因を改めて振り返ったところ，Ａさんは「半年前から家族に分からないように薬をトイレに捨てていた」と話した．診察後，Ａさんからそれを聞いた両親が，医師や看護師の目の前でＡさんを大きな声で叱ると，Ａさんの表情は険しくなった．

　Ａさんの両親に勧めるものとして適切なのはどれか．

選択肢1　心理教育

　Ａさんの両親は，Ａさんに対して大きな声で叱るという高い感情表出（HighEE）を普段から行っていることが予測されます．その行動の背景には，統合失調症に対しての知識不足や，子どもが統合失調症になってしまった現実を受け止められない思い，子どもを心配する親の気持ちが強すぎることなどが考えられます．両親が統合失調症という疾患を心理教育によって理解し，適切な対応を知ることで，患者さんとかかわる際の態度も変わってきます．その変化は，患者さんの病状の回復につながります．よって，○となります．

臨床実践

　臨床では家族のケアも大切です．両親自身もＡさんの介護で心が疲弊している状況にあると考えられますので，心理教育を実施していくなかで，家族ケアも行っていきます．

➡HighEE

　HighEE（high expressed emotion）とは，高い感情表出といいます．家族が患者に対して，敵意や批判的な態度を向けることや，過干渉，過保護など，情緒的な巻き込まれの度合いが強いことをいいます．統合失調症の再燃率が高くなることが報告されています．

選択肢2　内観療法

　内観療法は，主に，一般人や非行などが適応とされています．今回の場合，両親が叱るという行動は，疾患の知識不足による面が大きいと考えられるため，内省を促しても行動変容につながらない可能性が高いです．優先順位としては低く，×となります．

選択肢3　自律訓練法

　適応は，不安神経症，強迫性障害，心身症，不眠などです．Aさんの両親も精神的に疲労していることが予測され，心のセルフケアを実施してもらう必要もあります．そのときの方法として，両親に自律訓練法を勧めることは間違いではないですが，今回の状況を考えると優先度は低いです．

選択肢4　精神分析法

　適応は，パーソナリティの問題がある人や長期の治療を要するほどの切実な人生の苦しみを抱えた患者さんなどです．今回の設問では，Aさんの両親は精神分析法を行うほどの精神状態ではなく，適応はありません．よって，×となります．

正答 **1**

問題 **108**

　さらに3か月後，家事の手伝いができるようになり，家庭内で落ち着いた日常生活を送れるようになった．Aさんは「自分のことは自分でできるようになって将来はまた働きたい」と話すようになり，社会復帰に向けて社会資源の利用を検討することになった．
　この時点でAさんに紹介する社会資源で適切なのはどれか．

選択肢1　就労移行支援

　Aさんは，将来的に働きたいと考えていますので，優先的に考えられる資源となります（p.208 Key Word 参照）．

選択肢2　地域活動支援センター

　Aさんは働くことを希望していますが，現時点では以前働いていたような企業で働くことは難しいと考えます．そこで，社会復帰に向けての第一段階として，この資源を活用することも効果的であると考えます．

選択肢3　居宅介護〈ホームヘルプ〉

　Aさんは，この時点では家事の手伝いなどを行うことはできており，不要な資源と考えます．

選択肢4　短期入所〈ショートステイ〉

　Aさんは家庭内では自立しており，両親も病気などではありませんので，不要な資源となります．

選択肢5　共同生活援助〈グループホーム〉

　Aさんが両親と同居していることで，病状に悪影響を及ぼすことなどがあれば考慮する必要があると思いますが，現時点では不要と考えます．

正答 **1,2**

（問題108は，厚生労働省より「複数の正解があるため，複数の選択肢を正解として採点する」と発表されました．）

Key Word 精神障害者が利用できる社会資源

精神障害者に関連した社会資源もたくさんあります．チーム医療を行っていますので，看護師が1人で社会資源の調整をすることは少ないですが，どのような資源が活用できるかは覚えておく必要があります．そして，社会資源を提供するときも「必要だと思うから」と，医療者の一方的な思いで進めるのではなく，患者さんや家族とよく話し合うことが大切です．

●表4 地域活動支援センターの種類と主な役割

種類	役割	利用者数（1日あたり）
Ⅰ型	精神保健福祉士などの専門職員を配置し，相談支援事業を実施する	20名以上
Ⅱ型	機能訓練や社会適応訓練の事業を実施する	15名以上
Ⅲ型	従来の小規模作業所の支援を充実させる	10名以上

●就労移行支援
・障害者総合支援法に基づく訓練等給付事業に位置づけられる
・企業などでの就労を希望する65歳未満の障害者であって，通常の事業所に雇用されることが見込まれる人に対して，一定期間，生産活動，職業体験，就労に必要な知識および能力の向上のために必要な訓練，求職活動に関する支援，相談などを行う

●地域活動支援センター
・障害者総合支援法によって定められた福祉施設
・障害によって働くことが困難な障害者の日中の活動をサポートする機能を有する
・機能によってⅠ型，Ⅱ型，Ⅲ型に分かれる（表4）

●居宅介護〈ホームヘルプ〉
・障害者総合支援法に基づく介護給付に位置づけられる
・居宅で生活されている人に対し，ホームヘルパーが居宅を訪問して，食事・入浴・排泄などの身体介護，調理・掃除などの家事援助およびそのほかの生活全般にわたる支援を行う

●短期入所〈ショートステイ〉
・障害者総合支援法に基づく介護給付に位置づけられる
・居宅で介護する人が病気の場合などにより介護ができない場合に，障害者や高齢者が居宅から一時的に入所し，必要な介護を受けることができる

●共同生活援助〈グループホーム〉
・障害者総合支援法に基づいて，障害者に提供されている
・疾患や障害によって日常生活に困難を抱えた人々が，比較的少人数で集まって暮らす居住形態
・一戸建てや集合住宅といった一般的な住居を活用する例が多い．同居もしくは，近くに住む世話人が入居者の生活全般の支援をする

この問題を通して覚えておきたいこと

患者さんを全人的にとらえ，個別性をふまえたアプローチを行う

今回学んだ統合失調症患者さんへの看護は，精神科看護では基本的なものですが，難しい一面もあります．統合失調症の原因はいまだに解明されておらず，個別性が高い疾患でもあるからです．

実際に患者さんにかかわってみると「よくわからない」「とらえどころがない」と感じることも多いと思います．患者さんの言動の内容や症状の有無だけに注目するのではなく，患者さんの背景を探りながら全人的にとらえることが大切です．そのためにも，さまざまな観点からのアプローチが必要であるため，レベルの高い看護が求められる分野の1つかもしれません．

今後，超高齢化社会になるにつれ，高齢の統合失調症患者さんが一般病床に入院することも多くなり，精神科以外の臨床でも出会うことが予測されます．そのときには，患者さんが適切な身体治療やケアを受けられるように，正しい知識をもって援助していくことが必要です．

引用・参考文献
1）落合慈之監：精神疾患ビジュアルブック．学研メディカル秀潤社，2015．
2）風祭元監：精神医学・心理学・精神看護学辞典．照林社，2012．
3）大熊輝雄：現代臨床精神医学．改訂第12版，金原出版，2013．
4）川野雅資編：エビデンスに基づく精神科看護ケア関連図．中央法規，2008．
5）坂田三允監：精神疾患・高齢者の精神障害の理解と看護．中央法規，2012．
6）阿保順子ほか編：統合失調症急性期看護マニュアル改訂版．すぴか書房，2009．

熱中症患者の看護

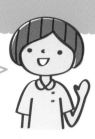

この問題を解説してくれるのは → **中村 直晶** 岸和田徳洲会病院救急病棟 救急救命センター 救急看護認定看護師　　**中田 諭** 聖路加国際大学 急性期看護学　准教授

次の文を読み100～102の問いに答えよ．

Aさん(55歳, 男性), 会社員. 野球が趣味で, 野球チームに所属し毎週日曜日に試合や練習を行っている. 7月のある日曜日, 気温32℃, 湿度86%. Aさんは野球の試合で守備についていたとき, 急激な下肢の痛みが出現し倒れこんだ. その試合を偶然観戦していた看護師がAさんの状態を観察した. ジャパン・コーマ・スケール〈JCS〉Ⅰ-1. 呼吸数30/分. 脈拍120/分, 整. 身体は熱く, 多量の発汗がみられた.

100 この看護師の対応で優先順位が高いのはどれか.

1. Aさんに既往歴を尋ねる.
2. Aさんの下肢のマッサージを行う.
3. Aさんにスポーツドリンクを飲ませる.
4. Aさんと同様の症状がある他の選手を把握する.

101 Aさんは野球チームの監督の車で病院に搬送され, 熱中症(heat illness)と診断された. Aさんの状態は, JCSⅡ-10. 体温38.2℃. 呼吸数28/分. 脈拍98/分, 整. 血圧112/62mmHg. SpO₂98%. 嘔気・嘔吐を認める.

救急外来の看護師のAさんへの対応で適切なのはどれか. **2つ選べ.**

1. 下肢を挙上させる.
2. ばち状指の有無を確認する.
3. 静脈路の確保の準備をする.
4. 頸部の両側を氷嚢で冷やす.
5. 回復傾向にあることをAさんに伝える.

102 入院後2日, Aさんは回復し退院することになった. Aさんは「暑かったから, 試合中は水分を摂るようにしていたのに, なぜ熱中症(heat illness)になったのだろう」と病棟看護師に尋ねた.

病棟看護師のAさんへの説明で適切なのはどれか.

1. 「下肢の痛みが原因です」
2. 「湿度の高さも関係します」
3. 「糖分の不足も関係します」
4. 「野球はやめた方が良いです」

JCS：Japan coma scale, ジャパン・コーマ・スケール

熱中症の危険因子と予防法，応急処置を知り，適切な判断・対応ができる！

症状は，軽症から重症までさまざま！

熱中症とは，"高温・多湿の環境に身体が適応しないことによって起こるさまざまな症状の総称"です．初期対応が重要であり，発見が遅れると重症化し，生命に危険を及ぼすことがあります．40℃以上の高熱がみられる重症例では，体温調整機能は失われ，発汗は止まり，意識障害が起こります．

予防対策と初期対応が重要！

熱中症の対策で大切なのは，患者さんに正しい知識を得て，それを実行してもらうこと，そして，熱中症を起こさないことです．熱中症の発症は，湿度75％以上の環境下で多いため，

気温だけでなく湿度への対応も大切です．また症状がある場合は，「休息」「冷却」「水分補給」という初期対応が重要で，軽度のときに対応すれば，重症化を防げます．

高齢化社会や猛暑で患者増加の可能性！

高齢者は，暑さを不快に感じにくく，喉の渇きに気づきにくいだけでなく，発汗機能や腎機能の衰え，体内水分量や心機能の低下により，筋肉運動がなくても環境因子だけで熱中症におちいりやすい傾向にあります．また，近年の猛暑では，一度に多くの高齢者の熱中症患者が発生する可能性が高いといえます．

情報収集とアセスメント 設問を読み解く

ここでは，患者さんがどのような状況にあるのか，問題文からくわしく読み解いていきます．

問題文

Aさん（55歳，男性），会社員．野球が趣味で，野球チームに所属し毎週日曜日に試合や練習を行っている．7月のある日曜日，❶気温32℃，湿度86％．Aさんは❷野球の試合で守備についていたとき，❸急激な下肢の痛みが出現し倒れこんだ．その試合を偶然観戦していた看護師がAさんの状態を観察した．❹ジャパン・コーマ・スケール〈JCS〉I -1．❺呼吸数30/分．❻脈拍120/分，整．❼身体は熱く，多量の発汗がみられた．

（中略）

Aさんは野球チームの監督の車で病院に搬送され，熱中症（heat illness）と診断された．Aさんの状態は，❽JCS II -10．❾体温38.2℃．❿呼吸数28/分．⓫脈拍98/分，整．血圧112/62mmHg．SpO₂ 98％．⓬嘔気・嘔吐を認める．

❶気温32℃，湿度86％
❷野球の試合で守備

▼

熱中症の発生しやすい状況

　高温・多湿であることに加え，スポーツを行うグラウンドは，日陰が少ない状況だと考えられます．熱中症の発生しやすい状況です．

❸急激な下肢の痛みが出現し
❼身体は熱く，多量の発汗

▼

筋の硬直の出現

　多量の発汗は，脱水と電解質異常を招きます．電解質の含有量の少ない水分（水道水，ミネラルウオーター，お茶）を大量補給すると，さらに電解質異常を悪化させます．とくにナトリウムの低下は，骨格筋に不随意運動を生じさせます．この不随意運動を熱痙攣と言い，臨床的には，有痛性の筋痙攣（俗にいうこむら返り）が認められます．Aさんの「急激な下肢の痛み」の原因と考えます．

❹ジャパン・コーマ・スケール〈JCS〉Ⅰ-1
❺呼吸数30/分
❻脈拍120/分，整
❼身体は熱く，多量の発汗

▼

短時間で状態悪化の可能性

　多量の発汗により，体内の水分量が減少した「脱水状態」と考えます．脱水は循環血液量の減少を招き，それにより血圧が低下します．血圧が低下することで，全身の細胞や臓器に酸素や栄養を届けることが障害されます．それを補うため，呼吸を早くすることで酸素をたくさん取り込み，脈拍を早くすることで，体の機能を何とか保とうとする代償機能がはたらきます．Aさんの場合，脱水により代償機能がはたらいている状態であるため，呼吸数，脈拍数が上昇している状態と考え，短時間のうちに状態が悪化する可能性があります．

❼身体は熱く，多量の発汗

▼

重症度Ⅰ度

　日本救急医学会熱中症分類（p.215 Key Word 参照）より，重症度はⅠ度と考えます．治療は，冷所で安静，体表の冷却，経口での水分と塩分の補給です．症状が徐々に改善している場合のみ，現場の応急処置と見守りでよいですが，症状が改善しない場合，悪化する場合は，すぐに医療機関を受診するようにしましょう．

❽JCS Ⅱ-10

▼

症状が悪化している

　搬送後，日本救急医学会熱中症分類より，重症度はⅠ度からⅡ度へ症状が悪化しています．経口での水分補給では間に合っていないことが考えられます．症状が進行しているため，早期の対応が求められる状態です．

❾体温38.2℃，❿呼吸数28/分，⓫脈拍98/分，整

▼

高体温，頻呼吸，頻脈である

　現場から病院へ搬送されてきましたが，頻呼吸，頻脈は改善されていません．不安定な状態であり，注意が必要です．症状が短時間で悪化していると考え，早期対応が必要な状態と考えます．対応が遅れると急変する可能性が十分考えられます．

⓬嘔気・嘔吐

▼

症状の悪化がみられる

　嘔気・嘔吐は症状が悪化している指標と考えます．それにより，誤嚥などの合併症を引き起こす可能性があるため，体位に注意する必要があります．嘔吐の持続により，体内の酸塩基平衡も崩れ，さらなる悪化につながります．

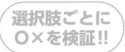

解 説 と 正 答

問題 100

この看護師の対応で優先順位が高いのはどれか.

選択肢1 Aさんに既往歴を尋ねる ✕

間違いではありませんが,「優先順位が高い」ものを考えたとき,まず行うことは,Aさんに起こった症状の原因の把握と初期対応です. 日陰や風通しのよいところへ移動させ,水分補給をしましょう.

そして,本人の症状が落ち着いているのであれば,既往歴を尋ねるとよいです.

選択肢2 Aさんの下肢のマッサージを行う ✕

「急激な下肢の痛み」は俗にいう「こむら返り」で,筋肉の硬直によるものと考えられます. 筋肉活動にはNa^+やK^+,Ca^{2+}などの電解質が重要な働きをしていますが,多量の発汗により,体内の水分や電解質のバランスが崩れたことが原因です. 運動による筋肉の硬直であれば,下肢のマッサージで症状は軽減しますが,電解質の異常によって起こる筋肉の硬直は,マッサージで軽減してもすぐに同じ症状が出現するため,原因を改善する必要があります. 優先順位はやや低いでしょう.

選択肢3 Aさんにスポーツドリンクを飲ませる ○

熱中症の初期対応の基本は「休息」「冷却」「水分補給」です. 水分は,「水」や「お茶」ではなく,電解質が含まれているスポーツドリンクが適しています.

また,経口での水分補給は覚醒していなければできません. Aさんの意識レベルを見ると,「ジャパン・コーマ・スケール〈JCS〉Ⅰ-1」とあり,「意識清明とは言えず,今ひとつはっきりしない」状況(p.214 **Key Word** 参照)ですが,水分の経口摂取は可能であると考えられます.

選択肢4 Aさんと同様の症状がある他の選手を把握する ✕

気温32℃,湿度86%と,熱中症が起こりやすい気候です. そのため,他の選手にも同じ症状が起こる可能性はありますが,まずは症状が出ているAさんの処置を優先し,そのあとで他の選手の把握をします.

正答 3

臨床実践

JCS(p.214 **Key Word** 参照)がⅡ以上であれば,経口摂取は困難であり,経口摂取をすれば誤嚥などを合併することがあります. そのような場合は,熱中症の中でも重症度が高いので,救急車を手配し,早期に医療機関で対応します.

Key Word 熱中症を疑う場合の対応

暑熱環境にいて，熱中症が疑われるような症状がみられたら，意識のチェック，応急処置を開始します．

●熱中症の応急処置[3)]

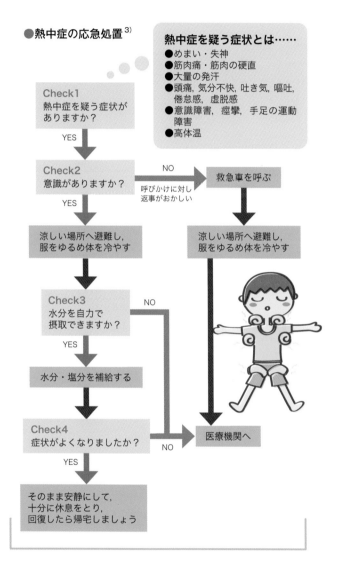

熱中症を疑う症状とは……
● めまい・失神
● 筋肉痛・筋肉の硬直
● 大量の発汗
● 頭痛，気分不快，吐き気，嘔吐，倦怠感，虚脱感
● 意識障害，痙攣，手足の運動障害
● 高体温

問題 101

　Ａさんは野球チームの監督の車で病院に搬送され，熱中症（heat illness）と診断された．Ａさんの状態は，JCS Ⅱ-10．体温38.2℃．呼吸数28/分．脈拍98/分，整．血圧112/62mmHg．SpO$_2$ 98％．嘔気・嘔吐を認める．

　救急外来の看護師のＡさんへの対応で適切なのはどれか．**2つ選べ**．

選択肢1　下肢を挙上させる

　下肢を挙上するには，仰臥位になります．「嘔気・嘔吐を認める」とあるため，仰臥位では吐物による誤嚥や窒息を起こす可能性があり危険です．側臥位や回復体位とします．

選択肢2　ばち状指の有無を確認する

　「ばち状指」とは，p.214に示した図のような指です．原因は肺がんや慢性閉塞性肺疾患（COPD）が考えられます．問題を読むと，それらを示唆する症状はありません．したがって，ばち状指の有無を積極的に確認する必要はありません．

　ただし，もしばち状指を見かけたら，肺疾患や心疾患などが考えられるため，医師に報告しましょう．

選択肢3　静脈路の確保の準備をする

　「静脈路の確保」の目的は，水分補給です．救急外来でのＡさんの意識状態をみると，「JCS Ⅱ-10」であり，来院前と比べて悪化しています．この状態では，水分補給は経口で行えないため，静脈路を確保し，点滴で行う必要があります．重症度に応じて，急速・大量に輸液が必要になる場合があるため，できるだけ太い静脈血管（正中皮静脈）に，18〜20Ｇのカテーテルを留置します．

選択肢4　頸部の両側を氷嚢で冷やす

　熱中症の初期対応の基本の「冷却」が，「氷嚢で冷やす」にあたります．冷やす部位は，太い動脈が走行しており，しかも手で動脈拍動がわかるところ（両頸部，両脇，両そけい部）です（**Key Word**参照）．

　その他の冷却方法としては，衣類を脱がせ，濡れたガーゼ

COPD：chronic obstructive pulmonary disease，慢性閉塞性肺疾患

を皮膚にまんべんなくあて，扇風機で風を送り，気化熱を利用して体温を下げる方法などがあります．

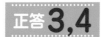
選択肢5 **回復傾向にあることを Aさんに伝える**

　意識レベルをみると，病院に搬送される前と後では，後のほうが悪くなっています．熱中症分類(p.215 **Key Word** 参照)で見ると，Ⅰ度からⅡ度に進行しています．

正答3,4

臨床実践

●回復体位

　回復体位とは，意識障害がある患者さんの気道を管理する体位です．

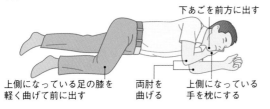

下あごを前方に出す

上側になっている足の膝を軽く曲げて前に出す

両肘を曲げる

上側になっている手を枕にする

●ばち状指

　肺疾患や心疾患により，低酸素状態が続くことで起こります．

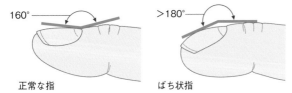

160°

正常な指

>180°

ばち状指

●ジャパン・コーマ・スケール〈JCS〉

Ⅰ（1桁）刺激しなくても覚醒している状態	0 意識清明
	1 意識清明とは言えず，今ひとつはっきりしない
	2 何月か，どこにいるのか，周囲の者がわからない
	3 自分の名前・生年月日が言えない
Ⅱ（2桁）刺激すると覚醒する状態	10 呼びかけると容易に開眼する
	20 大きな声，または体を揺さぶりながら呼びかけると開眼する
	30 痛み刺激を加えながら呼びかけるとかろうじて開眼する
Ⅲ（3桁）刺激しても覚醒しない状態	100 痛みに対し，刺激部位に手を持ってくる
	200 痛み刺激で少し手足を動かしたり，顔をしかめる
	300 痛み刺激に反応しない

この他，R：restlessness（不穏）・I：incontinence（失禁）・A：akinetic mutism，apallic state（自発性喪失）などの付加情報をつけて，JCS 200-Iなどと表す．

Key Word　熱中症の重症度と症状・治療法

●日本救急医学会熱中症分類[4]

	症状	重症度	治療	臨床症状からの分類
Ⅰ度 (応急処置と 見守り)	めまい，立ちくらみ，生あくび 大量の発汗，筋肉痛 筋肉の硬直（こむら返り） 意識障害を認めない（JCS＝0）		通常は現場で対応可能 →冷所での安静，体表 冷却，経口的に水分と Naの補給	熱けいれん 熱失神
Ⅱ度 (医療機関へ)	頭痛，嘔吐， 倦怠感，虚脱感， 集中力や判断力の低下 （JCS≦1）		医療機関での診察が必 要→体温管理，安静， 十分な水分とNaの補給 （経口摂取が困難なとき には点滴にて）	熱疲労
Ⅲ度 (入院加療)	下記の3つのうちいずれかを含む (C)中枢神経症状（意識障害JCS≧2，小脳症 状，痙攣発作） (H／K)肝・腎機能障害（入院経過観察，入院 加療が必要な程度の肝または腎障害） (D)血液凝固異常（急性期DIC診断基準〈日本 救急医学会〉にてDICと診断）⇒Ⅲ度の中でも 重症型		入院加療（場合により集 中治療）が必要 →体温管理（体表冷却に 加え体内冷却，血管内 冷却などを追加） 呼吸，循環管理 DIC治療	熱射病

> Ⅰ度の症状が徐々に改善している場合のみ，現場の応急処置と見守りでOK

> Ⅱ度の症状が出現したり，Ⅰ度に改善がみられない場合，すぐ病院へ搬送する（周囲の人が判断）

> Ⅲ度か否かは救急隊員や，病院到着後の診察・検査により診断される

問題 102

　入院後2日，Aさんは回復し退院することになった．Aさんは「暑かったから，試合中は水分を摂るようにしていたのに，なぜ熱中症（heat illness）になったのだろう」と病棟看護師に尋ねた．

　病棟看護師のAさんへの説明で適切なのはどれか．

選択肢1　「下肢の痛みが原因です」

　下肢の痛みから，熱中症が発症したわけではありません．汗をかくことで水分とナトリウムが失われ，電解質異常が起こったため，下肢の痛み（こむら返り）につながったのだと考えます．

選択肢2　「湿度の高さも関係します」

　熱中症が気温の高いときに発生するのは，想像できます．しかし，気温だけではなく，湿度も大きく影響します．気温が30℃以下でも，湿度が75％以上のときは熱中症の発生率は高くなります．Aさんが熱中症になった日を見ると，「気温32℃，湿度86％」とあります．今回の熱中症の原因には，「気温」「湿度」「運動」が関係していると考えます．

選択肢3　「糖分の不足も関係します」

　「糖分」より「塩分」の不足が関係しています．Aさんは「水分を摂るようにしていた」とありますが，発汗では塩分も喪失するため，塩分の摂取も欠かせません．熱中症対策はしていたものの，知識が足りなかったと考えます．市販されている「塩キャンディー」などを一緒に摂取することを指導に加えることで，熱中症対策の効果がアップします．

選択肢4　「野球はやめた方が良いです」

　やめる必要はありません．熱中症対策を行ってスポーツを

してもらうことをすすめましょう．今回，熱中症になったことで，熱中症に対する知識を得て対策につなげることができます．患者指導では，知っている部分を確認して，足りない部分を補うとよいです．

また，それらをチームメイトに教え，お互いが注意し合えれば，野球チーム全体での熱中症対策につながります．

 この問題を通して覚えておきたいこと

感染での高熱と，熱中症のときの高熱は違う！

体温は，視床下部で37℃程度にコントロールされています．

病原体やウイルスの侵入が起こると体は，この体温の設定値を高くして，発熱物質を放出させて体温を上昇させます．それにより病原体の増殖を抑制し，抗体産生を増進させ，感染症と戦う酵素系を活性化させて対抗しようとします．

「患者が熱を出しているのでクーリングを！」とよく看護学生の看護計画にはありますが，感染を起こして熱が出るのは生理的な反応です．クーリングや解熱剤を用いて，無理に平熱に戻したところで，体に侵入した病原体はいなくなりません．そのため，感染症による高熱は，39℃を超えなければ，少し様子を見たほうがよいでしょう．

しかし，熱中症による高熱は違います．気温や湿度などの外的要因により，体温の設定値は37℃そのまま，冷却による体温調整が間に合わない非生理的な体温上昇です．

高熱は，体の主要臓器に影響を及ぼし，心臓にもダメージを与えます．心臓へのダメージは，ポンプ機能を低下させてしまいます．それに脱水による血流量の低下も加われば，主要臓器への酸素とエネルギーの供給が滞ります．こうして臓器障害に拍車がかかり，命が危険にさらされます．

そのため，熱中症では早期に「冷却」と「水分補給」の対応が必要になります．

●高体温の種類

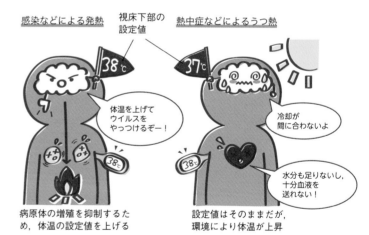

感染などによる発熱　視床下部の設定値　熱中症などによるうつ熱

体温を上げてウイルスをやっつけるぞー！

冷却が間に合わないよ

水分も足りないし，十分血液を送れない！

病原体の増殖を抑制するため，体温の設定値を上げる

設定値はそのままだが，環境により体温が上昇

引用・参考文献
1）三宅康史：熱中症―発症メカニズムと最新の治療．ICUとCCU，38（7）：441～451，2014．
2）島崎修次ほか監，岡元和文ほか編：救急・集中治療医学レビュー 2014-'15―最新主要文献と解説．p245～249，総合医学社，2014．
3）環境省：熱中症環境保健マニュアル2014．p21，2014．
　http://www.wbgt.env.go.jp/pdf/2-3.pdf（2015年8月5日検索）
4）日本救急医学会：熱中症診療ガイドライン2015．p7，2015．
　http://www.jaam.jp/html/info/2015/pdf/info-20150413.pdf（2020年8月5日検索）

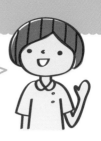

独居・高齢の患者の在宅看護

問 題

この問題を解説してくれるのは **坪内 紀子** おんびっと 株式会社

次の文を読み97～99の問いに答えよ.

　Aさん(78歳, 男性)は, 1人で暮らしている. 県外にいる娘が月に2, 3回来て, 世話をしている. Aさんが半年前に比べて食欲が低下し痩せてきて, 平日に毎日通っていた老人福祉センターも行かなくなって心配だと, 娘から地域包括支援センターに相談があった. Aさんは半年前の健康診査では高血圧以外には異常は指摘されていない.

97　地域包括支援センターの看護師がAさんについてまず収集する情報として適切なのはどれか.

1. 食事の嗜好
2. 上腕周囲長
3. 半年前の体重
4. 上腕三頭筋皮下脂厚

98　Aさんは要介護認定を申請し, 要支援2の認定を受けた. Aさんの娘は「父は買い物に行くのを面倒に感じています」と看護師に話した.

　Aさんへの支援として最も適切なのはどれか.

1. 訪問介護の導入を提案する.
2. 配食サービスの利用を提案する.
3. 高蛋白栄養補助食品のサンプルを渡す.
4. 娘に乾麺をまとめて買っておくよう提案する.

99　Aさんは, 食欲が回復し元気になってきたと話した.

　今後のAさんの運動機能の維持・向上のための支援で最も適切なのはどれか.

1. 週に1回の散歩を勧める.
2. 訪問リハビリテーションの利用を勧める.
3. 運動に関する講演会への参加を勧める.
4. 老人福祉センターの利用の再開を勧める.

疾患のみでなく
患者さんの生活に目を向ける！

地域での看護師の役割

今回は，直接ケアをすることが可能な臨床の現場ではなく，地域包括支援センターでの看護師の役割が取りあげられています．

看護は疾患のみをみていくものではありません．とくに今は国をあげて「病院から在宅へ！」とシフトチェンジが叫ばれている渦中にあります．看護師は，疾患への配慮も行いながら，同時にその患者さんの生活にダイレクトに目を向けていける職種です．

独居かつ高齢の患者さんの増加

今回のような高齢者は，実は街中にあふれていると言っても過言ではありません．"予防的な視点をふまえつつ，確実にアセスメントとリスクの洗い出しを行い，介護保険の基本理念である自立を促していく"力が求められます．

情報収集とアセスメント　設問を読み解く

ここでは，患者さんがどのような状況にあるのか，問題文からくわしく読み解いていきます．

問題文

Aさん（❶78歳，男性）は，❷1人で暮らしている．県外にいる❸娘が月に2, 3回来て，世話をしている．Aさんが❹半年前に比べて食欲が低下し痩せてきて，❺平日に毎日通っていた老人福祉センターも行かなくなって心配だと，娘から❻地域包括支援センターに相談があった．Aさんは❼半年前の健康診査では高血圧以外には異常は指摘されていない．

❶78歳，男性
❷1人で暮らしている

▼

独居の後期高齢者である

後期高齢者です．娘がいるので以前は妻がいたと考えられますが，何らかの理由で現在は独居という方です．在宅では，こういったケースが少なくありません．統計データを次のページに示しましたので，参照してみてください．

❸娘が月に2, 3回来て，世話をしている

▼

普段の生活は自立している

娘が月に2, 3回来ればことが足りる程度に，日常生活はほぼ1人で成り立っていたということが読み取れます．高齢になると，お米や洗剤など重量のある買い物に困難を感じている方が少なくありません．娘が，Aさん1人で行き届かない掃除なども手伝っているのだろうか……と想像できます．

❹半年前に比べて食欲が低下し痩せてきて

▼

食欲の低下と体型の変化がみられる

　本人から直接聞いたのか，娘が感じているのか，詳細は不明ですが，Aさんの食欲低下や痩せ方が，地域包括支援センターに相談しようと思うほど心配であったことが読み取れます．『食欲低下＋痩せ＝病気』という感覚は根強くあります．

❺平日に毎日通っていた老人福祉センターも行かなくなって心配

▼

習慣の変化が見られる

　この年齢になってから毎日の習慣が変わると，周囲は驚いたり，心配したりすることがあります．一般的に家族は，食欲低下や痩せもみられることから病気かもしれないと思ったり，認知症を疑います．

❻地域包括支援センター

▼

サービスの提案をする

　娘からの相談で，看護師が直接Aさんに会っていない状況です．利用できるサービスの提案などを行います．

❼半年前の健康診査では高血圧以外には異常は指摘されていない

▼

かかりつけ医がいない可能性がある

　おそらく半年前までは主治医やかかりつけ医を持っていなかったと考えられます．医師には，感冒に罹患したときに診てもらう程度の認識で，とくにかかりつけ医を持たない高齢者は多くいます．
　また，Aさんは今回，要介護認定を受けているため，その時点から主治医もしくはかかりつけ医ができたともいえます．

新聞などメディアで最近注目の2025年問題です．「何が注目されているのか？」ということを以下の図で読み解いていくことが可能です．今後看護師は，このあたりの社会情勢を背景に活躍していくことが求められます．

●高齢者人口の見通し

	2012年8月	2015年	2025年	2055年
65歳以上高齢者人口（割合）	3,058万人（24.0％）	3,395万人（26.8％）	3,657万人（30.3％）	3,626万人（39.4％）
75歳以上高齢者人口（割合）	1,511万人（11.8％）	1,646万人（13.0％）	2,179万人（18.1％）	2,401万人（26.1％）

　65歳以上の高齢者数は，2042年にはピークを迎える予測です．また，75歳以上高齢者の全人口に占める割合も増加していき，2055年には25％を超える見込みです．

●世帯主が65歳以上の単独世帯および夫婦のみ世帯数の推計

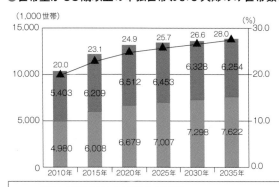

（1,000世帯）

	2010年	2015年	2020年	2025年	2030年	2035年
割合（%）	20.0	23.1	24.9	25.7	26.6	28.0
夫婦のみ	5,403	6,209	6,512	6,453	6,328	6,254
単独	4,980	6,008	6,679	7,007	7,298	7,622

- ■ 世帯主が65歳以上の夫婦のみの世帯数
- ■ 世帯主が65歳以上の単独世帯数
- ▲ 世帯主が65歳以上の単独世帯と夫婦のみ世帯の世帯数全体に占める割合

　世帯主が65歳以上の単独世帯や夫婦のみの世帯が増加していきます．

単独

夫婦のみ

厚生労働省：今後の高齢者人口の見通しについて
http://www.mhlw.go.jp/seisakunitsuite/bunya/hukushi_kaigo/kaigo_koureisha/chiiki-houkatsu/dl/link1-1.pdf

問題 97

地域包括支援センターの看護師がAさんについてまず収集する情報として適切なのはどれか.

選択肢1　食事の嗜好

設問に「まず」とあることから，優先して収集すべき情報を選びます．そのため，選択肢1はここでは×です．しかし嗜好をきちんと把握できていることは，今後のサービス提供を考慮していく際に有効な情報になりえます．

選択肢2　上腕周囲長

上腕周囲長を測定するのは栄養管理の観点から，エネルギー摂取量が反映される上腕部の太さを測定し，体脂肪量と筋肉量の指標とするためです．よって，今回のような，本人が目の前にいない状況，また継続的な測定が不可能な状況では不適切です．

しかし体重計のない家では，継続した上腕周囲長測定は栄養管理の目安として有効な手段です．

選択肢3　半年前の体重

この時点では4つの選択肢の中で，1番妥当です．体重のみならず身長もあわせて尋ねることによりBMIの概算ができ，Aさんの食欲が低下し痩せてきたことを感覚としてとらえている娘の頭の中の整理にも有効です．ただし，独居の高齢者の家には意外と体重計がないこともあるため要注意です．

選択肢4　上腕三頭筋皮下脂厚

これは体脂肪の評価に用いる数値であることから，ここでは不適切であり，一般的な方法ではありません．

正答3

臨床実践

●上腕周囲長の測定

①利き手でないほう（細いほう）の上腕三頭筋部を選び，肩峰と肘頭突起とを上腕後方で結ぶ線の中間を定める

②その位置の腕の太さをメジャーで計測する

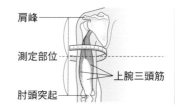

肩峰

測定部位 ──── 上腕三頭筋

肘頭突起

【基準値】
成人男性：
27.23±2.98cm
成人女性：
25.25±3.05cm

Key Word　地域包括支援センター

●地域包括支援センターとは

地域包括支援センターは，市町村が設置主体となり，保健師・社会福祉士・主任介護支援専門員等を配置して，3職種のチームアプローチにより，住民の健康の保持および生活の安定のために必要な援助を行うことによって，保健医療の向上および福祉の増進の包括的な支援を目的とする施設です．

●業務の内容
・包括的支援事業
　①介護予防ケアマネジメント
　②総合相談・支援
　③権利擁護
　④包括的・継続的ケアマネジメント支援
・介護予防支援事業
　指定介護予防事業所として，要支援者のケアマネジメントを実施

BMI：Body Mass Index，体格指数

→BMI

- 1994年にWHOで定めた肥満判定の国際基準．日本でも健康診断で使われる
- 体重(kg)÷[身長(m)×身長(m)]で求められる
- 判定基準は各国で異なり，日本では18.5以上25未満が標準とされている

	18.5	25.0	30.0	35.0	40.0
低体重	標準	肥満(1度)	肥満(2度)	肥満(3度)	肥満(4度)

問題 98

Aさんは要介護認定を申請し，要支援2の認定を受けた．Aさんの娘は「父は買い物に行くのを面倒に感じています」と看護師に話した．

Aさんへの支援として最も適切なのはどれか．

選択肢1　訪問介護の導入を提案する

Aさんの要介護認定の結果が要支援2であるため，原則として訪問介護を利用するときは自立を維持・増進することが主たる目的となります．独居ということを考慮すれば，週に1回程度ホームヘルパーとともに買い物と調理を行うサービスの導入などは検討できます．

選択肢2　配食サービスの利用を提案する

4つの選択肢の中で最も適切です．Aさんは健康診査で高血圧を指摘されているため，塩分制限のある配食を選ぶことも1つの手段です．ただし，食欲のないときの塩分制限はますます食欲の低下をもたらす危険性もはらんでいるので注意が必要です．また，配食サービスは，嗜好に合う合わないが顕著なため慎重に選ぶとよいでしょう．

選択肢3　高蛋白栄養補助食品のサンプルを渡す

高蛋白栄養補助食品は最近よくみられますが，市販されている飲料タイプのもので1本あたり5〜10gの蛋白質が摂取できる程度です．『日本人の食事摂取基準(2015年版)』(厚生労働省)によると，蛋白質の推定平均必要量は，70歳以上の男性では50g/日です．サンプルでは不十分です．また，市販の飲料タイプは非常に甘いので，1日に何本も飲むのは困難です．

選択肢4　娘に乾麺をまとめて買っておくよう提案する

つるつると喉越しがよいので乾麺なのでしょうか？　また，日持ちするからでしょうか？　いずれにせよ根拠に乏しく不適切です．

正答2

目的

介護保険制度は，要介護状態となっても，その能力に応じて自立した日常生活を営むことを目的としたものです．要介護となることを予防し，また，要介護状態となった場合も，その能力の向上に努めます．

要介護・要支援

被保険者が介護保険の給付を受けるには，保険者である市町村から要介護・要支援の認定を受ける必要があります．

介護度は，要支援1，2と要介護1〜5の7区分あり，心身の状態像ではなく，「介護にどれだけ時間がかかるか」というケアの必要量により決定されます．

給付内容

介護保険による保険給付は，要支援者に対して介護予防を目的として行われる予防給付と，要介護者に対する介護給付に分けられます．

● 予防給付におけるサービス

介護予防サービス
- ●訪問サービス
- ●通所サービス
- ●短期入所サービスなど

介護予防支援
- ●地域包括支援センターによる介護予防サービス計画

地域密着型介護予防サービス

● 介護給付におけるサービス

居宅サービス
- ●訪問サービス
- ●通所サービス
- ●短期入所サービスなど

居宅介護支援
- ●ケアマネジャーによるケアマネジメント

施設サービス
- ●介護老人福祉施設(特別養護老人ホーム)
- ●介護老人保健施設

地域密着型サービス
- ●小規模多機能型居宅介護など

問題 99

Aさんは，食欲が回復し元気になってきたと話した．

今後のAさんの運動機能の維持・向上のための支援で最も適切なのはどれか．

選択肢1　週に1回の散歩を勧める

とくに勧める必要はないでしょう．新たなコーピングの受け入れが良好な方なら提案も有効かもしれませんが，Aさんのこれまでの習慣になかった場合は受け入れがたいでしょう．週に1回では効果も期待できません．

選択肢2　訪問リハビリテーションの利用を勧める

要支援2でも訪問リハビリテーションの提供を受けることは可能ですが，明確な理由や根拠が必要となってきます．また，Aさんの場合は時間の経過とともに「元気になって」きています．通所リハビリテーションの利用を勧めることは検討できますが，訪問してもらう必要はない状態です．

選択肢3　運動に関する講演会への参加を勧める

ここでも，Aさんのこれまでの習慣に着目したほうがよさそうです．講演会などが大好きだった方ならともかく，「買い物に行くのを面倒に感じています」というAさんに講演会参加を勧めるのは適切とは言いがたいです．

選択肢4 老人福祉センターの利用の再開を勧める

４つの中で最も的を射ている選択肢です．情報として「平日に毎日通っていた」とあるため，なじみの仲間もいることでしょうし，淡い恋心を抱いている女性もいるかもしれません．また，スタッフに会うのも楽しみの１つかもしれません．

設問の場合，老人福祉センターは，地域での保険者主体の予防介護サービスの一環，もしくは要介護（要支援）認定を受けていない比較的元気な高齢者向けに開かれたコミュニティとして存在しているととらえましょう．どこの市区町村にも必ず存在しているものではありません．

正答 4

Key Word 老人福祉施設

老人福祉法では，老人デイサービスセンター，老人短期入所施設，養護老人ホーム，特別養護老人ホーム，軽費老人ホーム，老人福祉センターおよび老人介護支援センターが，老人福祉施設として定められています．

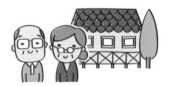

●老人福祉施設の対象と目的

老人デイサービスセンター	対象：日常生活を営むのに支障のある高齢者 目的：入浴，食事の提供，機能訓練，介護の方法や生活等に関する相談および助言，健康診査等のさまざまなサービスを日帰りで提供する	特別養護老人ホーム	対象：身体上または精神上の著しい障害があるため，常時介護を必要とし，かつ在宅生活が困難な高齢者 目的：入浴・排泄・食事等の日常生活の世話，機能訓練，健康管理，療養上の世話を行う
老人短期入所施設	対象：本人の心身の状況や，家族の病気・冠婚葬祭・出張等のため，または家族の身体的・精神的な負担軽減等をはかるために，居宅において介護を受けることが一時的に困難となった高齢者 目的：短期間入所させ，介護や日常生活上の支援を提供する	軽費老人ホーム	対象：家庭環境，住宅事情等の理由により居宅において生活することが困難な高齢者 目的：低額な料金で入所でき，食事やその他日常生活上必要な便宜を提供する
		老人福祉センター	対象：地域の高齢者 目的：無料または低額な料金で，各種の相談に応ずるとともに，健康の増進，教養の向上およびレクリエーションのための便宜を総合的に提供する
養護老人ホーム	対象：身体上，精神上または環境上の理由，および経済的理由により，家庭での生活が困難な高齢者 目的：入所させて，養護する	老人介護支援センター	対象：居宅介護を受ける高齢者とその養護者および老人福祉事業者 目的：老人福祉に関する専門的な情報提供，相談，指導や，連絡調整，その他援助を総合的に行う

全人的に患者さんをとらえるために，患者さんの退院後の療養生活に着眼しよう！

近年ますます在院日数は短期化しています．とすると，その先には施設入所か在宅療養かを選択せざるを得ない患者さんがあふれているということを意味します．

臨床は，その規模にもよりますが，はじめの治療を最優先に行う場です．そこで完治してしまえば問題はありませんが，そこから療養生活がスタートする方が大半です．通院だけですむ方もいるでしょうし，通院を断念せざるを得ない状態の方もいます．

後者の場合に必要となってくるのがまずは，相談窓口としての地域包括支援センターで，そこから各種サービスへとつながっていきます．その中でもとりわけ医療依存度が高い方には，訪問診療や訪問看護が選択されます．

地域包括支援センターは，はじめて在宅サービスを利用する際の取っ掛かりという位置づけになります．その後，大半の役割を担うのはケアマネジャーになりますが，相性もあります．役に立つ人ばかりでもありません．実際，福祉職出身者が多いのも否めません．ケアマネジャーはいつでも変更できることも念頭に入れておくのも患者さんに沿うことにつながります．

全人的に患者さんをとらえるには，治療を行う場での知識だけではなく，このような患者さんの退院後の生活に着眼する必要があります．

患者さんのQOLの向上に努めれば努めるほど，退院後の生活が入院前のように行えなくなった場合に，適切な声かけができるか否か．ここも重要な臨床力となると思います．

QOL：quality of life，生活の質

輸液ポンプ・シリンジポンプを 使用している患者の看護

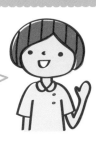

この問題を 解説して くれるのは

入山 亜希
順天堂大学医学部附属順天堂医院
集中ケア認定看護師

尾野 敏明
東海大学看護師キャリア支援センター
認定看護師教育課程　主任教員

 問題

　Aさん（78歳，男性）は，尿路感染症による敗血症で入院し，5日が経過した．中心静脈ラインから，輸液ポンプを使用して乳酸加リンゲル液が投与され，その側管からシリンジポンプを使用してノルアドレナリンが投与されている．

112　朝9時，日勤の看護師が訪室したとき，シリンジポンプの閉塞と輸液ポンプの気泡混入の，2つのアラームが作動した．ノルアドレナリンの入ったシリンジは残量があり，乳酸加リンゲル液のボトルが空になっていた．各ポンプおよび各輸液ラインの状況を図に示す．

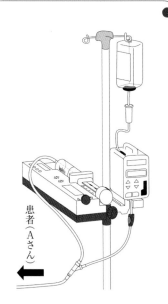

患者（Aさん）

　看護師がアラームを停止した後に行うこととして最も優先度が高いのはどれか．
1. 乳酸加リンゲル液を準備する．
2. ノルアドレナリンを準備する．
3. 輸液ポンプ内のラインの気泡を除く．
4. 輸液ラインの閉塞や屈曲がないか確認する．

113　その直後，看護師はノルアドレナリンの投与量を医師の指示書で確認した．指示書には，午前6時に2mL/時間から1mL/時間へ投与量の減量の指示が記載されていたが，午前9時の投与量は2mL/時間のままであったことに気が付いた．
　このときのAさんに対し看護師がアセスメントする項目で優先度が高いのはどれか．
1. 血圧　　2. 尿量　　3. 血糖値　　4. 呼吸数

114　Aさんには有害事象はみられなかったが，医師の指示量の2倍のノルアドレナリンが3時間投与されていた．これは，医師がノルアドレナリンの減量を指示書に記載し，夜勤の担当看護師にそれを伝えたが，担当看護師が実際に減量することを忘れたことが原因だった．病棟では，リスクマネジメントとしてこの出来事の再発防止策を考えることとなった．
　再発防止策で適切なのはどれか．
1. 薬剤に関する研修会を企画する．　　3. インシデントを起こした看護師は反省文を書くこととする．
2. 医療機器の操作方法を再教育する．　　4. 医師の指示内容の変更時は，複数の看護師で情報共有をする．

輸液ポンプ・シリンジポンプを使用した 安全な輸液管理のポイントを理解しよう！

ココがポイント

医療機器の管理も看護師の大切な役割

近年，医療の発展によりさまざまな医療機器が導入されています．安全な医療を提供するためには，臨床工学技士だけでなく患者さんにより近い立場で医療を提供する看護師も，医療機器の操作や管理を理解しておく必要があります．

投与されている薬剤の効能を理解する

輸液ポンプ・シリンジポンプなどの医療機器を使用して投与する薬剤は，投与量や投与速度を正確に管理しなければな

らない薬剤がほとんどです．患者さんの生命を左右するような薬剤も多く，薬剤の効能と副作用をしっかりと理解しておくことは，薬剤を直接投与する看護師の責任でもあります．

インシデント発生後は，再発防止を目的に前向きな振り返りをする

誰でもミスや失敗を起こしてしまうリスクがあります．個人を責めるのではなく，再発を防ぎ被害を最小限に抑えるためにはどうすべきか，医療チームとして前向きに取り組むことが質の高い医療と看護へつながります．

情報収集とアセスメント

設問を読み解く

ここでは，患者さんがどのような状況にあるのか，問題文からくわしく読み解いていきます．

問題文

Aさん（78歳，男性）は，❶尿路感染症による敗血症で入院し，5日が経過した．❷中心静脈ラインから，❸輸液ポンプを使用して❹乳酸加リンゲル液が投与され，その❺側管から❻シリンジポンプを使用して❼ノルアドレナリンが投与されている．

❶尿路感染症による敗血症

▼

循環動態が不安定である

敗血症は「感染症に対する制御不能な宿主反応に起因した生命を脅かす臓器障害」[1]と定義され，生命危機におちいるリスクの高い状態といえます．

敗血症の診断基準にはqSOFAスコア（**表1**）があります．

基準の内容を見てもわかるように，Aさんの全身状態は不安定であり，集中的な治療を受けなければならない状態だと推測されます．

●表1　qSOFAスコア

	項目	点数
血圧	収縮期血圧100mmHg以下	1
呼吸数	22回／分以上の頻呼吸	1
意識	意識障害（GCS＜15）	1

2点以上あれば敗血症を疑う

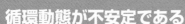

GCS：Glasgow Coma Scale，グラスゴー・コーマ・スケール

敗血症は，原因となる感染症（Aさんの場合は尿路感染症）に対する抗菌薬の投与が治療となります．感染により末梢血管が拡張し，血圧低下をきたすことで循環不全を生じます．大量輸液を行っても血圧が維持できない場合は，末梢血管を収縮させ血圧を上昇させるために昇圧薬が使用されます．

❷中心静脈ライン
▼
大静脈で輸液が管理されている

中心静脈ラインは，末梢静脈点滴のルート確保が困難な場合や，多くの薬剤をより正確に投与しなければならない場合に使用されます．図1のように，内頚静脈や鎖骨下静脈，または大腿静脈に留置され，カテーテルの先端は心臓の近くまで挿入されます．

合併症としてカテーテル関連血流感染や血栓症，カテーテルの先端位置異常や不整脈などがあります．

カテーテル関連血流感染症は約5％の患者さんに起こり，最も多い合併症です[2]．ルートの管理は感染防止に努め，放射線画像を撮影した場合には，先端位置に異常がないかカテーテルの先端を確認します．

❸輸液ポンプを使用
▼
正確な輸液管理が必要な状態にある

ポンプを使用した輸液投与では，設定した速度で薬剤を投与することや，残量やチューブの閉塞などに対してアラームを設定することができます．一方で操作を誤ると，薬剤の過剰・過小投与などの重大な事故につながります．

Aさんは敗血症により循環動態が不安定であることが予測されるため，輸液の投与速度も全身状態に合わせて頻繁に変更される可能性があります．

● 図1　中心静脈ラインの挿入部

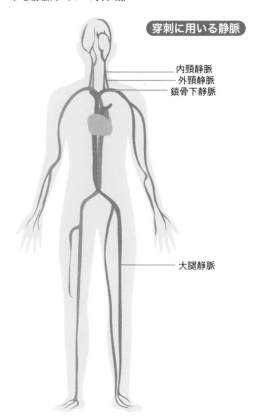

穿刺に用いる静脈

- 内頚静脈
- 外頚静脈
- 鎖骨下静脈

- 大腿静脈

❹乳酸加リンゲル液が投与
▼
循環血液量が減少している

乳酸加リンゲル液は循環血液や組織間液の減少時に使用されることの多い点滴です．細胞外液に似た組成であり，血液と等張で効率的に細胞外液も増加させることができます．さらに乳酸が体内で作り出す酸の緩衝剤としてはたらき，アシドーシスが補正されます．

❺側管からシリンジポンプを使用

▼

単独の投与ではない

　側管から点滴を投与する場合，メインとなる輸液の投与速度や投与量に影響を受けることを考慮する必要があります．たとえば，単独投与と比較し，メインの輸液の投与速度が速ければ，側管の薬剤も速く体内に行き着きます（**図2**）．

●図2　側管による投与速度への影響

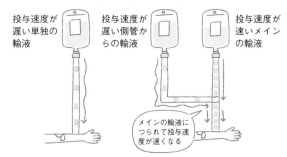

側管からの輸液は，メインの輸液の投与速度や投与量に影響を受けることがある

❻シリンジポンプを使用

▼

流量の厳密な管理が必要な薬剤である

　輸液ポンプと比べシリンジポンプを使用する薬剤は，少量でも作用が大きく，流量を厳密に管理しなければならない薬剤です．そのため，投与開始や流量の変更時など，患者さんの容態変化には十分注意する必要があります．

　輸液ポンプでは，輸液チューブの抵抗や薬液の粘性抵抗により輸液量に誤差を生じる可能性があるため，少ない流量でより正確な輸液管理を求める場合は，シリンジポンプが選択されます．

❼ノルアドレナリンが投与

▼

循環動態に大きく影響する 薬剤を使用している

　ノルアドレナリンは交感神経系に作用し末梢血管を収縮させ，血圧を上昇させる作用があります．つまりAさんは，血圧を上昇させる薬剤を使用しなければ血圧を維持できない状況であるといえます．

選択肢ごとに○×を検証!!

解説と正答

問題 **112**

　朝9時，日勤の看護師が訪室したとき，シリンジポンプの閉塞と輸液ポンプの気泡混入の，2つのアラームが作動した．ノルアドレナリンの入ったシリンジは残量があり，乳酸加リンゲル液のボトルが空になっていた．各ポンプおよび各輸液ラインの状況を図に示す．

　看護師がアラームを停止した後に行うこととして最も優先度が高いのはどれか．

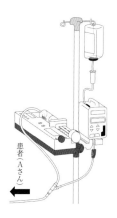

患者（Aさん）

←

選択肢1　乳酸加リンゲル液を準備する ✕

　薬剤を準備する前に，アラームの原因を確認し対処することが必要です．まずは輸液ラインの刺入部や経路に異常がないことや，循環に大きく影響するノルアドレナリンが適切に投与されているかを確認することが優先です．

選択肢2　ノルアドレナリンを準備する ✕

　すぐに対応できるようにノルアドレナリンを準備しておくことは大切ですが，患者さんに投与されている輸液ラインの確認をすることが優先です．またノルアドレナリンの入ったシリンジは，まだ残量があるため，この状況では不適切です．

選択肢3　輸液ポンプ内のラインの気泡を除く ✕

　気泡混入のアラームに対し輸液ポンプ内の気泡を抜くことは必要ですが，選択肢1と同様に，まずは輸液ラインの刺入部や経路に異常がないこと，循環に大きく影響するノルアドレナリンが適切に投与されているかを確認することが優先です．

選択肢4　輸液ラインの閉塞や屈曲がないか確認する ◯

　輸液ラインのトラブルでは，ルートを刺入部までたどって確認することが重要です．シリンジポンプではノルアドレナリンが投与され，閉塞により投与が中断されることで循環変動をきたすリスクが考えられます．

正答 4

臨床実践

　気泡が静脈内へ入ると肺塞栓症などの合併症を引き起こすリスクがあるため，輸液ラインの確認後は輸液ポンプ内のラインの気泡を除く必要があります．

Key Word　輸液ラインの閉塞

　輸液ラインの閉塞事例として下のような原因があげられます．

●図3　輸液ライン閉塞の例
　・輸液ラインが患者さんの手の下敷きになっている

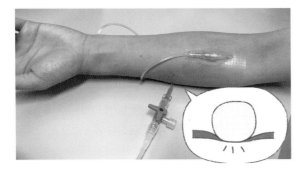

　・肘を曲げることで血管も屈曲し，閉塞してしまう
　・三方活栓の向きが閉塞になっている

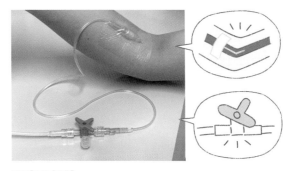

閉塞の解除

　輸液ラインの閉塞や屈曲があった場合，ルート内の圧は高まっているためそのまま解除してしまうと急激に輸液が流れてしまいます．
　Aさんの場合，シリンジポンプからノルアドレナリンが投与されているため，ノルアドレナリンが急速に投与されてしまうことになります．よって三方活栓を開放し，圧を逃してから閉塞や屈曲を解除し，投与を再開します．

問題 **113**

その直後，看護師はノルアドレナリンの投与量を医師の指示書で確認した．指示書には，午前6時に2mL/時間から1mL/時間へ投与量の減量の指示が記載されていたが，午前9時の投与量は2mL/時間のままであったことに気が付いた．

このときのAさんに対し看護師がアセスメントする項目で優先度が高いのはどれか．

選択肢1　血圧

ノルアドレナリンは，末梢血管を収縮させ，血圧を上昇させます．しかしその反面，末梢循環不全をきたすリスクが考えられます．よって，血圧の改善を認めた場合，徐々に投与量を減らすことが望ましいでしょう．医師の指示によりノルアドレナリンの投与量が減量されたのであれば，Aさんは血圧が上昇していたことが予測されるため，血圧の推移を観察することが優先順位としては高いと考えられます．

選択肢2　尿量

尿量のアセスメントは，生命危機や循環変動に直結する緊急性は低いため×ですが，血圧の変動により尿量が増減する可能性もあるため，継時的な観察は必要です．

選択肢3　血糖値

ノルアドレナリンの主な作用は昇圧であり，血糖値への直接的な作用はありません．よって，×です．しかし，敗血症などの重症患者は血糖値が上昇することが多いため，定期的な血糖値の観察は必要です．

選択肢4　呼吸数

qSOFAスコア(p.226表1)にもあるように，呼吸数は全身状態を評価するうえで重要な情報です．しかし，ノルアドレナリンの効能を考えると，血圧の観察がより優先度が高くなります．

正答**1**

問題 **114**

Aさんには有害事象はみられなかったが，医師の指示量の2倍のノルアドレナリンが3時間投与されていた．これは，医師がノルアドレナリンの減量を指示書に記載し，夜勤の担当看護師にそれを伝えたが，担当看護師が実際に減量することを忘れたことが原因だった．病棟では，リスクマネジメントとしてこの出来事の再発防止策を考えることとなった．

再発防止策で適切なのはどれか．

選択肢1　薬剤に関する研修会を企画する

ヒューマンエラーは**図4**のような，3つのパターンで考えることができます．

事例では，「減量することを忘れたこと」が原因であり，ヒューマンエラーの種類を考えると，「やり忘れ」にあたります．薬剤に関する研修会を企画し知識を身につけることは，患者さんの全身管理を行ううえでとても大切です．しかし，「やり忘れ」の防止策として優先順位を考慮すると，×になります．

選択肢2　医療機器の操作方法を再教育する

事象の原因が操作方法の失敗であれば「やり損ない」ととらえ，操作方法を再教育することは優先順位として高いといえますが，事例では「減量することを忘れたこと」が原因であり，「やり忘れ」ととらえられます．操作の失念であり，操作手技を誤ったことによる事象ではないため，×となります．しかし，患者さんに使用する医療機器の操作方法を正しく習得することは，看護師の責務として重要です．

選択肢3　インシデントを起こした看護師は反省文を書くこととする

インシデントが生じた場合，発生の経緯やその後の経過を確認し報告を行います．報告の目的は個人の反省ではなく，同様のインシデントの再発を防止するためです．よって，×です．

選択肢4　医師の指示内容の変更時は，複数の看護師で情報共有をする

コミュニケーションをはかりながら複数の看護師が情報を

共有することは，チェック機構が増え，インシデントの予防や早期発見にもつながります．

正答 **4**

●図4　ヒューマンエラーの種類

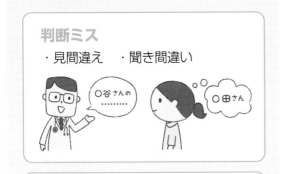

臨床実践

　施設によっては，医師からの指示を受けスタッフへ伝達するリーダー看護師と，指示された業務を実施するスタッフ看護師など，役割を明確化しているところもあります．また，ペアを組み，2人で数人の患者さんを受け持つ看護体制を導入している施設もあります．事例のような「やり忘れ」があったとしても，ほかの誰かが気づき指摘し合える可能性があります．

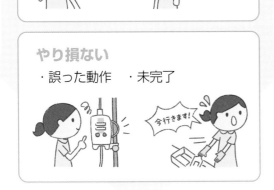

知っておこう　リスク管理

　リスク管理では「スイスチーズモデル」という考え方があります（**図5**）．

　スイスチーズには多数の穴が空いていますが，穴の開き方が異なるスイスチーズを何枚も重ねると，貫通する可能性が低くなります．

　リスク管理においても同様に，視点の異なる意見や防護策を何重にも組み合わせることで，インシデント発生の低減につながります．

●図5　スイスチーズモデル

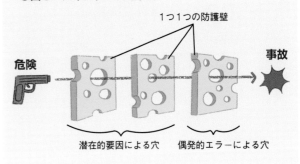

この問題を通して覚えておきたいこと

インシデントを防いで，安全に医療機器を管理する

感染症はとくに免疫や予備能の低下した高齢者では，全身状態が重症化し，不安定になりやすくなります．病状の不安定な急性期や血圧変動が著しい状況では，より正確に確実な治療を提供するため医療機器を使用することも多くなります．

また，輸液ポンプやシリンジポンプは集中治療室だけでなく，一般病棟でも業務の効率化や正確性，安全性のために使用されています．医療機器の特徴や適応をふまえたうえで安全な医療機器の管理を行うことは，重要な看護技術の1つです．

医療機器の発展や普及に伴い，医療機器をめぐるトラブルも数多く報告されています．厚生労働省でも医療事故情報収集等事業として，ヒヤリ・ハット事例や分析方法をホームページ[4]に搭載し，注意を呼びかけています．医療チームとして情報を共有しながら，インシデントの予防や再発防止に努めることも看護師の重要な役割です．

引用・参考文献
1）日本版重症敗血症診療ガイドライン2016作成特別委員会：日本版敗血症診療ガイドライン2016を読み解く –診断–. 第44回日本集中治療医学会学術集会，2017.
　　http://敗血症.com/assets/2017_symposium_02.pdf
2）ナーシングスキル日本版：中心静脈カテーテルの管理．https://nursingskills.jp
3）安宅一晃：ICUではどんなインシデント・アクシデントが多いのか？　重症集中ケア，2015年12・1月号，p3～5，日総研出版，2015.
4）厚生労働省：医療事故情報収集等事業.
　　http://www.mhlw.go.jp/topics/bukyoku/isei/i-anzen/jiko/

Question 20 (第106回・午前94〜96)

交通外傷を負った患者の看護

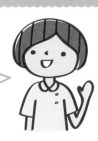

問題

この問題を解説してくれるのは

奥山 広也
山形県立中央病院ICU
集中ケア認定看護師

中田 諭
聖路加国際大学
急性期看護学 准教授

　Aさん（25歳，男性）は，オートバイの単独事故による交通外傷で救急病院に入院した．外傷部位は左上下肢で，左脛骨骨折に対しては長下肢ギプス固定をした．左前腕部は不全切断で，再接着術が行われた．

94　入院後3日，左足趾のしびれと足背の疼痛を訴えた．
　看護師の観察で適切なのはどれか．**2つ選べ**．
　　1. 膝窩動脈を触知する．
　　2. 足背の皮膚色を観察する．
　　3. 足趾の屈伸運動が可能か確認する．
　　4. Volkmann〈フォルクマン〉拘縮の有無を確認する．
　　5. ギプスを数cmカットして浮腫の有無を確認する．

95　入院後6日，左前腕部の接着部から末梢側が壊死し，前腕切断術が行われた．術後4日，Aさんは幻肢痛を訴えた．
　看護師の対応で適切なのはどれか．
　　1. 切断端に弾力包帯を巻く．
　　2. 切断端のマッサージを行う．
　　3. 肘関節を屈曲したままにする．
　　4. 鎮痛薬では幻肢痛を軽減できないことを説明する．

96　下肢は長下肢ギプスから膝蓋腱支持ギプスに変更され，左上肢は義肢が装着されて自宅へ退院することになった．
　Aさんに対する退院指導で適切なのはどれか．
　　1. 外出を控えるように指導する．
　　2. 左前腕部に意識を集中しないように説明する．
　　3. 義肢を装着して動作訓練を計画的に進めるよう指導する．
　　4. 受傷前と同じ日常生活動作〈ADL〉ができることを目標に指導する．

交通外傷に由来するコンパートメント症候群と上肢切断患者のケアについて理解しよう！

急性期管理から退院後の生活まで途切れないケアを行う

ここでは，急性期の管理から合併症への対応，退院後の生活に視点を向けたかかわりまで，途切れのない看護介入を理解する必要があります．

外傷と一言でいっても，創傷だけのものから，全身状態が不安定になるような臓器損傷を伴う重篤なものまでさまざまです．今回は，骨折を伴うだけでなく，不全切断創から前腕切断にいたった症例です．全身状態，四肢の循環不全や合併症，

とくにコンパートメント症候群の徴候の有無，四肢の神経症状の異常の有無を観察していく必要があります．

上肢切断に対する苦痛を多角的に理解する

本事例では幻肢痛についても問われています．患者さんの発達段階をふまえ，疼痛だけでなく，ボディイメージの変調による苦痛や左上肢の切断による今後の生活に対する不安など，精神的，社会的，スピリチュアルな苦痛があることも理解しておきましょう．

情報収集とアセスメント　設問を読み解く

ここでは，患者さんがどのような状況にあるのか，問題文からくわしく読み解いていきます．

問題文

Aさん（❶25歳，男性）は，❷オートバイの単独事故による交通外傷で救急病院に入院した．外傷部位は左上下肢で，❸左脛骨骨折に対しては長下肢ギプス固定をした．❹左前腕部は不全切断で，再接着術が行われた．

（中略）

95　入院後6日，❺左前腕部の接着部から末梢側が壊死し，前腕切断術が行われた．術後4日，Aさんは幻肢痛を訴えた．

---

❷オートバイの単独事故による交通外傷
▼
重篤な外傷となる可能性がある

外傷で重要なポイントとなるのは，受傷機転であり，ここではオートバイの単独事故による交通外傷で入院しているということです．この設問では骨折および四肢の切断に焦点をあてていますが，交通外傷は「高エネルギー外傷」の可能性も

あり，全身管理を必要とするケースが多いです．

高エネルギー外傷とは文字どおり，高いエネルギーが加わって生じた外傷で，高所からの転落や自動車事故，歩行者が自動車にひかれる事故，今回の症例にあるようなオートバイ事故などが含まれます．重篤な外傷となる可能性があることを念頭に置き，看護を実践する必要があります．

交通外傷を負った患者さんは，救急外来で初期診療後にトリアージが行われ，一般病棟や集中治療室に入院する経過をたどります．入院後に腹腔内の出血や呼吸不全(気胸や血胸

の出現），臓器障害，意識障害などが出現する可能性があるため，骨折部位や目に見える外傷ばかりではなく，意識・呼吸・循環の状態を中心に全身状態を観察し，異常を早期に発見することが大切です．

外傷性ショックにいたる可能性のある患者さんは，集中治療室での全身管理が不可欠です．ショックの徴候を見逃さないようにしましょう．

●ショックの5徴候

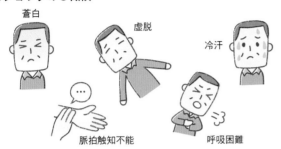

蒼白　虚脱　冷汗　脈拍触知不能　呼吸困難

❸左脛骨骨折に対しては長下肢ギプス固定

▼

コンパートメント症候群を合併しやすい

骨折は周囲の軟部組織や神経，血管の損傷を伴うことが多く，（1）機能障害，（2）腫脹，（3）変形，（4）疼痛，（5）異常可動性，（6）圧軋音（あつれき）といった局所症状を生じます．そのため，まずは局所症状の程度を把握する必要があります．

骨折した際の基本的な治療原則は，整復，固定，リハビリテーションです．急性期では観血的整復術や外固定（ギプス），創外固定（ピンを骨に挿入して体外の器具で固定する方法）を行います．ギプス固定をしている際は遠位側の循環不全が起きていないかを観察する必要があります．骨折やギプス固定に伴う合併症には神経損傷や脂肪塞栓症などがありますので，確認をしておいてください．

設問では脛骨の骨折を認めていますが，脛骨骨折は筋肉などの軟部組織の被覆が少ないため開放骨折を起こしやすく，合併症としてコンパートメント症候群を生じやすい特徴があります．

知っておこう コンパートメント症候群（筋区画症候群）

上腕や大腿の骨折や外固定によって，骨折周囲の筋肉組織などの腫張や圧迫が生じると，骨，筋膜，筋間中隔などで囲まれた区画内圧が上昇し，その中にある筋肉，血管，神経が圧迫されます．区画内圧がさらに上昇すると，循環不全のため壊死や神経麻痺を起こし，これをコンパートメント症候群といいます．そのため，外固定や外傷のある患者さんでは，コンパートメント症候群の徴候がないかを観察することが必須です．

好発部位

好発部位は，前腕の掌側区画と下腿の前部区画です．上腕のコンパートメント症候群は「Volkmann〈フォルクマン〉拘縮」，下腿は「前脛骨区画症候群」と覚えましょう．

●フォルクマン拘縮

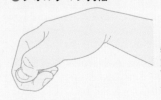

特徴的な肢位が現れ，重症化してしまうと不可逆性の変化となり，手指の機能は失われる

●筋膜による区画

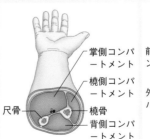

掌側コンパートメント　橈側コンパートメント　尺骨　橈骨　背側コンパートメント

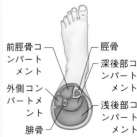

前脛骨コンパートメント　外側コンパートメント　腓骨　脛骨　深後部コンパートメント　浅後部コンパートメント

観察項目

コンパートメント症候群による末梢の阻血徴候は，右の5つです．冷感(Poikilothermia)もしくは他動的伸展による疼痛増強(Passive stretching pain)を含めて6Pとすることもあります．このうち，脈拍消失はコンパートメントの圧迫が強く，筋の区画内圧が動脈圧を超える場合でなければ現れません．

●末梢の阻血徴候の5P

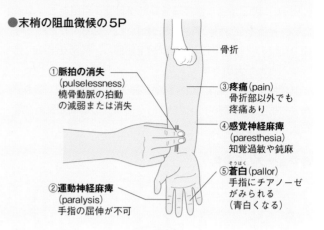

骨折

①脈拍の消失
(pulselessness)
橈骨動脈の拍動
の減弱または消失

②運動神経麻痺
(paralysis)
手指の屈伸が不可

③疼痛(pain)
骨折部以外でも
疼痛あり

④感覚神経麻痺
(paresthesia)
知覚過敏や鈍麻

⑤蒼白(pallor)
手指にチアノーゼ
がみられる
(青白くなる)

---

❶25歳，男性
❹左前腕部は不全切断で，再接着術
❺左前腕部の接着部から末梢側が壊死し，
前腕切断術

▼

喪失感が大きく，新たなADL獲得も必要

切断肢・指が完全に切り離されたものを完全切断，筋や皮膚など一部でつながっているものを不全切断といいます．切断肢・指が再接着可能な状態であれば再接着術が行われます．

本事例では，左前腕部は不全切断であったため，受傷直後に再接着術を行いましたが，6日後には循環不全が現れたため，切断術が行われています．

25歳という若さで左手を失う喪失感ははかり知れません．アイデンティティーがようやく確立し，これから社会のなかで自立していこうとするなかで，左手の機能の喪失と自己のボディイメージの変化を余儀なくされることになります．切断による喪失体験を受容していくなかでさまざまな葛藤や心理変化を経ることになるため，看護師の心理的支援は非常に重要になります．

また，退院後の日常生活を確立していくためにも，新たなADLの獲得が必要となります．

Key Word　再接着術

再接着術の絶対的適応は，母指・多数指，手部より近位の切断，小児の場合です．

しかし，切断部位によって再接着可能な阻血時間が異なるため，切断肢・指の保存状態および再接着までの時間の確認が必要です．長時間阻血した切断肢・指を再接着すると，再血流を得られたときに切断肢・指側に蓄積したカリウムやミオグロビンが大量に体内に流れ込み，ショック症状を起こすため，再接着術後は全身管理が必要になってきます．

また，術後は患肢遠位の循環不全の観察や創部の感染管理が重要となります．

知っておこう　義肢の装着

これまで自分の体として存在していた四肢の一部が失われた場合，機能を補うために義肢を装着することになります．早期に社会復帰するためには義肢の使用に慣れ，断端形成部の合併症を予防し，自己管理できることが大切です．

義肢操作には強い筋力を必要とするため関節可動域や断端部の筋力を維持し，皮膚のトラブルを起こさないように清潔に保つよう指導していきます．

Key Word 幻肢痛

切断後の症状で重要なものに幻肢・幻肢痛があります．幻肢と幻肢痛は切断した患者さんの50〜80％（幻肢は80％以上）で出現するといわれています．

幻肢痛の発生メカニズムは解明されていませんが，末梢神経の損傷によって起きた神経原性疼痛といわれています．しかし，幻肢痛は心理状態や切断の受容の程度，体調によって増強するといわれており，幻肢痛のコントロールには身体的苦痛だけでなく，精神的，社会的，スピリチュアルな苦痛を全人的にとらえて介入する必要があります．

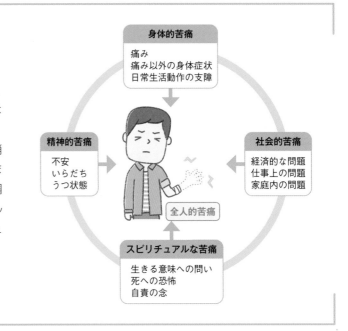

身体的苦痛
痛み
痛み以外の身体症状
日常生活動作の支障

精神的苦痛
不安
いらだち
うつ状態

社会的苦痛
経済的な問題
仕事上の問題
家庭内の問題

全人的苦痛

スピリチュアルな苦痛
生きる意味への問い
死への恐怖
自責の念

選択肢ごとに○×を検証!! 解説と正答

問題 94

入院後3日，左足趾のしびれと足背の疼痛を訴えた．
看護師の観察で適切なのはどれか．**2つ選べ．**

選択肢1　膝窩動脈を触知する　✕

下腿の血管走行を確認しましょう．脛骨骨折に伴い損傷する可能性のあるのは，前脛骨動脈と後脛骨動脈の2つです．血管の損傷や腫脹による血流障害を確認する際は，骨折部位よりも遠位の血管の触知が重要です．

選択肢2　足背の皮膚色を観察する　○

下腿の血流の観察では，骨折部位よりも遠位の血管，皮膚色や体温，脈拍を確認します．前脛骨動脈が圧迫されると血流が阻害され，阻血の状態になります．前脛骨動脈の血流が阻害される原因に，血管損傷や動脈血栓，血管周囲組織の腫脹による圧迫などがあります．脛骨骨折ではコンパートメン

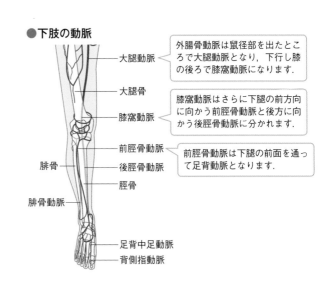

●下肢の動脈

大腿動脈
大腿骨
膝窩動脈
前脛骨動脈
腓骨
後脛骨動脈
脛骨
腓骨動脈
足背中足動脈
背側指動脈

外腸骨動脈は鼠径部を出たところで大腿動脈となり，下行し膝の後ろで膝窩動脈になります．

膝窩動脈はさらに下腿の前方向に向かう前脛骨動脈と後方に向かう後脛骨動脈に分かれます．

前脛骨動脈は下腿の前面を通って足背動脈となります．

ト症候群が起こりやすいため，常に意識して観察を行わなければなりません.

選択肢3　足趾の屈伸運動が可能か確認する

下腿に走行している神経を確認しましょう（下図）．総腓骨神経麻痺が起こると下垂足という特徴的な肢位が現れます．下垂足の特徴は，前脛骨筋の萎縮，足関節の背屈ができない，足背の伸筋群の萎縮です．また，脛骨神経麻痺が起こると足根管症候群が現れます．足根管症候群では運動麻痺は顕著にみられませんが，足底のしびれや疼痛，圧痛などの感覚障害が現れます.

●下腿の神経

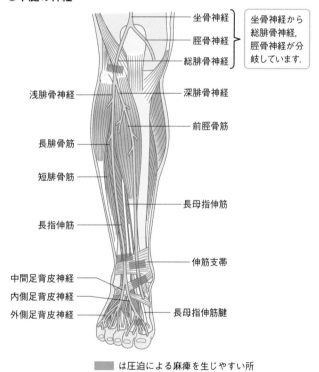

	坐骨神経
	脛骨神経
	総腓骨神経

坐骨神経から総腓骨神経，脛骨神経が分岐しています.

浅腓骨神経　　　　　　深腓骨神経
　　　　　　　　　　　前脛骨筋
長腓骨筋
短腓骨筋
　　　　　　　　　　　長母指伸筋
長指伸筋
　　　　　　　　　　　伸筋支帯
中間足背皮神経
内側足背皮神経
外側足背皮神経　　　　長母指伸筋腱

███ は圧迫による麻痺を生じやすい所

選択肢4　Volkmann〈フォルクマン〉拘縮の有無を確認する

フォルクマン拘縮とは前腕屈側で起きたコンパートメント症候群を指します（p.235 知っておこう 参照）．コンパートメント症候群のなかで最も発生頻度が高く，上肢の骨折の際には必ず注意して観察しなければならない症状の1つです.

選択肢5　ギプスを数cmカットして浮腫の有無を確認する

コンパートメント症候群の徴候は，阻血徴候の5P（もしくは6P）（p.236 知っておこう 参照）です．骨折部位周辺の組織は傷害を受けているため，浮腫は起きていると考えられますが，設問では看護師の観察で適切なものを問われているため，ギプスをカットする行為はふさわしくありません.

正答 2,3

臨床実践

コンパートメント症候群が実際に生じている場合は，早急に対応しなければならないため，外固定の圧迫解除（ギプスの除去）や筋膜切開術を必要とします.

問題 95

入院後6日，左前腕部の接着部から末梢側が壊死し，前腕切断術が行われた．術後4日，Aさんは幻肢痛を訴えた．看護師の対応で適切なのはどれか.

選択肢1　切断端に弾力包帯を巻く

切断端に弾性包帯を巻くことで断端形成を促進します．断端形成は早期に義肢を装着できるよう創部の浮腫を軽減する目的に行われます.

臨床実践

包帯の交換は看護師だけでなく，患者さん自身が行うことも重要です．幻肢痛は切断した事実を受け入れていない人ほど感じやすいといわれています.

25歳の男性が左腕を失う喪失感は非常に大きく，受傷後6日目では到底受け止めきれるものではありません．Aさんの幻肢痛の性質や程度，心理状態を把握し，徐々に切断を受け入れられるよう導いていく必要があります.

そのために，切断部位の手当てや断端の包帯交換，良肢位の保持を患者さん自身に行ってもらうなど，主体的にかかわってもらうことが必要です.

選択肢2　切断端のマッサージを行う 〇

　幻肢痛の疼痛緩和には薬物，理学療法（マッサージや超音波療法），ミラー療法，電気療法があります．しかし，切断術後4日目の時点では断端創部は治癒していないため，切断端のマッサージは逆に疼痛を助長させ，出血を伴わせるため，治癒を遅らせてしまう可能性があります．

臨床実践

　理学療法を取り入れる際は，創部の治癒を確認したうえで行うことが必要です．また，治癒過程を促進するにあたり，感染管理は必須になるため，無菌操作を厳守して清潔を保ち，感染予防に努めなければなりません．

選択肢3　肘関節を屈曲したままにする ✕

　残肢は不良肢位（近位関節の屈曲位・外転位・外旋位）をとりやすく，屈曲拘縮を生じやすいため，意識的に伸展位を保持できるよう早期からリハビリを行っていきます．また，自然に屈曲位をとってしまうときは，砂嚢（さのう）などを用いて良肢位を保持するようにしましょう．

臨床実践

　切断側の残肢は重力の変化や筋力の不均衡，疼痛のために近位関節の拘縮が起こりやすくなります．拘縮が一度起きてしまうと，元の機能まで回復するのに時間を要してしまいます．切断術後はより早く日常生活を送れるよう義肢への適合を早め，社会復帰につなげていかなければなりません．

選択肢4　鎮痛薬では幻肢痛を軽減できないことを説明する ✕

　残念ながら幻肢痛の発生機序や除去の方法は確立していません．鎮痛薬が効果的なのかは不明です．しかし，神経ブロックが効果的であった報告もあるため，術後4日目の時点で鎮痛薬の効果は得られないと説明するのは適切ではありません．幻肢痛は幻肢（失われた四肢がいまだに存在しているような幻覚を抱くこと）に伴うものであるため，幻肢の消失は幻肢痛の

消失を意味するとの考えで，幻肢を消失させるような心理療法も有効とされています．

正答 1

●ミラー療法

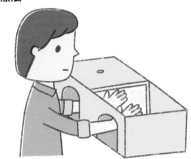

健側の手を鏡に映し動かすことで，切断した手が存在し，動かせるように錯覚することで，幻肢痛を軽減する

問題 96

　下肢は長下肢ギプスから膝蓋腱支持ギプスに変更され，左上肢は義肢が装着されて自宅へ退院することになった．
　Ａさんに対する退院指導で適切なのはどれか．

選択肢1　外出を控えるように指導する ✕

　四肢の切断術を受けた患者さんは，ボディイメージが大きく変化したり大きなハンディキャップを負うため，社会的かかわりから距離をとろうとします．正常な防御反応の1つでもありますが，「失われた機能を早期に再獲得し，社会復帰できる」ことが目標です．Ａさんが少しずつ時間をかけ自己の身体像に適応し，家庭や社会生活に復帰できるよう援助を行いましょう．

選択肢2　左前腕部に意識を集中しないように説明する ✕

　切断した患肢に対して，過度に意識を集中し続ける必要はありませんが，自己の身体像に適応するうえで意識の集中は重要な行為です．自己の身体像を受容することで幻肢や幻肢痛の軽減・消失につながる可能性があります．また，義肢を装着し社会復帰していくうえで，断端形成部の自己管理は必要不可欠です．

選択肢3 義肢を装着して動作訓練を
計画的に進めるよう指導する ○

　Aさんが自立して日常生活を送れるよう，多職種（理学療法士や作業療法士，義肢装具士，医療相談員など）と連携をとりながらリハビリテーションを行っていく必要があります．その際Aさんの動機づけやモチベーションの維持は重要な成功要因です．計画的に進められるよう連携し，看護師として心理的支援および断端部の自己管理の方法を指導していきましょう．

選択肢4 受傷前と同じ日常生活動作〈ADL〉ができることを目標に指導する ×

　四肢の切断後は受傷前と同じようなADLを獲得することはできません．しかし，もとのADLに近づけることは可能です．義肢を使用した新しいADLを獲得していく必要があります．残存機能を最大限に生かし，義肢を体の一部として使用し，訓練することが必要です．そのためにも計画的なリハビリテーションが大切です．

正答 3

この問題を通して覚えておきたいこと

すべての観察・ケアが，患者さんの生活を支えることにつながる

　急性期から退院後の生活まで見据えた患者さんの看護を，外傷をとおして考えるきっかけになったでしょうか．

　入院生活は患者さんの長い人生のなかの一部分でしかなく，退院後は再び健康的な生活を送っていかなければなりません．

　外傷患者の急性期で全身の管理が必要なのは，生命の危機を最小限にするためであり，骨折の合併症を防いでいく（または早期に発見して適切に対応する）のは，機能を維持し，可能なかぎり早く日常生活に戻すためです．リハビリテーションに意欲的に取り組んでもらい，計画的に進めるよう援助するのは，社会復帰を早期に実現するためです．そのためには，病態の特徴や観察ポイント，対応を身につけていく必要があります．

　みなさんが今後臨床で活躍していくなかで，すべての観察，ケアに意味があり，それらがつながって患者さんの生活を支えているということを忘れずに頑張ってください．

引用・参考文献
1）医療情報科学研究所編：病気がみえる vol.11 運動器・整形外科．メディックメディア，2017.
2）守屋秀繁ほか編：整形外科診療実践ガイド．p242 〜 246，文光堂，2006.
3）日本外傷学会ほか監：外傷初期診療ガイドライン．改訂第5版．p1 〜 24，へるす出版，2016.
4）一色俊行：痛みと心理．理学療法科学，15（3）：99 〜 103，2000.
5）住谷昌彦ほか：幻肢と幻肢痛とは？ —幻肢の随意運動の獲得と幻肢痛の寛解—．日本臨床麻酔学会誌，28（7）：917 〜 924，2008.

外国人患者の看護

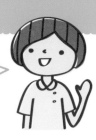

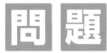 **問題**

この問題を
解説して
くれるのは **小笠原 広実**
公益財団法人
日本アジア医療看護育成会

　Aさん（37歳，女性）は，アジアの出身で1か月前に日本人の夫（40歳）と娘（12歳）とともに日本に移住した．母国語以外に簡単な言葉であれば日本語と英語は理解できる．Aさんは，胸のしこりに気付き1週間前に受診し，検査の結果，乳癌と診断された．今後の治療について説明を受けるため外来を受診する予定である．夫から「仕事が忙しく説明に立ち会えない．妻は日本語が上手く話せないがどうしたらいいですか」と電話があった．

118　このときの夫への対応で最も適切なのはどれか．

　　1．電話で治療について説明する．

　　2．英語での説明を医師に依頼すると伝える．

　　3．母国語の医療通訳者について情報提供する．

　　4．日本語を話せる娘に通訳を依頼するよう伝える．

119　術前に，術後のAさんの苦痛の程度を確認する方法について説明をすることになった．

　　苦痛の程度を確認する方法として最も適切なのはどれか．

　　1．日本語を覚えてもらう．

　　2．母国語と日本語の対応表を準備する．

　　3．ナースコールの利用方法を説明する．

　　4．まばたきをしてもらうことを説明する．

120　入院初日．Aさんの同室の患者から，Aさんが使用している香水の香りが強く気分が悪くなるので何とかして欲しいという訴えがあった．病棟では香水の使用を禁止している．看護師が香水の使用をやめるように説明すると，Aさんは医師から何も言われていないと話した．

　　Aさんへの対応で最も適切なのはどれか．

　　1．個室の利用を勧める．

　　2．同室の患者を説得する．

　　3．禁止されている理由を説明する．

　　4．医師の許可があればよいと説明する．

言葉や文化が違っても 安心できる看護の提供を考えよう！

文化や考え方の違いも ふまえた対応を理解する

近年，日本では医療ツーリズムが盛んに行われるようになってきていましたが，新型コロナウイルス感染症の影響で，一時休止せざるを得ない状況になりました．

しかし，日本人の配偶者や在留許可を持ち日本で生活している外国人は多く，医療を必要としています．そこで，病院で働く看護師は，言葉の問題だけでなく，文化や考え方の違いから，外国人患者さんにどのような対応が大切かを理解しておく必要があります．

社会資源を活用するために 知識を身につける

この問題の状況は，たとえ日本人であっても不安をかかえる状況であり，看護の必要性の高いケースといえます．さらに外国人である患者さんに対して，どのように看護するかを判断できる力が求められています．また，社会資源を有効に使うための知識についても学び，臨床で活用していくことが必要です．

情報収集とアセスメント 設問を読み解く

ここでは，患者さんがどのような状況にあるのか，問題文からくわしく読み解いていきます．

問題文

Aさん(37歳，女性)は，アジアの出身で❶1か月前に日本人の夫(40歳)と娘(12歳)とともに日本に移住した．母国語以外に❷簡単な言葉であれば日本語と英語は理解できる．Aさんは，❸胸のしこりに気付き1週間前に受診し，検査の結果，❹乳癌と診断された．今後の治療について説明を受けるため外来を受診する予定である．❺夫から「仕事が忙しく説明に立ち会えない．妻は日本語が上手く話せないがどうしたらいいですか」と電話があった．

❶1か月前に日本人の夫(40歳)と
娘(12歳)とともに日本に移住

▼

新しい土地で， 新しい生活を始めた時期

Aさん家族は，1か月前に日本に移住し，新しい土地で，新しい生活を始めたばかりの時期です．

❶娘(12歳)

▼

転入，入学など環境の変化がある

娘は小学6年生か中学1年生の年齢です．転入または入学準備もあり，手続きや準備するものも多く，家族は忙しい状況です．娘の環境の変化への適応についても，目を配らなければなりません．

❸胸のしこりに気付き1週間前に受診

▼

自分から受診している

　Aさんは自分から受診していることから，自立心もあり，健康への意識も高いことがうかがわれます．

❹乳癌と診断された．今後の治療について説明を受けるため外来を受診する予定

▼

不安をかかえている状況である

　検査で乳癌と診断され，説明を受ける段階です．Aさんは，悪性疾患と診断されたことにより，不安などをかかえていると考えられます．日本人であっても，患者さんの思いに耳を傾け，ケアしていく必要性の高い時期です．

❺夫から「仕事が忙しく説明に立ち会えない」

▼

1人での受診に不安が大きい可能性がある

　アジアの多くの国では，受診や入院には家族や親族が交替で付き添う習慣があります．Aさんがそのような国の出身だとすると，1人で病院に行かなければならないというだけでも大きな不安があるのではないかと考えられます．

❷簡単な言葉であれば日本語と英語は理解できる

▼

夫の付き添いが望ましい

　Aさんは，日常生活の言葉であれば理解できるかもしれませんが，今回の受診は，医師から専門性の高い説明を聞いて理解しなければなりません．また，医師の説明に動揺する可能性もあります．

　本来であれば，夫が立ち会える日程を調整して，夫もともに治療方針について理解してほしいケースになります．

知っておこう

JMIP (Japan Medical Service Accreditation for International Patients)

　「外国人患者受入れ医療機関認証制度（JMIP）」があります．

　これは，日本に在住していたり，日本を訪れる外国の方々が，安心・安全に医療サービスを受けられる体制が整備された医療機関であることを，第三者機関が審査し，認証する制度です．認証されている医療機関は，JMIPのホームページで検索できるようになっています．

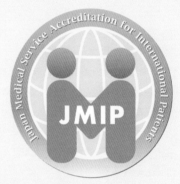

（一般財団法人 日本医療教育財団：外国人患者受入れ医療機関認証制度．http://jmip.jme.or.jp/search.php. 2020年7月27日閲覧）

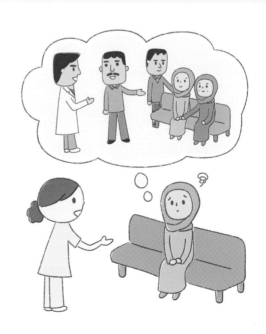

解説と正答

選択肢ごとに ○×を検証!!

問題 118

このときの夫への対応で最も適切なのはどれか.

選択肢 1　電話で治療について説明する　✕

電話による治療の説明は,相手が本人であるかどうかの確認が難しいことから,プライバシー保護の点からも避けたほうがよいです.また,治療については医師が直接説明を行い,同意を得る必要があります.

選択肢 2　英語での説明を医師に依頼すると伝える　✕

Aさんは「簡単な言葉であれば日本語と英語は理解できる」とあることから,日本語と同様に,英語での医学的説明も十分に理解できないと考えられます.

選択肢 3　母国語の医療通訳者について情報提供する　○

病院や地域によって,医療通訳者を依頼できる状況に差があるものの,情報を提供して,そのなかから選択して手配してもらうのが適切な方法です.医療の説明は,患者さんの母国語で聞くことができるのが安心です.たとえ,夫が付き添いで来られる状況であっても,医療用語について正しく説明できるとはかぎらないため,必要に応じて医療通訳者の利用について案内することは大切なことです.

選択肢 4　日本語を話せる娘に通訳を依頼するよう伝える　✕

娘は 12 歳であり,日本に来てまだ 1 か月です.日常会話を日本語で話せたとしても,専門的な医師の話を理解できるとは考えにくいです.また,母親の乳癌についての説明であり,娘の感情を考えると,いきなり同席させることも避けたほうがよいです.

正答 3

Key Word　医療通訳者

医療の場で,異なる言語や文化をもつ医療者と外国人患者との間に入り,円滑なコミュニケーションがとれるように助ける役割です.

日本では,1990 年代後半より必要性が高まり,養成講座の開催などの取り組みが始まりました.言語だけでなく,身体のしくみや医療システム,医療倫理についても学ぶことができる研修が行われ,認定を受けた医療通訳者も各地で増えてきています.

院内に医療通訳者を置いている病院,必要なときに医療通訳者派遣事業者や,団体などに依頼して派遣してもらう病院,電話による遠隔通訳サービスを利用している病院など,さまざまなケースがあります.自治体や団体により,ボランティアの派遣をしているところや,病院が費用を一部負担する,患者さんが全額支払うなど,方法はさまざまです.

しかし,少数言語*での対応が難しい,費用負担の問題,医療通訳者のレベル向上の取り組みがまだ不足しているなど,課題は多く残されています.

病院のある地域によって,利用できるサービスに違いがあるため,自分の働く地域で,どのようなサービスを使うことができるのか,情報を集めておく必要があります.

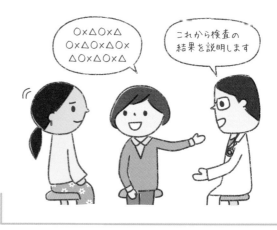

＊少数言語……ある地域で話者の少ない言語

問題 119

術前に，術後のＡさんの苦痛の程度を確認する方法について説明をすることになった．

苦痛の程度を確認する方法として最も適切なのはどれか．

選択肢1 **日本語を覚えてもらう**

術前で，不安が募る時期に，短期間で外国語の習得を求めるのは適切とはいえません．

選択肢2 **母国語と日本語の対応表を準備する**

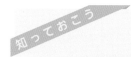

多くの自治体や国際交流にかかわる団体が，医療の言語について外国語と日本語の対応表を用意しています．簡単な症状や程度について意思疎通をはかるために有効な手段です．

選択肢3 **ナースコールの利用方法を説明する**

ナースコールの利用方法の説明は不可欠であり，入院時に行わなければなりません．

しかし，ナースコールで看護師を呼んでもらった後に，苦痛の程度を患者さんに確認する必要があります．そのため，ナースコールの利用方法の説明だけでは不十分です．

選択肢4 **まばたきをしてもらうことを説明する**

まばたきで意思疎通をはかる方法は，言葉を発することができず，また体を動かすことも困難なケースでは，1つの有効な手段となります．しかし，このケースでは声を出すことができ，体も動かせることから，まばたきを活用する必要性はありません．

正答2

知っておこう

音声翻訳機・通訳アプリの活用

近年，様々な翻訳・通訳ツールが開発され，販売されています．医療現場に対応できるタイプも増えています．

しかし，医療現場では，母国語でも難しい説明が求められることもあり，医療用語についてはあまり正確ではない翻訳も見受けられます．これだけに頼ることなく，患者さんの必要性に応じて，うまく使い分けましょう．

●多言語対応表（中国語の内科問診表の例）　　　（表面）

中文／中国語

患者氏名：
患者ID：

内科 問診表／内科　問診票

请在符合的项目上打勾。／あてはまるものにチェックしてください。

患者姓名／患者氏名		日期／日付	年　月　日 /年 /月 /日
出生日期／生年月日	年／年　月／月　日／日	性別／性別	□男／男　□女／女
身高・体重／身長・体重	厘米／cm　公斤／kg	年齢／年齢	周岁／歳
语言／言語		国籍／国籍	

生活状況／生活状況
□有需要护理的家属／介護しなければならない家族がいる　　□有幼儿／幼い子どもがいる
□老年人家庭／高齢者世帯　　□独居／独居　　□単亲母亲家庭／母子家庭
□其他／その他（　　　　　　　）

職業／職業
□全职／常勤雇用　　□小时工／パートタイム　　□个体工商户／自営業
□退休／退職　　□无业／無職

请问有什么症状？／どのような症状ですか？
□头痛／頭が痛い　　□头晕／めまい　　□口干／口が渇く
□喉咙痛／のどが痛い　　□咳嗽／せき　　□心悸／動悸
□胸痛／胸が痛い　　□胸闷／胸が苦しい　　□胃痛／胃が痛い
□恶心／吐き気　　□呕吐／嘔吐　　□气喘／息切れ
□腹泻／下痢　　□腹胀／おなかが張る　　□腹痛／おなかが痛い
□便血／血便　　□发烧／熱がある　　□皮疹／発しん
□高血压／高血圧　　□失眠／眠れない　　□乏力／だるい
□容易疲倦／疲れやすい　　□体重下降／体重が減っている　　□没有食欲／食欲がない
□震颤／发抖／身体がふるえる（　□不由自主／勝手に動く　□冷感／寒い）
□全身浮肿／全身にむくみがある　　□身体某部位浮肿／体の一部にむくみがある
□肿胀／腫れがある　　□麻痹／しびれ　　□其他／その他（　　　）

发病时间？／それはいつからですか？
从　　年／年　月／月　日／日　开始／ごろから

现在有正在治疗的疾病吗？／現在治療している病気はありますか？
□有／はい（病名／病名：_____）
□无／いいえ

有没有因为药物或食品过敏过？／薬や食べ物でアレルギーがでますか？
□有／はい→　□药物／薬　　□食物／食べ物　　□其他／その他（　　　）
□无／いいえ

现在有正在服用的药物吗？／現在飲んでいる薬はありますか？
□有／はい→　如有携带，请出示／持っていれば見せてください
□无／いいえ

*也请填写背面／裏面もご記入ください。

（裏面）

中文／中国語

患者氏名：
患者ID：

到现在为止，有得过的病吗？／今までにかかった病気はありますか？
□胃肠道疾病／胃腸の病気　　□肝病／肝臓の病気　　□心脏病／心臓の病気
□肾脏疾病／腎臓の病気　　□呼吸系统疾病／呼吸器の病気　　□血液疾病／血液の病気
□神经系统疾病／脳・神経系の病気　　□恶性肿瘤／癌
□甲状腺疾病／甲状腺の病気　　□糖尿病／糖尿病　　□其他／その他（　　　）

发病年龄？それは何歳の時ですか？
_____岁／歳

吸烟吗？／たばこを吸いますか？
□吸／吸う→　　　　現在／現在：___支／天 本/日　　吸烟史／喫煙歴：___年/年
□以前吸过／以前吸っていた→　过去／過去：___支／天 本/日　　吸烟史／喫煙歴：___年/年
□不吸／吸わない

喝酒吗？／お酒を飲みますか？
□喝／はい→　　　　___毫升／天 ml/日　　□不喝／いいえ

接受过手术吗？／手術を受けたことがありますか？
□有／はい　　□无／いいえ

手术时间／いつごろですか？
_____年／年___月／月　　（手术名称／手術名：_____）

接受过麻醉吗？／麻酔を受けたことがありますか？
□有／はい→　　□全身麻醉／全身麻酔　　□局部麻醉／局所麻酔
□无／いいえ

出现过麻醉后不良反应吗？／麻酔をして何かトラブルがありましたか？
□有／はい　　□无／いいえ

输过血吗？／輸血を受けたことがありますか？
□有／はい　　□无／いいえ

出现过输血后不良反应吗？／輸血をして何かトラブルがありましたか？
□有／はい　　□无／いいえ

您现在是否妊娠中或有可能妊娠？／妊娠していますか、またその可能性はありますか？
□是／はい→　___个月／ヶ月　　□不清楚／わからない　　□否／いいえ

是否在哺乳期？／授乳中ですか？
□是／はい　　□否／いいえ

以后是否能自己带翻译来？／今後、通訳を自分で連れてくることができますか？
□是／はい　　□否／いいえ

問題 120

　入院初日．Aさんの同室の患者から，Aさんが使用している香水の香りが強く気分が悪くなるので何とかして欲しいという訴えがあった．病棟では香水の使用を禁止している．看護師が香水の使用をやめるように説明すると，Aさんは医師から何も言われていないと話した．
　Aさんへの対応で最も適切なのはどれか．

選択肢1　個室の利用を勧める

　病状やそのほかの理由で個室に入院する必要性がないときに，しかも本人からの希望がないのに個室を勧めるのは適切とはいえません．

選択肢2　同室の患者を説得する

　同室のほかの患者さんも療養が必要であり，我慢して入院生活を送らせることは避けたいことです．化学療法を行っている可能性もあり，においに対して敏感になり苦痛を訴えていることも考えられます．できるかぎり同室者も安楽に療養できるように整える必要があります．

選択肢3　禁止されている理由を説明する

　まず，香水を使用している理由や，普段の習慣について患者さんに尋ねることが必要です．そのあとに，なぜ病棟で香水が禁止されているのか患者さんにわかりやすく伝える必要があります．

選択肢4　医師の許可があればよいと説明する

　医師が許可を出すとは考えにくく，また医師の判断を仰ぐ必要のあることではありません．

正答 3

（厚生労働省：http://www.mhlw.go.jp/file/06-Seisakujouhou-10800000-Iseikyoku/0000059937.pdf.　2020年7月27日閲覧）

臨床実践

　入院時には，病棟の決まりごとや注意点について患者さんへのオリエンテーションが行われます．書面を渡されることもありますが，日本語をまだしっかり理解できないAさんが，その説明をどこまで理解できたかは疑問です．

　とくに，母国で，香りの強い香水を使用することが習慣になっている場合，周りへの影響について自覚しにくいです．なぜ病棟では禁止なのか，その根拠を説明する必要があります．

　また，入浴が自由にできないなど，においを取り除きたいという思いがある場合には，香水を使うかわりに消臭剤を使うといった工夫をするなど，ほかの手段についてともに考えていく必要があります．

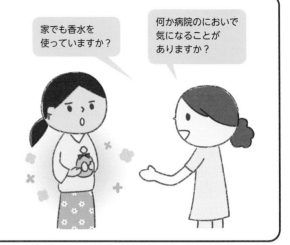

家でも香水を使っていますか？

何か病院のにおいで気になることがありますか？

臨床実践

　海外では，医師の権限がとても強く，医師からの注意なら従うという文化の地域もあります．

　日本では，香水の禁止に関して，医師が説明するとは考えにくいことで，入院の手続きやオリエンテーション時に伝えられるのが一般的です．当然のこととして，具体的な説明は省略されることがあるかもしれません．外国人患者さんは日本の習慣を理解できず，医師に禁止されたわけではないのに，なぜだめなのかという疑問が出ていることも考えられます．

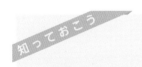
知っておこう

臨床でよくみられる
外国人の患者さんがかかえる問題

看護師として，以下のような視点で情報収集やかかわりをしていくことが求められます．

1. **食事**	食事について，一般的なアレルギーの有無に加えて，宗教上の禁忌について把握する必要があります．また，調味料の違いから，食べ慣れた味ではないために食欲が低下することも考えられます．病気のときには，慣れない香辛料は，とくにきつい香りとして感じることがあります．	**5.** **トイレの使用**	トイレの使用方法について，国によって習慣が異なります．マナーが悪いと決めつけることなく，習慣を理解し，日本の方法を伝えていく必要があります．
2. **治療費**	日本に居住しているか，観光での来日かにより，医療保険の有無など，治療費の支払いについて不安をかかえていることがあります．	**6.** **入院期間**	入院期間について国によって異なるので，なぜ退院できないのか，など不信感をもつ場合があります．入院の必要性について，ていねいな説明が求められます．
3. **異性のケア**	宗教上，女性患者さんが男性医師の診療を受けたり男性看護師のケアを受けたりすることに強く抵抗を感じる場合があります．	**7.** **処置の方法**	腋窩での体温測定が一般的ではない場合や，採血や筋肉注射の部位が母国の一般的な部位と異なる場合があります．十分に説明して安心感をもってもらうことが必要です．
4. **医療の内容**	先進国からの受診者の場合，インフォームドコンセントを日本人以上にていねいに望む場合や，日本の医療レベルに不安をかかえているケースがあります．	**8.** **分娩・新生児**	分娩の方法や新生児ケアについて，風習が異なることが多いです．今後，外国人が日本で出産するケースも増えていくと思われるので，理解を深めておくことが必要になります．

この問題を通して覚えておきたいこと

共感力を身につけて，
日本の常識と異なるとらえ方にも耳を傾ける

　文化や生活習慣の異なる患者さんを看護していくためには，その人の生活過程や感じ方を，その人の立場に近づいて感じとる力が必要となります．日本では常識であっても，他国ではまったく異なるとらえ方をする場合も少なくありません．そのため，看護師として共感力を高めておく必要があります．

　また，外国人患者さんは，日本の社会資源や福祉サービスなどについても知らないことが多く，情報を手に入れにくい状況にあるため，看護師ができるだけ多くの情報提供をして，患者さん本人が選択できるように支援することが不可欠です．

　すべての国の文化や生活習慣を知ることは無理ですが，日本とは異なることが多いことを念頭に置いて，患者さんの訴えに耳を傾け，反応をとらえていくことが重要です．

引用・参考文献
1）一般財団法人 日本医療教育財団：外国人患者受入れ医療機関認証制度．http://jmip.jme.or.jp/index.php（2020年7月27日閲覧）

📖 索引

● 内容に関するお問い合せは，FAXまたはE-mailでお送りください．
お問い合わせの際には，

　・お名前　　　・ご連絡先（FAX番号またはE-mailアドレス）
　・書籍名　　　・ページ数

をお書きくださいますようお願いいたします．

ご提供いただきました個人情報につきましては，お問い合わせに対するご回答を差し上げる目的
のために利用し，それ以外には一切使用いたしません．

● 内容に関するお問い合わせ先

　株式会社 学研メディカル秀潤社　Nursing Canvas編集室
　FAX：03-6431-1684
　E-mail：kokushi@gakken.co.jp

やさしくわかる！　臨床につながる！
状況設定問題 "読み解き"レッスン

2020年9月25日　　　初　版　第1刷発行

　編　　集　Nursing Canvas編集室
　発 行 人　影山　博之
　編 集 人　小袋　朋子

　発 行 所　株式会社 学研メディカル秀潤社
　　　　　　〒141-8414　東京都品川区西五反田2-11-8
　発 売 元　株式会社 学研プラス
　　　　　　〒141-8415　東京都品川区西五反田2-11-8

　印刷・製本所　凸版印刷株式会社

この本に関する各種お問い合わせ
【電話の場合】
● 編集内容については Tel 03-6431-1231（編集部）
● 在庫については Tel 03-6431-1234（営業部）
● 不良品（落丁，乱丁）については Tel 0570-000577
　学研業務センター
　〒354-0045 埼玉県入間郡三芳町上富279-1
● 上記以外のお問い合わせは
　学研グループ総合案内 0570-056-710（ナビダイヤル）
【文書の場合】
〒141-8418 東京都品川区西五反田2-11-8
　　　　学研お客様センター
　　　　『やさしくわかる！　臨床につながる！
　　　　状況設定問題"読み解き"レッスン』係

本書に記載されている内容は，出版時の最新情報に基づくとともに，臨床例をもとに正確
かつ普遍化すべく，著者，編者，監修者，編集委員ならびに出版社それぞれが最善の努力を
しております．しかし，本書の記載内容によりトラブルや損害，不測の事故等が生じた場合，
著者，編者，監修者，編集委員ならびに出版社は，その責を負いかねます．
　また，本書に記載されている医薬品や機器等の使用にあたっては，常に最新の各々の添付
文書や取り扱い説明書を参照のうえ，適応や使用方法等をご確認ください．
　　　　　　　　　　　　　　　　　　　　　　　　　株式会社 学研メディカル秀潤社